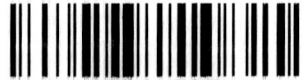

Dr. Doris Pfabigan

Würde und Autonomie in der geriatrischen Langzeitpflege

Eine philosophische, disziplinen- und methoden-übergreifende Studie zu Fragen eines selbst-bestimmten und würdevollen Alterns

Dr. Doris Pfabigan

Würde und Autonomie in der geriatrischen Langzeitpflege

EINE PHILOSOPHISCHE, DISZIPLINEN- UND METHODEN-
ÜBERGREIFENDE STUDIE ZU FRAGEN EINES SELBST-
BESTIMMTEN UND WÜRDEVOLLEN ALTERNS

hpsmedia

CIP-Kurztitelaufnahme der Deutschen Bibliothek: Dr. Doris Pfabigan: Würde und Autonomie in der geriatrischen Langzeitpflege – Eine philosophische, disziplinen- und methodenübergreifende Studie zu Fragen eines selbstbestimmten und würdevollen Alterns

Die Deutsche Bibliothek verzeichnet diese Publikation in der deutschen Nationalbiografie. Detaillierte bibliografische Angaben sind im Internet unter http://dnb.d-nb.de abrufbar.

1. Auflage 2011
hpsmedia, Hungen

hpsmedia
Reihe Pflegewissenschaft
An den Hafergärten 9
35410 Hungen
www.pflege-wissenschaft.info

Layout&Satz: *hpsmedia*
Herstellung und Druck:
Books on Demand GmbH, Norderstedt
ISBN 978-3-9814259-3-2

Titelfoto: Karsten Schöne
www.karstenschoene.de

Inhalt

Für meine Töchter Sarah und Johanna
in Liebe und Dankbarkeit

1

INHALTLICHE UND METHODISCHE EINFÜHRUNG

1.1

ZUR BEGRÜNDUNG DER ARBEIT

Autonomie und Würde gehören zu den schillerndsten und zugleich schwierigsten Begriffen der Moralphilosophie. Doch bezüglich des Status der Menschenwürde herrscht in der philosophischen Debatte weitgehend Uneinigkeit. So wird ihr einerseits ein besonderer Rang in der Ethik zugeschrieben, der auch als wirksame Rechtskategorie immer mehr an Bedeutung gewinnt (vgl. Stepanians 2003, S. 61f. und Gosepath 1998, S. 151). Andererseits konstatiert beispielsweise Schockenhoff (vgl. 2006, S. 67), dass die gegenwärtige Auseinandersetzung um das Verständnis der Menschenwürde offenlege, dass dieser Begriff heute nicht mehr eine Überzeugung über verpflichtende Inhalte oder die unerlässlichen Voraussetzungen eines gelungenen Menschseins ausdrückt. Wetz wiederum spricht davon, dass das heutige Würdebewusstsein durch eine „große Wissenslücke" gekennzeichnet ist (vgl. Wetz 2005, S. 10). Hoerster bezeichnet den Begriff gar als „ideologische Waffe", die immer dann ins Feld geführt wird, wenn die Argumente nicht mehr tragfähig sind (vgl. Hoerster 2002, S. 24). Neben diesen grundlegenden Differenzen, die innerhalb der Philosophie bezüglich des Stellenwerts der Menschenwürde in der angewandten Ethik bestehen, kann gesagt werden, dass der philosophische Diskurs zentrale Fragen zu Würde schon vielseitig abgehandelt hat, die genuine Verbindung mit dem Themenkomplex des Alters und der Pflege jedoch bisher fehlt. Höffe merkt in diesem Zusammenhang an, dass die praktische Philosophie anders als die Disziplinen Medizin, Psychologie, Sozialpädagogik, empirische Sozialforschung oder Ökonomie die Probleme der älteren Generation noch nicht erkannt hat. Trotz der älteren philosophischen Tradition sich mit dem Alter auseinander zu setzen, sei das Alter in der heutigen Philosophie kein professionelles Thema mehr (vgl. Höffe

2002, S. 182f.). Meist sind es „spektakulärere" Themen wie das Für und Wider von Sterbehilfe und Abtreibung, die Debatten über Hirntod, Präimplantationsdiagnostik und Stammzellenforschung, in denen die Frage nach der Menschenwürde gestellt wird.

Auch der Begriff der Autonomie, so konsensfähig er auf den ersten Blick auch erscheinen mag, erweist sich bei näherer Betrachtung als ambivalent und lässt unterschiedliche und oftmals widersprüchliche Deutungen zu. Der Selbstbestimmung von Personengruppen, die auf direkte positive Unterstützung angewiesen sind, wie beispielsweise pflegebedürftige Menschen oder Kinder, werden die Konzepte, die mit der positiven oder negativen Freiheit assoziieren, nicht gerecht (vgl. Tugendhat 1998, S. 58). Zahlreiche ethische und politische Theorien sind von der Idee des atomistischen, selbstursprünglichen und individualistischen Subjekts getragen, klammern damit die dem Menschen inhärente Möglichkeit der unumgänglichen Abhängigkeit aus und verschleiern so einen wesentlichen Aspekt unseres Menschseins (vgl. Kittay 2004, S. 76).

Was die Begriffsbestimmung von Autonomie und Würde innerhalb der pflegetheoretischen Diskussion betrifft, so besteht in den unterschiedlichen Pflegetheorien dahingehend große Übereinstimmung, dass Autonomie und Selbstbestimmung des Menschen als übergeordnete Zielsetzung pflegerischen Handelns zu betrachten ist. Was unter Autonomie jedoch genau zu verstehen ist, bleibt in den klassischen Pflegetheorien jedoch weitgehend im Dunkeln. Exemplarisch sei hier das bedürfnisorientierte Theoriekonzept von Dorothy Orem genannt, da es im deutschsprachigen Raum sehr große Popularität besitzt. Die Theoretikerin bestimmt Selbsterhaltungsinteressen an Kontrollwerten, die durch organische Funktionen festgelegt sind. Die Kritik, die mit Remmers eingebracht werden kann, ist, dass soziale Kontrollwerte wie beispielsweise Autonomie nicht auf gleicher Ebene bestimmt werden können wie solche der Aufrechterhaltung biologischer Funktionen. Darüber hinaus sind soziale Kontrollwerte wie Autonomie oder Anerkennung keine ontologischen Gegebenheiten, sondern sind immer auch kulturellen Interpretationen unterworfen und lassen sich nur diskursiv erfahren und festlegen (vgl. Remmers 2000, S. 145f.). Zudem erwecken Orems theoretische Ausführungen den Eindruck, dass die Autonomie der PatientInnen letztlich doch dem Fachwissen und dem beruflichen Status Pflegender unterzuordnen ist: PatientInnen fungieren hauptsächlich als Informationsquelle und die Pflegenden bestimmen die Pflegeerfordernisse der PatientInnen (vgl. Bobbert 2002, S. 329f.).

Die Achtung der Würde und Autonomie wird im Gesundheits- und Krankenpflegegesetz (vgl. 1997), im Heimaufenthaltsgesetz, in PatientInnenrechten und auch in den Leitbildern der Organisationen immer wieder eingemahnt. Dabei werden oft Eindeutigkeit und Legitimität der mit diesen Prinzipien verbundenen Forderungen und Standpunkte suggeriert. Lässt man die Idee der menschlichen Würde undefiniert, bleibt nur das Vertrauen darauf, dass alle AkteurInnen in der geriatrischen Langzeitpflege auch ohne Definition die gleichen Vorstellungen davon haben.

Trotz der Diffusität bezüglich der inhaltlichen Bestimmung der Menschenwürde kann man davon ausgehen, dass ein Verzicht auf das Postulat oder die Idee der Menschenwürde eine Verminderung der Verantwortung auf individueller und sozialer Ebene nach sich ziehen wird, was sowohl die philosophische Theorie als auch die alltägliche Praxis vor weitreichende Probleme stellen würde (vgl. Wetz 2005, S. 214). Die Fragestellung, wie auch im hohen Alter ein würdevolles Leben ermöglicht werden kann, ist vor dem Hintergrund komplexer sozialer, medizintechnischer und demographischer Entwicklungen zu sehen, die im Folgenden skizziert werden sollen.

1.1.1

DEMOGRAPHISCHE ENTWICKLUNGEN

Laut Volkszählungsergebnissen lebten 2001 etwa 8 Mio. Menschen in Österreich, davon waren 1,7 Mio. über 60 Jahre alt. Nach aktuellen Bevölkerungsprognosen wird die österreichische Bevölkerung bis 2030 auf nahezu 8,5 Mio. Menschen anwachsen und die Lebenserwartung steigen (Männer: 83, Frauen: 88 Jahre). Der Anteil der Erwerbstätigen an der Gesamtbevölkerung wird langfristig sinken (vgl. Statistik Austria 2003), während 2030 32% der Gesamtbevölkerung über 60 Jahre alt sein wird. Die Anzahl an Betagten und Hochbetagten (80 Jahre und mehr) wird um ca. 200% steigen wird. Die Bundesländer Wien, Niederösterreich, Tirol und Vorarlberg werden den höchsten Anstieg (32-37%) verzeichnen (vgl. Hanika et al. 2003; Statistik Austria 2002). Das bedeutet, dass auf der einen Seite das Lebensalter und der damit verbundene Pflegebedarf steigen wird, auf der anderen Seite sinken die Möglichkeiten der Versorgungsleistungen, da weniger junge Menschen im Erwerbsleben stehen und sich die Familienstrukturen verändern. Diese Entwicklung kann zu einem Engpass führen, in der die Achtung der Würde nahezu als Grenzmarkierung betrachtet werden kann. Der amerikanische Medizinethiker George Agich betont in diesem Zusammenhang, dass wir aufgrund der demographischen Entwicklungen in ethische Gefahrenzonen geraten, weshalb wir Konzepte und Studien an verschiedenen Schauplätzen brauchen, auch wenn diese von kleinem Umfang sind, um unseren Blick auf Alternativen zu erweitern (vgl. Agich 2007, S. 494).

1.1.2

FORTSCHRITT IN MEDIZIN UND TECHNIK

Die rasanten Fortschritte in der medizinischen Wissenschaft und Technik haben die Handlungsmöglichkeiten der Medizin auch am Lebensende des Menschen enorm verändert und erweitert. Die Technisierung der gesundheitlichen Versorgungseinrichtungen, der Trend zur Computerisierung der Pflegeeinrichtungen und Krankenhäuser, die Standardisierung der Pflege birgt die Gefahr, dass die Kommunikation mit den PatientInnen stark beeinträchtigt wird. Der Fortschritt in Medizin und Technik kann zwar einerseits als wertvoll und begrüßenswert gesehen werden, weil damit hilfsbedürftigen Menschen besser geholfen werden kann, andererseits wird ein menschenwürdiger Umgang schwierig, zumal die Gefahr besteht, nur auf die medizinische Technik zu setzen. Die Situation verschärft sich zusätzlich durch die Forderung zweckrationalen Denkens und die zunehmende Ökonomisierung der Betreuungsverhältnisse. Das gegenwärtig vorherrschende Marktmodell verfehlt bei allem Aufwand an Zertifizierungen, Standardisierungen und Kundenorientierung unter anderem auch deshalb seine Zielsetzung, weil mit den dabei verwendeten Parametern permanent davon abstrahiert wird, dass das hohe Alter oftmals mit Gebrechlichkeit, Abhängigkeit, vielfältigen Verlusten und der existentiellen Konfrontation mit der Endlichkeit des Lebens verbunden ist (vgl. Gröning 2001a, S. 38ff.).

1.1.3

ALTERSBILDER

Menschenbilder können als Spiegelbilder der jeweiligen Gesellschaft gesehen werden, in denen zum Ausdruck gebracht wird, wie bestimmte Personen und Gruppen in einer Gemeinschaft Lebensverhältnisse interpretieren und welche Bewältigungsstrategien sie ausbilden. Das gesellschaftliche Leitbild des Menschen in westlichen Industrienationen orientiert sich an Funktions- und Leistungsfähigkeit und darüber hinaus an der Gesundheit eines Menschen. Das bringt es mit sich, dass das Bild vom Alter in unserer Gesellschaft überaus negativ behaftet ist, da es als unvereinbar angesehen wird mit den hoch gehaltenen Werten wie Selbstbestimmtheit, Jugendlichkeit, Nützlichkeit, Leistungsfähigkeit und Produktivität. Unsere Gesellschaft neigt dazu, das Wissen um die negative Realität der Körperlichkeit, der Gebrechlichkeit und die damit verbundene Abhängigkeit, wie sie beim hochbetagten Menschen augenscheinlich zu Tage tritt, zu verdrängen. Schreiner erklärt in diesem Zusammenhang, dass nichts dem gesellschaftlichen Leitbild von Funktionalität und Leistungsfähigkeit, der Leitidee der Machbarkeit, aber auch der Idealvorstellung von Gesundheit so sehr entgegenläuft, wie die Endlichkeit menschlichen Seins (vgl. 1996 in Großklaus-Seidel 2002, S. 202). Dies ist einer der Gründe, warum Pflegebedürftige, Schwerkranke und Sterbende aus dem gesellschaftlichen Alltag verbannt oder an den Rand gedrängt werden. Der Soziologe und Sozialgerontologe Anton Amann bezeichnet die Hochaltrigen als schweigende unsichtbare Gruppe, die gleichzeitig eine rapid wachsende Minderheit darstellt. Die Gesellschaft weiß kaum etwas über sie und deshalb sind auch falsche Vorstellungen bezüglich alter Menschen weit verbreitet (vgl. Amann 2008, S. 214). Um eine Sensibilität gegenüber den Sorgen und Nöten anderer Menschen zu entwickeln, ist es jedoch notwendig, sich mit deren Leben vertrauter zu machen. Rorty spricht in diesem Zusammenhang von einer „Schule der Empfindsamkeit", welche durch das bessere Kennenlernen der Menschen gefördert werden kann. Eine immer stärkere Sensibilität für die Bedürfnisse eines immer größer werdenden Kreises von Menschen ist das, was Rorty als moralischen Fortschritt bezeichnet (vgl. Rorty 1994 in Wetz 2005, S. 236).

1.1.4

KONTEXT DER GERIATRISCHEN LANGZEITPFLEGE

Von der Gesellschaft wird an die institutionell geleistete geriatrische Langzeitpflege wie an viele anderen Non-Profit-Organisationen die Erwartung herangetragen, sich jener Probleme anzunehmen, welche die Gesellschaft nicht lösen kann. Non-Profit-Organisationen sollen dabei die Widersprüche und Paradoxien der modernen Gesellschaft verarbeiten (vgl. Gössler/Schweinschwaller 2008, S. 49). Die widersprüchlichen Aufträge, die Institutionen der geriatrischen Langzeitpflege zu bewältigen haben, lauten „Leistet mehr mit weniger Geld!", „Organisiert effizient Menschlichkeit!", oder „Seid innovativ aber passt euch an!", „Trefft klare Entscheidungen, aber bleibt dabei harmonisch!" (vgl. ebda. S. 50).

Neuorientierung der Finanzpolitik und Versuche der Konsolidierung öffentlicher Haushalte beinhalten für ErbringerInnen sozialer Dienstleistungen mannigfaltige Herausforderungen. Nicht nur, dass finanzielle Mittel gekürzt werden, sondern öffentliche Gelder werden auch viel kurzfristiger und weniger berechenbar zur Verfügung gestellt. Dazu kommt, dass durch die Veränderung der Art der Finanzierung quasi-marktartige Strukturen aufgebaut werden, denen sich diese Organisationen stellen müssen. Zwar kann das auch mehr Autonomie für die Organisationen sozialer Dienstleistungen bedeuten, aber gleichzeitig erhöht sich der Druck, die eigenen Leistungen aus einem gleichsam vom Markt vorgegebenen Preis finanzieren zu müssen (vgl. Simsa 2008, S. 85). Das bedingt wieder, dass neue Konkurrenzbeziehungen entstehen, wodurch sich die Beziehung zu den LeistungsempfängerInnen insofern verändert, als die Betreuungsverhältnisse einer zunehmenden Ökonomisierung unterworfen sind. Pflege soll ein messbares Produkt werden, aus pflegebedürftigen alten Menschen werden KundInnen. Die Frage, die sich hier stellt ist, ob die gegenwärtige Sprache, das gegenwärtige Marktmodell nicht zu kurz greift, abstrahieren sie doch davon, womit stationäre und ambulante Altenpflege eigentlich konfrontiert ist, nämlich mit Gebrechlichkeit, Abhängigkeit, Leid und der Allgegenwart des Todes (vgl. Gröning 2001a, S. 38ff.).

Gegenwärtig werden in Österreich drei Viertel der pflegebedürftigen Menschen von Angehörigen betreut. Menschen mit Hilfsbedarf so lange als möglich in häuslicher Umgebung zu pflegen, wird seit vielen Jahren als wichtiges Ziel verschiedener Regierungsprogramme propagiert. Bei Pflegebedürftigkeit in der gewohnten Umgebung zu bleiben, entspricht auch den Bedürfnissen der Betroffenen, was daran zu erkennen ist, dass die finanziell sehr aufwändige Möglichkeit der 24-Stunden-Betreuung von jenen, die es sich leisten können, immer mehr in Anspruch genommen wird. Diese Formen der Betreuung stehen jedoch nicht im Fokus dieser Untersuchung, sondern es geht um Personen, die entweder in stationären Einrichtungen leben oder im herkömmlichen Sinn Hauskrankenpflege in Anspruch nehmen, die von fachlich qualifizierten Personen erbracht wird.

Die unterschiedlichen Lebenswelten dieser beiden Personengruppen – der Pflegebedürftigen im stationären und ambulanten Bereich – sollen nun im Folgenden skizziert werden. Krenn weist darauf hin, dass die Menschen, die zuhause gepflegt und betreut werden eine stärkere Position innehaben. Diese drückt sich im Verhalten der Pflegebedürftigen aus und zeigt sich darin, dass diese wesentlich selbstbewusster und gleichberechtigter agieren als im stationären Bereich. Krenn zeigt in seiner Studie, dass dieser Unterschied nicht nur auf die formale Ebene zurückzuführen ist, sondern auch im Herangehen der Pflege- und Betreuungspersonen selbst repräsentiert wird. Weil sie in der Privatsphäre der Menschen agieren, fühlen sie sich eher als „Gast" in deren Wohnung (vgl. Krenn 2003, S. 9). Menschen in häuslicher Pflege und Betreuung sind weit weniger generalisierten Verhaltensanforderungen und Reglementierungen im Tagesablauf sowie der fehlenden Beachtung der Privatsphäre durch professionelle HelferInnen ausgesetzt als Personen, die sich in stationärer Langzeitpflege befinden, wo die Bedürfnisse der Organisation viel stärker wirksam werden. Dennoch sind sich viele PflegeexpertInnen darin einig, dass es gerade im häuslichen Bereich sehr häufig zu verdeckten Gewalthandlungen und Überforderungen der Angehörigen kommt. (Vgl. Billmann et al. 2009, S. 106.)

In der gesellschaftlichen Wahrnehmung haben Pflegeheime auch heute ein schlechtes Image, sind diese doch mit Befürchtungen verbunden die Selbstbestimmung einzubüßen und entmündigt zu werden, in einem Mehrbettzimmer leben zu müssen und damit die Intimsphäre zu verlieren sowie isoliert zu sein (vgl. Scholta 2008, S. 389).

Obwohl neben den klassischen Alten- und Pflegeheimen auch neue Wohnformen entwickelt werden, die verstärkt das Bedürfnis der alten Menschen nach „normalem Wohnen" mit „erforderlicher Betreuung und Pflege" zu verbinden versuchen, tragen Einrichtungen der geriatrischen Langzeitpflege auch heute noch Merkmale „totaler Institutionen", die in ihren Regeln, Strukturen und in ihrer inneren Kultur würdeunverträglich sind (vgl. Klie 1998, S. 133). Nach Goffman bieten totale Institutionen die Möglichkeit, Menschen, die von anderen abweichen, einer optimalen rationalen Organisation zu unterwerfen, indem man die Betroffenen in eine Lebensgemeinschaft zusammenfasst und alle dem gleichen Ziel oder Plan unterstellt (vgl. Goffman 1973, S. 17ff.). Der Autor charakterisiert die Merkmale einer totalen Institution folgendermaßen:

- Alle Lebensbereiche der Menschen finden an ein und demselben sozialen Ort statt und unterstehen ein und derselben Autorität. Anders als die Menschen draußen können sie nicht zwischen verschiedenen Zielen und Bezugssystemen wechseln.

- Sie leben gemeinsam mit „SchicksalsgenossInnen", denen eine gleiche Behandlung zuteil wird. Alle sind statusmäßig nivelliert.

- Der Tagesablauf ist geregelt, reglementiert und fremdbestimmt, wobei die persönliche Handlungsökonomie verloren geht. Die Institution selbst verfolgt dabei einen bestimmten rationalen Plan.

- Menschen, die in diesen Institutionen leben und die dort arbeiten, stehen einander durch eine formell vorgeschriebene soziale Distanz gegenüber und haben verschiedene Rollen und Regeln zu erfüllen. Der entscheidende Unterschied zwischen den beiden Gruppen ist, dass das Personal in der Außenwelt integriert, die andere Gruppe jedoch von der Außenwelt ausgeschlossen und deren Mitgliedschaft in der Institution zumeist unfreiwillig ist.

Schon die skizzenhafte Beschreibung und Charakteristik als totale Institution machen deutlich, dass die Achtung der Würde und Selbstbestimmung in der stationären Langzeitpflege ebenso gefragt wie gefährdet ist.

1.2

ZIELSETZUNG, METHODIK UND AUFBAU DER ARBEIT

Ziel der Arbeit ist es, die Begriffe Menschenwürde und Autonomie stärker zu konturieren und zu konkretisieren, um sie für die institutionelle Reflexion und zur Entwicklung von Konzepten im Kontext der geriatrischen Langzeitpflege zugänglich zu machen.

Die wissenschaftliche Auseinandersetzung besteht aus einer systematischen Analyse der Begriffe Würde und Autonomie sowie einer empirischen Sozialstudie. Leitend für den empirischen Teil sind die konkreten Erfahrungen von Betagten und Hochbetagten, die institutionelle Pflege und Betreuung in Anspruch nehmen, sowie deren Angehörige. Die abstrakten philosophisch gedeuteten Begriffe der Menschenwürde und der Autonomie sollen auf der Grundlage der damit gewonnenen Erkenntnisse mit real erfahrbaren Inhalten gefüllt werden. Ziel ist es sichtbar zu machen, inwiefern institutionelle Routinen in der geriatrischen Langzeitpflege problematisch sind und alternative Modelle notwendig machen. Mit der Arbeit soll ein Beitrag dazu geleistet werden die bestehende Wissenslücke unserer Gesellschaft bezüglich pflegebedürftiger Menschen und deren Bedürfnissen und Vorstellungen eines würdevollen und selbstbestimmten Alterns ein Stück weit zu schließen.

Um dieses Vorhaben zu realisieren, erfolgt im ersten Abschnitt eine philosophische Analyse des Würdebegriffs. In einer kritischen Auseinandersetzung werden unterschiedliche Würdekonzepte in Bezug zu alten Menschen mit Pflegebedarf gesetzt und auf ihre Anwendbarkeit im Kontext der geriatrischen Langzeitpflege untersucht.

Die Auseinandersetzung mit den verschiedenen Deutungen der Menschenwürde schließt an ein Verständnis von Ethik im Sinne Martin Schnells als „nichtexklusiver Schutzbereich" an (Schnell 2008, S. 15) und distanziert sich von einem Reduktionismus, der vielen zeitgenössischen philosophischen Ethikkonzeptionen anhaftet. Als reduktionistisch bezeichne ich jene Denktraditionen, deren zugrunde liegendes Menschenbild am Ideal des gesunden, autonomen erwachsenen Mannes orientiert ist und der damit verbundenen Idee des selbstursprünglichen Subjekts, das sich mittels seiner Vernunft gewissermaßen selbst erschaffen kann, unabhängig von jeglichem sprachlichen, sozialen und moralischen Horizont. Derartige Konzeptionen weisen folgende Dichotomien auf, die miteinander verbunden sind: die Dichotomie zwischen wertfreier Wissenschaft und subjektiver Wertung und die Polarisierung zwischen Vernunft und Neigung. Eine der Folgen dieses Dualismus ist, dass der Ethik nur mehr die Aufgabe einer metaethischen Reflexion zugestanden wird oder das Aufstellen formaler Regeln um Absichten und Handlungen ethisch zu überprüfen. Dabei soll der Standpunkt der Unparteilichkeit, der Objektivität, der Neutralität eingenommen und von jeglichem Eigeninteresse abgesehen werden. Zum einen führt diese Forderung dazu, dass die Moralwissenschaft ihre eigenen Wertvoraussetzungen nicht mehr reflektieren kann, zum anderen bringt der rigorose Ausschluss von Neigungen und Gefühlen eine mangelnde Kontextsensibilität mit sich sowie eine unzureichende Folgenabschätzung der moralischen Urteile.

Die Hochschätzung der instrumentellen Vernunft des autarken Selbst hat zur Verschleierung der Tatsache geführt, dass Abhängigkeit und die Gefahr der Verletzbarkeit unentrinnbare Teile menschlichen Lebens sind. In der Folge davon werden Zustände des Menschen, die dazu führen auf die aktive Hilfe und Unterstützung anderer angewiesen zu sein, als defizitär, nicht zum „normalen" Leben eines Menschen gehörend betrachtet. Diese Sichtweise verleitet zur Illusion, Unabhängigkeit sei normal und

Abhängigkeit normabweichend, wodurch nicht nur partikulare Auffassungen unzulässigerweise verallgemeinert, sondern auch gesellschaftliche Machtverhältnisse stabilisiert werden. Eine weitere Konsequenz, die mit der Polarisierung von Vernunft und Neigung einhergeht, ist die Abwertung des Körpers, da er das sichtbare Zeichen von Abhängigkeit, Verletzlichkeit und mangelnder Autonomie ist. Reduktionistisch sind ethische Konzepte, die auf einem derartigen Menschenbild gründen unter anderem auch deshalb, weil Personen, die dem beschriebenen Ideal nicht entsprechen, gar nicht oder nur als Sonderfall Berücksichtigung finden.

Ethik als „nichtexlusiven Schutzbereich" anzusehen, bedeutet dagegen niemanden von der Gewährung von Achtung und Schutz auszuschließen und als Ausgangspunkt der ethischen Überlegungen den bedürftigen Menschen zu setzen. Der bedürftige Mensch ist ein leibliches Wesen, das sich zu sich selbst, zu anderen und zur Welt verhält (vgl. Schnell 2008, S. 15ff.). Verletzbarkeit und das Angewiesensein werden als unentrinnbare Gegebenheiten des Menschen verstanden, die auf das Bedürfnis der verlässlichen und dauerhaften Unterstützung und Schonung durch die Mitmenschen verweisen. Als ethisch relevant werden ebenso die anerkennungstheoretischen Einsichten gefasst, dass die Ausbildung und das Aufrechterhalten personaler Identität stets auf die Rückversicherung durch andere angewiesen bleiben und eines Kontextes entsprechender sozialer Verkehrsformen bedürfen (vgl. Fraser/Honneth 2003, S. 205).

Ausgehend von den dargelegten Prämissen wird am Beginn der Arbeit die Argumentation Norbert Hoersters beleuchtet, die paradigmatisch für jene Position vorgebracht wird, die sich unter anderem wegen der Undefinierbarkeit des Würdebegriffs und dessen missbräuchlicher Verwendung dafür ausspricht auf diesen Begriff in der ethischen Auseinandersetzung zu verzichten. Aus Hoersters Perspektive stellt ausschließlich Überlebensinteresse einen triftigen Grund für das Einräumen des Lebensrechts sein. Nur in gewissen Kontexten ist es für Hoerster sinnvoll den Begriff Menschenwürde zu verwenden, nämlich dann, wenn es um „normale erwachsene Menschen" (Hoerster 2002, S. 12) geht. Jenen Personen wird Würde zugesprochen, die über klar definierte Eigenschaften verfügen. Dementsprechend wird Menschen, die aus diesem exklusiven Personenkreis herausfallen, die Würde abgesprochen und ihr Lebensrecht brüchig. Auch wenn manche von Hoerster eingebrachte Bedenken bezüglich des Würdebegriffs durchaus berechtigt sind, so lassen sich aus der hier vertretenen Position schwerwiegende Bedenken gegen diese Position einbringen.

Dies gilt ebenso für die so genannten „Mitgifttheorien" (Hofmann 1996, S. 2ff.), die von der Vorstellung getragen sind, dass Gott oder die Natur den Menschen mit Würde begründenden Eigenschaften ausgestattet hat. Was die Deutung betrifft, die auf dem Gedanken beruht, dass uns als Menschen Würde zukommt, weil wir nach dem Ebenbild Gottes geschaffen wurden, so stellt sich die Frage, ob die moralischen und juristischen Normen, die sich an der Menschenwürde orientieren, auch für jene Menschen gelten, die diesen religiösen Glauben nicht teilen. Wenn Würde als Wesenseigenschaft betrachtet wird, die damit auch von keinem Außenstehenden beschädigt werden kann, so stellt sich die Frage, warum dann Überlegungen zum Schutz der Menschenwürde überhaupt notwendig sind. Dieses Problem gilt ebenso für die vernunftphilosophische Begründung der Menschenwürde, die mit Kant als jenem Denker vorgebracht wird, der die zeitgenössische Diskussion um die Menschenwürde am nachhaltigsten beeinflusst hat. Für Kant ist es das universal menschliche Potential, sich selbst ein Gesetz zum sittlichen Handeln zu geben, das die Menschheit mit einem Achtungsanspruch auszeichnet. Daraus ergibt sich für ihn das Instrumentalisierungsverbot, das untersagt Menschen bloß als Mittel zu Zwecken anderer herabzuwürdigen. Zwar trifft die Missachtung des Instrumentalisierungsverbots einen wesentlichen Teil dessen, was wir normalerweise als Würdeverletzung verstehen, an Beispielen des Umgang mit alten Menschen und der Haltung gegenüber dem Alter soll jedoch gezeigt werden, dass Würdeverletzungen über die Missachtung der moralischen Autonomie hinausreichen. Einen weiteren Umstand, den es aufzuzeigen gilt und den Kant ausklammert, ist, dass der Mensch auch unter den moralischen Konditionen der Selbstachtung ein Naturwesen bleibt.

Den bis dahin dargelegten Konzeptionen wird ein Würdeverständnis entgegengestellt, das seinen Ausgang bei der leiblichen Bedingtheit des Menschen und Meads zentraler Einsicht nimmt, dass Personen als sprach- und handlungsfähige Subjekte nur durch die Vergesellschaftung personale Identität ausbilden und erhalten können. Da sie somit in einen Prozess reziproker Abhängigkeit verstrickt sind, ist ihre Identitätsbewahrung chronisch gefährdet. Nicht die Vernunftfähigkeit des Menschen bildet damit den Bezugspunkt moralischer Rücksichtnahme, sondern die von allen Menschen geteilte Verletzlichkeit, die Leiblichkeit und das geteilte Risiko. Dabei wird ein Verständnis von Leiblichkeit zu Grunde gelegt, das sich darum bemüht, Geist und Natur integrativ zu verbinden, und auf Philosophen wie Edmund Husserl, Merleau Ponty, Plessner und Waldenfels Bezug genommen, deren Denken nicht auf dem Dualismus von Geist und Körper beruht.

Schlüssig zu machen, inwiefern Menschenwürde in den Sachverhalten der sozialen Welt fundiert werden muss, stellt den nächsten Schritt dieser Arbeit dar (Kap. 3.2). Dabei wird davon ausgegangen, dass das Ausbilden und Aufrechterhalten personaler Identität als anthropologische Grundaufgabe des Menschen verstanden werden muss. Um Strukturbedingungen personaler Identität deutlich zu machen, wird vor allem auf die Gedanken von George Mead, Charles Taylor und Axel Honneth zurückgegriffen. Als zentraler Kern personaler Identität wird die Selbstachtung mit ihrem motivationalen Charakter herausgestellt und der Bedeutungszusammenhang zur Würde dargelegt: Selbstachtung ist abhängig von der Achtung und Wertschätzung durch andere und muss als innere Werthaltung nach außen verkörpert werden, wo sie als Würde sichtbar wird. Nicht nur die Verwobenheit von Selbstachtung und Leiblichkeit, sondern auch die Tatsache, dass Selbstachtung von intakten Anerkennungsverhältnissen abhängig ist, macht Würde empfindlich für physische und psychische Verletzungen und bedarf deshalb des mannigfaltigen Schutzes. Begründet wird ebenso, warum der Schutzanspruch auch dann nicht verloren geht, wenn Personen nicht in der Lage sind, ein Leben in Selbstachtung aktuell zu realisieren.

Zwar wird die in dieser Arbeit vorgeschlagene Bedürfniskonzeption der Menschenwürde nicht durch die Fähigkeit zur moralischen Autonomie begründet, dennoch kommt ihr eine bedeutende Rolle zu, wie im Kapitel 4 dargelegt wird. Freiheit muss als eine wichtige Vorbedingung gelingender Selbstdarstellung personaler Identität betrachtet werden. Deshalb werden bedeutende Konzepte von Freiheit, Autonomie und Selbstbestimmung aus philosophischer Perspektive aufgefächert, erläutert und in Beziehung zum Konzept personaler Identität gesetzt. Ebenso wird gezeigt, dass die Möglichkeiten der Selbstbestimmung im Falle der Pflegebedürftigkeit von sozial- und rechtspolitischen Gegebenheiten abhängig sind. Abschließend wird das Problem behandelt, dass liberalistische Freiheitskonzepte die Lebensrealität von pflegebedürftigen Menschen nur bedingt berücksichtigen, und der Aspekt der Privatheit als grundlegender Bestandteil der Autonomie erörtert.

Nach der philosophischen Analyse wird im Hinblick auf Würde und Selbstbestimmung im Alter eine in der wissenschaftlichen und öffentlichen Debatte gleichsam vernachlässigte Perspektive aufgenommen – die des betroffenen Menschen. Anhand leitfadengestützter Interviews wird dargestellt, wie pflegebedürftige alte Menschen und betroffene Angehörige die Möglichkeiten der Selbstbestimmung im Kontext der Langzeitpflege erleben und was nach ihrem Empfinden zur Bewahrung ihrer Würde beiträgt. Den theoretischen Hintergrund der Leitfadenentwicklung bilden die Erkenntnisse der philosophischen Analyse, welche durch die von Petzold (vgl. 1985, S. 143; 1982, S. 175) beschriebenen Identitätsbereiche für die Befragung weiter konkretisiert wurden.

Es geht dabei jedoch keineswegs darum, aufgrund der Alltagstheorien pflegebedürftiger Personen und deren Angehörige das Prinzip Menschenwürde normativ neu zu füllen. Vielmehr sollen durch die Sichtweisen der GesprächspartnerInnen, welche durch wissenschaftliche Argumentation aus den Perspektiven der Philosophie, der Soziologie und Gerontologie erläutert und ergänzt werden, die Begriffe der Würde und Autonomie weiter ausdifferenziert werden. Ziel ist es, den Boden für wirklichkeitsnahe, problembezogene Überlegungen aufzubereiten, um in weiterer Folge untersuchen zu können, wie institutionelle Routinen in der geriatrischen Langzeitbetreuung verlassen werden können und durch welche alternativen Maßnahmen ein würdevolles Leben alter Menschen gewährleistet werden kann.

Die in dieser Forschungsarbeit verwendeten Daten stammen aus dem gleichnamigen Projekt *„Würde und Autonomie im Kontext geriatrischer Langzeitpflege"*, das von der Autorin gemeinsam mit der Kollegin Patricia Kacetl durchgeführt wurde. Das Projekt mit der Laufzeit von zwei Jahren (Dezember 2008 – Dezember 2010) wurde von Peter Kampits geleitet und war am Institut für Philosophie an der Universität Wien angesiedelt. Die Fördermittel stammten vom Bundesministerium für Wissenschaft und Forschung.

Im Kapitel 8 erfolgt eine Reflexion des methodischen Vorgehens der empirischen Studie. Danach werden die Ergebnisse der theoretischen und empirischen Untersuchung zusammengefasst. Die daraus gewonnenen mehrschichtigen Perspektiven werden zu Implikationen gebündelt: für die Praxisgestaltung, die der Lebenssituation alter pflegebedürftiger Menschen gerecht wird, sowie für konzeptionelle pflegetheoretische

Überlegungen. Da die Wahrung der Würde und Selbstbestimmung im Alter nicht alleine an Pflegende und Pflegebedürftige delegiert werden kann, sondern als gesamt-gesellschaftlicher Auftrag gesehen werden muss, bilden diesbezügliche Überlegungen den Abschluss dieser Arbeit.

2

TRADITIONELLE KONZEPTIONEN DER MENSCHENWÜRDE

Der Zusammenhang zwischen dem Prinzip Menschenwürde und der Forderung einer Umsetzung dieses Prinzips bei der Betreuung älterer und alter Menschen ist in der Sphäre des Rechtes, der Politik und in der gesamtgesellschaftlichen Diskussion immer wieder thematisiert worden. Trotz dieser umfassenden Diskussion ist die Frage, wie ein Altern in Würde konkret realisiert werden kann, nach wie vor ein Desiderat der Philosophie-Forschung: zum einen deshalb, weil Status und Bedeutung des Begriffes Menschenwürde innerhalb der Moralphilosophie kontrovers diskutiert wird, zum anderen weil das Alter heute nicht Gegenstand philosophischer Auseinandersetzung ist. Im Folgenden werden einflussreiche Argumentationen hinsichtlich der Menschenwürde vorgestellt und mit dem Alter beziehungsweise den möglichen Problemstellungen, die diese Lebensphase birgt, in Beziehung gesetzt sowie ihre Anwendbarkeit in diesem Kontext kritisch geprüft. Begonnen wird mit der Position des Philosophen Hoerster, die paradigmatisch für eine ethische Argumentation steht, die ohne Würdebegriff auskommt. Daraus wird abgeleitet, inwiefern trotz aller begründeten Bedenken bezüglich der Funktionalisierung und Ideologisierung des Würdebegriffs der Vorschlag, ihn ganz aus dem ethischen Vokabular zu streichen, unbefriedigend ist. Vorgeführt wird, warum es vielmehr darum gehen muss, die Bedeutung von Würde, wie sie von unterschiedlichen PhilosophInnen konzipiert wurde, im Zusammenhang mit Alter zum Gegenstand der Diskussion zu machen.

Da es weniger darum geht, den ideengeschichtlichen Hintergrund des Würdebegriffs darzustellen als vielmehr um die Betrachtung der gegenwärtig vertretenen Positionen, wird der geschichtliche Abriss kurz gehalten. Näher eingegangen wird jedoch auf zwei zentrale Begründungsversuche der Menschenwürde, die für das aktuelle Verständnis von Bedeutung sind: die metaphysische, welche die Gottesebenbildlichkeit als Würde begründende Eigenschaft ansieht, und die vernunftphilosophische, deren prominentester Vertreter Immanuel Kant die zeitgenössische Diskussion um die Menschenwürde am nachhaltigsten beeinflusst hat. Wie die metaphysische Begründung lässt die Kantische Konzeption zentrale Fragen offen. Die Schwächen der beiden Ansätze werden an Beispielen des Umgangs mit alten Menschen und der Haltung gegenüber dem Alter aufgezeigt.

2.1

Würde als Leerformel

In der von Arthur Schopenhauer 1840 verfassten Preisschrift *„Über die Grundlage der Moral"* zählt dieser die Rede von der Würde des Menschen „als hohl, als Hirngespinst und Seifenblasen der Schulen, zu Prinzipien, denen die Erfahrung bei jedem Schritte hohnspricht und von welchem außerhalb der Hörsäle kein Mensch etwas weiß und noch jemals empfunden hat" (Schopenhauer 1962, S. 762). Es erschien ihm als Ironie den Würdebegriff auf den Menschen anzuwenden, ist er doch ein „am Willen so sünd-haftes, am Geiste so beschränktes, am Körper so verletzbares und hinfälliges Wesen" (Schopenhauer 1965, S. 239).

Dass die Würdeidee außerhalb der Hörsäle keinerlei Bedeutung hat, traf jedoch schon zu Schopenhauers Lebzeiten nicht mehr ganz zu. Stepanians weist in diesem Zusam-menhang darauf hin, dass der Begriff in adjektiver Form durch Autoren wie Lassalle und Proudhon als Teil der Forderung nach einem „menschenwürdigen Leben" zu einem Kampfbegriff der Arbeiterbewegung wurde (vgl. 2003, S. 83). Als solcher verdanke er seine wohl erste Erwähnung in einer nationalstaatlichen Verfassung: Stepanians (ebda.) zitiert den Artikel 151 der Weimarer Rechtsverfassung, in der es heißt, dass die „Ordnung des Wirtschaftslebens [...] den Grundsätzen der Gerechtigkeit mit dem Ziele der Gewährleistung eines menschenwürdigen Daseins für alle entsprechen" müsse.

Doch mit der Skepsis gegenüber „großen Worten" ist Schopenhauer nicht alleine geblieben. Auch heute sind einige PhilosophInnen, vor allem VertreterInnen der utili-taristischen Position, der Ansicht, dass der Begriff vage und seine Verwendung derart beliebig geworden sei, dass es besser wäre, zukünftig vollständig darauf zu verzich-ten. Für den Philosophen Peter Singer gehört die Berufung auf die Menschenwürde zu jenen schönen Phrasen, welche die letzte Zuflucht für Leute darstellen, denen die Argumente ausgegangen sind (vgl. Singer in Hoerster 2006, S. 57).

Nach Hoerster ist der Begriff der Menschenwürde überall dort, wo es um die rationale und nachvollziehbare Begründung oder Verbotswürdigkeit bestimmter Handlungen geht, nicht nur fehl am Platz und wertlos, sondern auch eine „ideologische Leerfor-mel". Dies argumentiert er damit, dass es bisher noch niemandem gelungen ist, eine „begründungstheoretisch brauchbare Definition dessen zu geben, was das Wort überhaupt bedeutet" (ebda., S. 48). Den Versuch, Menschenwürde in Verknüpfung mit der Fähigkeit zur Selbstachtung zu begründen, trägt seiner Ansicht nach „den Stempel der Beliebigkeit" und auch das kantsche Instrumentalisierungsverbot erscheint ihm bei näherer Betrachtung als gehaltlos. Dass dieses nicht geeignet ist um Würdeverletzungen zu markieren, argumentiert Hoerster damit, dass nicht jede Instrumentalisierung unter allen Umständen ethisch oder rechtlich illegitim sein muss. Die Argumentation, inwiefern es willkürlich sei, den Menschenwürdebegriff in Zusammenhang mit der Selbstachtung zu begründen, bleibt der Autor allerdings schuldig.

Wie andere Kritiker bringt Hoerster ein, dass der schändliche Aspekt von Taten wie Vergewaltigung, Unterdrückung, Entrechtung, Folter nicht die Verletzung der Menschenwürde ist, die den Opfern angetan wurde, sondern das Verwerfliche und Unmoralische dieser Handlungen liegt in den seelischen und körperlichen Grausamkeiten, der Entrechtung oder dem Verlust von Gesundheit oder des Lebens. Die Aussage, wonach ein bestimmtes Verhalten die Menschenwürde beschädigt, liefert keine Begründung für die Verbotswürdigkeit des betreffenden Verhaltens, sondern verleiht ihr nichts mehr als einen „besonders suggestiv wirkenden, scheinbar unangreifbaren Ausdruck" (ebda., S. 49). Mit der Berufung auf die Menschenwürde wird also nichts begründet, sondern lediglich das schon vorher gefasste Urteil, wonach die genannten Handlungen unmoralisch und verbotswürdig sind, wiederholt.

Trotz dieser schwerwiegenden Bedenken vertritt Hoerster die Ansicht, dass es in gewissen Kontexten sinnvoll sein kann, den Begriff Menschenwürde zu verwenden. Kein Zweifel besteht für ihn daran, dass ein „normaler, erwachsener Mensch – gleichgültig welcher Nationalität, welcher Hautfarbe oder welchen Geschlechts – die Menschenwürde" besitzt (Hoerster 2002, S. 12; 2006, S. 48). Verständlich wird diese Haltung dann, wenn mitbedacht wird, dass er diese Überlegung im Zusammenhang mit dem Lebensschutz menschlicher Wesen diskutiert. Hoerster geht von der Grundposition aus, dass auf fundamentaler ethischer Ebene nur das Überlebensinteresse den Grund des Lebensrechts darstellt sowie auch in der Praxis das Einräumen des Lebensrechts nur dann begründbar ist, wenn dieses dem Schutz irgendeines Überlebensinteresses dient. Überlebensinteresse kann nach Hoerster dann angenommen werden, wenn jemand zukunftsbezogene Wünsche hat und über ein „Ichbewusstsein" verfügt. (Vgl. Hoerster 2002, S. 83.)

Hinter der Begrifflichkeit „normaler, erwachsener Mensch" verbirgt sich jenes Bild des Menschen, in dem Personsein nicht zwangsläufig mit Menschsein ident ist. In diesem auf John Locke zurückgehenden bewusstseinstheoretischen Personbegriff wird die Person als jemand charakterisiert, dem gegenwärtiges Bewusstsein, Erinnerung und zukunftsgerichtete Bewusstseinszustände zugerechnet werden können. Das hat zur Folge, dass eine Person nicht zwangsläufig ein Mensch sein muss, wie beispielsweise höher entwickelte Tiere, dass aber auch nicht jeder Mensch eine Person ist. Personen gelten nur insofern als berücksichtigungswürdig, als sie Interessen haben. Für den Kontext dieser Arbeit ist zudem die Frage nach dem moralischen Status jener Wesen bedeutsam, welchen die genannten Eigenschaften noch nicht, niemals oder nicht mehr zukom-

2 TRADITIONELLE KONZEPTIONEN DER MENSCHENWÜRDE

men, wie beispielsweise Föten, Schwerstbehinderte, Komatöse oder Demente. Der sehr kontroversiell diskutierte Vertreter des Utilitarismus, Peter Singer, stellt beispielsweise in Frage, dass das Leben eines Menschen, der „von Sinnen ist" und möglicherweise kein Bewusstsein seiner Personalität mehr hat, noch lebens- oder schützenswert ist bzw. schützenswerter als das Leben von mit Intelligenz oder Gefühlen ausgestatteten Tieren. Nach Hoerster sind unter „normalen Menschen" Personen zu verstehen, die über klar definierte Eigenschaften verfügen und nur ihnen kommt Würde zu. Jene Mitglieder der menschlichen Spezies, die aus diesem Personenkreis herausfallen, müssen auf Würde verzichten, ihr Lebensrecht wird brüchig. Gehört nach Helmchen Singer zu den „strengen" Reduktionisten, die sich dadurch auszeichnen, dementen Menschen den Personstatus schon in einem sehr frühen Stadium abzusprechen, entwerfen die AnhängerInnen eines „graduellen" Reduktionismus ein detailliertes System, wonach PatientInnen je nach Stadium ihrer Demenz noch oder nicht mehr Personen sind und deren moralischer Status entsprechend bewertet wird. Innerhalb dieses Systems ist den Menschen mit Demenz je nach Stadium mit Würde oder mit Respekt vor der Person, die sie einmal waren, oder ohne moralische Verpflichtungen zu begegnen. So wird in diesem Denkansatz davon ausgegangen, dass aus „Achtung vor ihrer ehemaligen Person [...] die Pflicht zur menschenwürdigen Versorgung und Pflege, nicht aber die auf lebenserhaltende oder lebensverlängernde Therapie abgeleitet [werden kann]" (Helmchen et al. 2006, S. 193). Im Falle mangelnder Versorgungsressourcen stehen Personen „im sozialen Sinn" nicht unter gleichem Schutz wie „Personen im strikten Sinn". Der Personenstatus kann auch aus Nützlichkeitserwägungen abgesprochen werden. Das würde bedeuten, dass Menschen, die schwerst demenzkrank sind, oder jene mit apallischem Syndrom der Kategorie des „mere biological life" zugeordnet würden und damit noch unterhalb des Status der Person im sozialen Sinn anzusiedeln wären. Ihnen gegenüber gäbe es keine moralischen Verpflichtungen mehr. (Vgl. ebda.)

Diese letzthin beschriebene Vorstellung der Personhaftigkeit ist ein Konstrukt von Normalität, welches von einem funktionalistischen Menschen- und Weltbild ausgehend die hoch bewerteten kognitiven Parameter wie „Selbstbewusstsein" und „Rationalität" zur Setzung einer idealen Norm verwendet. Mit Schwerdt kann nun eingebracht werden, dass kein Lebewesen als Individuum dieser Norm entspricht, „weil [dieses] nur in der Relation zu einem anderen Lebewesen (interindividuell) und zu einer anderen Handlung (einer weniger oder stärker rational bestimmten, inter- und intraindividuell) existiert" (Schwerdt 1998, S. 127). Die Person wird als der „Normalfall" vollwertigen Lebens betrachtet, während jene Lebensphasen, die mit Einschränkungen der „Personhaftigkeit" einhergehen, als nicht vollwertig, nicht zum Leben der Betroffen gehörig angesehen werden (vgl. ebda.). Das Aufstellen von Leitbildern, an welcher Normalitätsvorstellung sie sich auch immer orientieren, bedeutet das Ausüben einer Verfügungsmacht über diejenigen, die diesem Leitbild nicht entsprechen, weil sie die damit verbundenen Eigenschaften vermissen lassen (vgl. Honecker 2003, S. 200). Würde und Macht fallen damit zusammen. Doch wer ist überhaupt befugt, Normalität zu definieren und allgemeingültige Kriterien dafür festzulegen? Die Argumentation Hoersters und Singers, die hier stellvertretend für eine bestimmte Moralkonzeption vorgestellt wurde, intendiert eine Ethik, die auf einem Personbegriff gründet, der nur jenen Wesen zugesprochen werden soll, die die in der Intention enthaltenen deskriptiven Eigenschaften erfüllen (vgl. Wachtendorf 2004, S. 119). Doch alle Eigenschaften, die für die Anerkennung des Personstatus vorgebracht werden, wie Selbst- und Zeitbewusstsein, Wünsche zu haben und auch die Leidensfähigkeit, sind subjektiv und damit von keinem Außenstehenden zweifelsfrei zu erkennen. Damit ist die Gefahr eines irrtümlichen Ausschlusses aus dem Kreis der Personen immer präsent. (Vgl. ebda.)

Hinter dem Vorschlag, nicht alle Menschen Personen zu nennen und Nicht-Personen das Lebensrecht abzuerkennen, lassen sich ökonomische Interessen vermuten, denn dieser Personenreduktionismus, ob er nun in abgestufter oder genereller Weise postuliert wird, hat unmittelbare Auswirkung auf die Verteilung von Ressourcen (vgl. Helmchen et al. 2006, S. 193). Darüber hinaus identifiziert Spaemann (2003, S. 46) ein „generelles Interesse einer immer stärker hedonistischen Gesellschaft, die in der Leidensvermeidung das höchste ihrer Ziele sieht und die deshalb unter Umständen die Tötung des Leidenden vorzieht oder vorschlägt, wenn nur auf diese Weise das Leiden vermieden werden kann."

Wenn mit meinen letzten Ausführungen klarer gemacht werden konnte, wer wohl nach Hoerster zu jener Gruppe von Menschen gehört, der Würde attestiert werden muss, so bleibt der Philosoph die definitorische Bestimmung des Begriffs jedoch schuldig. Mit Tiedemann (vgl. 2006, S. 65) lässt sich formulieren, dass Hoerster einem argumentativer Fehlschluss unterliegt. Denn um beurteilen zu können, wem Menschenwürde zukommt, muss man zuerst wissen, was Menschenwürde ist. Hoerster setzt stillschweigend schon ein Wissen darüber voraus, was Menschenwürde ist und leitet davon ab, wem sie zukommt.

Ein wichtiger Grund, der Hoerster zur Skepsis gegenüber der Berufung auf die Menschenwürde veranlasst, ist der inflationäre Gebrauch der Behauptung eines Menschenwürdeverstoßes. Diesen willkürlichen Umgang mit „der sogenannten Menschenwürde" betrachtet Hoerster denn auch als triftigen Grund, den Begriff aus dem Sprachgebrauch der modernen Ethik zu streichen. (Vgl. Hoerster 2006, S. 50.)

Dieses von Hoerster angesprochene Problem muss durchaus ernst genommen werden: Wenn der Begriff der Menschenwürde – was immer häufiger zu beobachten ist – zur Bezeichnung sämtlicher moralischer Ansprüche, die Menschen zurecht stellen, verwendet wird, so verflüchtigt sich schnell der Eindruck, dass es sich bei der Menschenwürde um ein exzeptionell hohes moralisches Gut handelt. Mit der inflationären Verwendung des Begriffs verliert der Vorwurf der Menschenwürdeverletzung sein spezifisches Gewicht im Rahmen ethischer Auseinandersetzungen.

Hoerster ist in diesem Punkt zuzustimmen, doch sein Vorschlag den Begriff der Menschenwürde aus dem ethischen Vokabular ganz zu streichen hieße „das Kind mit dem Bade auszuschütten". Welche Folgen das hätte, deutet sich in Wittgensteins (1963, 5.6) Behauptung an, dass die „Grenzen meiner Sprache [...] die Grenzen meiner Welt bedeuten". Die Grenzen würden sich wahrhaftig verschieben, bezeichnet der Begriff der Menschenwürde doch etwas, das mit der Grundlage des Selbstverständnisses des Menschen und der Art und Weise des Umgangs miteinander eng verwoben ist.

Um dieses Argument zu bekräftigen, möchte ich an dieser Stellte mit Taylor (vgl. 1994, S. 112) auf die konstitutive Dimension der Sprache hinweisen. Taylor hält fest, dass Sprache die Praxis nicht nur abbildet, sondern diese oftmals erst möglich macht. Wir sind, wenn es um menschliche Angelegenheiten geht, auf bestimmte Begriffe angewiesen, die uns als Realitätsmaßstab dafür dienen, uns das Leben durch kritischen Überlegungen und nach der Korrektur der ermittelbaren Denkfehler am besten begreiflich zu machen. „Es gibt nämlich einen kontinuierlichen Übergang zwischen der Sprache, in der wir mit uns zu Rate gehen, und unserer Sprache der Wertungen sowie zwischen dieser und der Sprache, in der wir erklären, was die Menschen tun und fühlen." (ebda.) Es ist Taylor zuzustimmen, wenn er ausführt, dass die Bedingungen, sich das Leben „am besten begreiflich zu machen", noch nicht erfüllt sind, wenn wir zwar über eine theoretische Begrifflichkeit verfügen, die beansprucht das Verhalten vom Standpunkt des neutralen Beobachters erklären zu können, aber dem Handelnden nichts nützt, wenn es darum geht, sich das eigene Denken, Fühlen und Handeln verständlich zu machen. Es lässt sich nicht, wie manche VertreterInnen einer reduktionistischen Theorie behaupten möchten, völlig aus der Begrifflichkeit hinaussteigen, mit deren Hilfe wir unser Leben führen, nur weil sie mit einem bestimmten Modell von Wissenschaft nicht in Einklang zu bringen ist und weil a priori klar ist, dass sich Menschen mit Hilfe dieser Wissenschaft erklären lassen müssen.

Der Begriff der Menschenwürde gehört zu jenen Begriffen, die uns helfen können Aufschluss darüber zu gewinnen, was es heißt als Mensch in dieser Welt zu leben und dies läuft auf eine völlig andere Erklärung hinaus, als sie beispielsweise die Physik zu geben imstande ist. (Vgl. ebda.) Menschenwürde bezeichnet den kleinsten gemeinsamen Nenner dessen, wie sich der Mensch begreift und wie mit ihm umzugehen sei, damit er als Mensch existieren kann. Damit markiert der Begriff Menschenwürde eine Grenze zwischen den erlaubten Handlungen und solchen, deren Verwerflichkeit darin liegt, die Möglichkeiten des Menschseins zu beseitigen (vgl. Wachtendorf 2004, S. 133). Mit Kettner und Schulz lässt sich einbringen, dass selbst wenn „der Metapher der Menschenwürde auf argumentativen Wege kein allgemeinverbindlicher Begriffsgehalt zugeschrieben werden könnte, selbst dann würde [...] daraus nicht folgen, daß es irrational sei, an ihr als etwas Wertvollem festzuhalten" (1994, S. 11).

2.2

BEGRIFFS- UND IDEENGESCHICHTLICHER ABRISS DES WÜRDEBEGRIFFS

Der Begriff *Würde* (ahd. *wirtī*, mhd. *wirde*) ist von dem Adjektiv *wert* (ahd. *wird*) abgeleitet, das seinerseits auf die indogermanische Wurzel *uer-t* verweist. Auch das deutsche Wort *werden* gehört dieser Wortgruppe an. (Vgl. Tiedemann 2006, S. 69.) Werden ist wiederum verwandt mit dem altindischen *vártati* sowie dem lateinischen *vetere*, was ursprünglich so viel bedeutete wie „drehen", „kehren", „wenden", aber auch „sich zu etwas wenden", „etwas wenden". Im Althochdeutschen wird *wirdīg* bereits im Sinne von „der Ehrung wert" gebraucht. Ehre und Würde stehen in einer engen Verbindung, denn beides hat etwas mit dem Ansehen zu tun, das man in einer Gesellschaft genießt. (Vgl. ebda.)

Der in der englischen Sprache gebrauchte Begriff *dignity* geht auf das lateinische *dignitas* zurück, das wiederum im indogermanischen *dek* seine Wurzeln findet. Ursprünglich stand *dek* für *nehmen, aufnehmen* und *annehmen*, woraus sich dann Bedeutungen wie *begrüßen* und *Ehre erweisen* ergaben. Eine Verwandtschaft findet sich auch zum lateinischen *decetere*, was *sich ziemen, gut passen* bedeutet (vgl. ebda.). *Dignitas* als Substantivierung der Eigenschaft *dignus* heißt so viel wie geschmückt, verziert mit etwas. Im lateinischen Sprachgebrauch wird *dignitas* zu einem absoluten Wertbegriff, während das Wort *pretium* (Preis) einen relativen Wert ausdrückt. „Ein großer römischer Politiker hat dignitas, der Sklave hat pretium." (Vgl. ebda., S. 70.)

Die mit der Etymologie gefundenen Bedeutungszusammenhänge finden sich in unserem heutigen alltäglichen Sprachgebrauch wieder. Hier wird Würde beispielsweise mit den ästhetischen Eigenschaften der Monumentalität sowie des In-sich-Ruhens identifiziert und nicht nur Menschen, sondern auch Tieren, Pflanzen oder Gegenständen der unbelebten Natur zugesprochen. Auf diese ästhetische Würde wird etwa dann Bezug genommen, wenn der Löwe, der Adler, ein schöner alter Baum oder eine Kathedrale als würdevoll bezeichnet wird. Der Begriff Würde wird auch im Sinne eines hohen Ranges, Status, eines Titels oder hohen Dienstgrades verwendet. Wir sprechen etwa davon, dass jemandem Würde verliehen wird oder dass jemand in Amt und Würden ist. In einem anderen Zusammenhang wird das Wort Würde verwendet, wenn jemand durch sein Verhalten Würde zum Ausdruck bringt. Dann sagen wir beispielsweise: „Der Politiker hat seine Wahlniederlage mit Würde getragen." Hier wird ein bestimmtes positiv konnotiertes Erscheinungsbild hervorgehoben, aber auch eine mit dieser Erscheinung korrespondierende innere Haltung. Diesen unterschiedlichen Verwendungsweisen von Würde ist gemeinsam, dass sie als ungleich verteilt gedacht ist und mit kontingenten Eigenschaften wie ästhetischen Attributen des Erhabenen und Schönen oder Eigenschaften wie Selbstkontrolle, Willensstärke, Souveränität oder Besonnenheit zusammenhängt. Des Weiteren fungiert das Wort Würde als Abgrenzung des Besonderen oder Herausragenden aus der Masse des Gewöhnlichen und Durchschnittlichen (vgl. Tiedemann 2006; Balzer et al. 1998; Jaber 2003) und weist Elemente des vormodernen Würdeverständnisses auf, das mit der gesellschaftlichen Ordnung der Ehre verknüpft war.

So war es in der Antike bei Aristoteles allein der Großgesinnte, der weder zur Aufgeblasenheit und Prahlerei noch zur Kleinmütigkeit und Tiefstapelei neigte, der einen würdigen Menschen verkörperte. In der *„Nikomachischen Ethik"* erklärt Aristoteles:

> *„Der Hochgesinnte stellt in bezug auf Größe das Extrem dar, die Mitte aber insofern, als er sich richtig verhält. Denn er bewertet sich selbst nach Würde. [...] Wer niederen Sinnes ist, schätzt sich zu niedrig ein, niedriger im Vergleich zur Würde des Hochgesinnten. Dagegen bewertet sich der Aufgeblasene zu hoch, wenn er nach sich selbst, nicht aber, wenn er nach dem Hochgesinnten gemessen wird."* (Aristoteles 1985, 1123b 25-25)

Dieser Großgesinnte wurde also als Persönlichkeit mit echtem Format vorgestellt, die in allem das richtige Maß wählt und die sich auch in ihrer äußeren Erscheinung widerspiegelt.

Ab der römischen Antike erhielt der Begriff Würde eine anthropologische und eine politische Dimension. Der römische Staatsmann und Philosoph Cicero betrachtete die Menschenwürde im Sinne einer „excellentia et dignitas" (vgl. Ritter 1992, S. 1088) der menschlichen Natur gegenüber dem Tier. Gleichzeitig hat Cicero auch den politischen Begriff der „dignitas" maßgeblich geprägt. Mit diesem wurde zum einen die Differenzierung gegenüber anderen Staaten nach außen markiert, zum anderen der römischen Staatsbürger untereinander. Der Begriff „dignitas" sollte eine Hierarchisierung des Ranges und des Ansehens, wie auch die Grade der Würde zum Ausdruck bringen. Das Würdeverständnis der Römer ist steigerungs- und minderungsfähig, man kann der Würde auch verlustig gehen. (Vgl. ebda.) Stöcker macht in seinen Ausführungen auf einen interessanten Aspekt dieses Würdeverständnisses aufmerksam, der auch in der in der heutigen Debatte um die Menschenwürde geltend gemacht wird: Cicero zufolge stellt jeder Mensch insofern etwas dar, als er verschiedene Rollen in der Gesellschaft einnimmt. Diese bezeichnet der römische Philosoph als „personae", nach den Masken der Schauspieler im Theater. Diese Rollen, die ein Mensch einnimmt, bestimmen sich nach der sozialen Herkunft, den Begabungen, dem eigenen Lebensentwurf und schließlich daran, dass er ein Mensch ist. Cicero spricht nun davon, dass wir der „personae", der Rollenidentität, etwas schuldig sind. Wenn man sich nicht diesen Verhaltenserwartungen gemäß benimmt, verhält man sich würdelos, wer sie anderen gegenüber missachtet, entwürdigt diese. Nach Cicero bedeutet also die Würde eines

Menschen zu achten, ihn den Erwartungen entsprechend zu behandeln, die mit den Rollen in der Gesellschaft verbunden sind. (Vgl. Stöcker 2002, S. 60f.)

Das Würdeverständnis, wie es exemplarisch mit Aristoteles und Cicero vorgestellt wurde, kann dadurch charakterisiert werden, dass es in der historischen Ordnung der Ehre verwurzelt ist: Danach kann nicht jede/jeder Würde besitzen, da das Konzept der Ehre auf einer gewissen Bevorzugung und Besserstellung beruht. Heute noch klingt etwas von diesem vormodernen Würdeverständnis an, wenn wir einem Menschen ein würdevolles Auftreten attestieren. (Vgl. Taylor 1993, S. 6.)

Im Gegensatz zu der bisher beschriebenen Auffassung der Würde im Sinne von Ehre wird der moderne Begriff der Menschenwürde zumeist in einem universalistischen und egalitären Sinne gebraucht, etwa indem von der „unveräußerlichen Würde" des Menschen gesprochen wird (vgl. ebda.). Doch worin gründet diese Menschenwürde, die nun nicht mehr nur einzelnen Menschen, sondern der Gattung als ganzer zukommen soll? Ein Versuch, Würde als eine Qualität der Gattung auszuweisen, liegt in der Vorstellung, dass Gott oder die Natur uns mit Würde begründenden Eigenschaften ausgestattet hat. Diese Idee, in der allen Angehörigen der Gattung kraft ihrer Zugehörigkeit Würde zukommt, kennzeichnet die so genannten „Mitgifttheorien" der Menschenwürde (vgl. Hofmann 1996, S. 2ff.). Die Wurzeln dieses Gedankens, dass Würde eine Auszeichnung ist, die ihm qua Natur zukommt, sind in der stoischen Philosophie zu finden.

2.3
Menschenwürde als metaphysischer Begriff

In der religiös-metaphysisch begründeten Auffassung, die sich ab dem frühen Christentum durchzusetzen begann, wird die Frage, warum dem Menschen Würde zukommt, damit beantwortet, dass er nach dem Ebenbild Gottes geschaffen wurde und sich die Herrlichkeit Gottes in ihm widerspiegelt. Es ist also nicht das Menschliche selbst, das die Achtung vor dem Menschen begründet, sondern der Abglanz des Göttlichen, unbeachtet, ob dieser sich nun in der Seele, im Körper oder wo auch immer niederschlägt. Da jeder einzelne Mensch ein Geschöpf Gottes ist, kommt auch allen im gleichen Maße Achtung zu. Die Unterschiede zwischen den Menschen sind angesichts des Göttlichen ebenso unwesentlich wie die Differenzen zwischen endlichen Zahlen für einen Mathematiker, der sich mit unendlichen Zahlenreihen beschäftigt. (Vgl. Margalit 1999, S. 78.) Da die so verstandene Menschenwürde von Gott empfangen wird, ist sie für jedermann, auch für Staat und Gesellschaft, unverfügbar. Anders als bei den antiken Griechen und Römern wird die Würde nun nicht mehr von der menschlichen Ausdrucks- und Umgangsform abgeleitet, jedoch muss sie nach christlichem Verständnis ebenso gepflegt werden, wenn sie nicht verkümmern soll (vgl. Wetz 2005, S. 25ff.). Auch in der rezenten Diskussion um den Würdebegriff wird mitunter eingebracht, dass die Vorstellung, der Mensch besitze Würde, die Anerkennung der christlichen Tradition voraussetze:

„Die Idee der Menschenwürde steht und fällt mit der Annahme, daß [...] vor dem Urknall noch der Logos war, aus dem alles geworden und ohne den nichts geworden ist, und dass dieser in irgendeiner Weise in das menschliche Leben hineinwirkt – eine solche oder ähnliche Annahme ist heute wie früher Mindestbedingung für die Achtung vor dem Menschen. Menschenwürde im Verständnis der politischen Aufklärung ist ein metaphysischer Begriff." (Kierle 1986, S. 248)

Diese Ansicht teilt auch Spaemann (2006, S. 34), der einbringt, dass alle Versuche, den Selbstzweckcharakter so zu verstehen, dass der Mensch für den Menschen das höchste irdische Wesen ist, an den Begriff der Menschenwürde nicht herankommen. So argumentiert er, dass nur dann, wenn Gott existiert und der Mensch somit nicht nur für den anderen Menschen etwas Kostbares darstellt, die Würde „jene ontologische Dimension [erhält], ohne welche das mit diesem Begriff gemeinte gar nicht gedacht werden kann. Der Begriff ‚Würde' meint etwas Sakrales: er ist ein im Grunde religiösmetaphysischer" (ebda.). Der religiöse Denker hält es für einen heute noch immer gängigen Irrtum, „dass man die [...] religiöse Betrachtung der Wirklichkeit fallen lassen [könne], ohne dass einem etliches andere mit abhanden kommt, auf das man weniger leicht verzichten möchte" (ebda.).

Zurecht wendet Nida-Rümelin ein, dass der Geltungsbereich und die Anerkennung derjenigen moralischen und juristischen Normen, die sich an der Menschenwürde orientieren oder sich aus der Fundamentalnorm der Unantastbarkeit ableiten, für Personen, die den religiösen Glauben nicht teilen, als unbegründet gelten müssten, wenn Menschenwürde nicht nur in der „historischen Semasiologie, sondern auch in systematischer Analyse lediglich im Kontext religiöser Dogmatik einen Sinn ergibt" (Nida-Rümelin 2005, S. 87).

Ein weiterer Aspekt, der in Spaemanns Position ins Auge sticht, ist der Umstand, dass keineswegs alle Menschen in gleicher Weise an der Menschenwürde teilhaben. Die Ungleichheit „in der persönlichen Würde" sieht Spaemann in der unterschiedlichen sittlichen Vollkommenheit der Menschen begründet (vgl. Spaemann 2006, S. 37). Damit gibt der Philosoph seiner Argumentation eine tugendethische Wende (vgl. Jaber 2003, S. 57f.). Menschenwürde bezeichnet demnach eine Charaktereigenschaft, nämlich die sittliche Vollkommenheit, welche im „Heroismus der Heiligkeit" gipfelt (Spaemann 2006, S. 37). Unter diesem Gesichtspunkt wird verständlich, dass die Würde des Menschen unantastbar ist und damit von außen nicht geraubt, sondern nur durch das eigene unsittliche Verhalten verloren gehen kann. Allerdings kann hier eingebracht werden, dass es unserem intuitiven Verständnis widerspricht, dass die

Menschenwürde von keinem Außenstehenden beschädigt werden kann. Wenn die Würde des Menschen tatsächlich von außen nicht verletzt werden könnte, würde sich zudem jede Überlegung zum ethischen Anspruch auf Schutz der Menschenwürde sowie damit verbundener Rechtsansprüche erübrigen. Denn, so betont auch Luhmann in seinen Ausführungen „Grundrechte als Institution", Rechte kann man nur auf etwas haben, was man auch verlieren kann (Luhmann 1999, S. 59). Ebenso ist es nicht möglich herrschendes Unrecht zu kritisieren, indem man sich auf eine Eigenschaft beruft, in deren Besitz jeder ist (vgl. Kettner 1994, S. 22).

Warum jeder Mensch ein Minimum an Würde besitzt, begründet Spaemann damit, dass die Freiheit als mögliche Sittlichkeit unverlierbar ist. Was allerdings genommen werden kann, ist die Möglichkeit der Würdedarstellung, die nach Spaemann ein wesentlicher Aspekt für die personale Kommunikation ist: „Umgekehrt ergreift uns Würde gerade dann besonders, wenn ihre äußeren Darstellungsmittel aufs Äußere reduziert sind und sie sich gleichwohl unwiderstehlich aufdrängt." (Spaemann 2006, S. 29)

Um das Problem zu umgehen, dass Kleinkinder, geistig schwer behinderte Personen, Komatöse oder Demenzkranke, also Menschen, welche die Möglichkeit sittlicher Selbstbestimmung noch nicht, nicht mehr oder niemals realisieren können, vom Besitz der Menschenwürde ausgeschlossen werden, führt Spaemann den „platonisch-aristotelischen Gedanken der Realität des Allgemeinen" ins Feld: Das, was in einer bestimmten Spezies meistens sich zeigt, ist ein Indiz dafür, was für die Spezies immer gilt, weil es ihr wesentlich ist (vgl. ebda., S. 38). Auch wenn man diese Argumentation anerkennt, bleibt letztlich die Schwierigkeit, dass Spaemann den Begriff der Menschenwürde für undefinierbar hält, womit sich das Problem ergibt, dass er mit mehr oder weniger beliebigen Inhalten gefüllt werden kann. Damit setzt er sich dem Vorwurf aus, dass „Menschenwürde" als rhetorische Tabuisierungsformel ins Feld geführt wird.

Zusammenfassend muss festgestellt werden, dass die metaphysische Konzeption der Menschenwürde spezifisch religiöse Anschauungen voraussetzt, die nicht von allen Menschen gleichermaßen geteilt werden. Ein weiterer Einwand gegenüber Spaemann kann bezüglich seiner Vorstellung der Graduierbarkeit der Menschenwürde, die er von der Möglichkeit der sittlichen Vervollkommnung abhängig macht, vorgebracht werden: Wenn das Maß an Würde von der Fähigkeit und Bereitschaft zu moralisch richtigem Handeln abhängt, die ja tatsächlich unter den Menschen ungleich verteilt sind, dann müsste auch die damit korrespondierende Wertschätzung abgestuft werden. Das würde bedeuten, dass einem moralischen Minimalisten weniger Wert zukäme als einem guten Samariter oder einem moralischen Helden (vgl. Ladwig 2003, S. 43). Besagt das nun in Bezug auf alte pflegebedürftige Menschen, dass jenen, die in ihrer Fähigkeit und Möglichkeit zum sittlichen Handeln eingeschränkt sind, nur ein so genanntes Minimum an Würde zukommt? Bedeutet dies, dass damit auch ein geringerer moralischer Status verbunden ist?

Die Argumentation Spaemanns, die exemplarisch für jene Konzeption der Menschenwürde eingebracht wurde, die auf der Idee gleicher Geschöpflichkeit beruht, hilft nicht weiter, um konkrete Ansprüche wie beispielsweise die Wahrung menschlicher Subjektivität und hier insbesondere den Schutz der physischen und psychischen Integrität und Identität formulieren zu können.

2.4

VERNUNFTPHILOSOPHISCHE BEGRÜNDUNG DER MENSCHENWÜRDE

Mit Blick in die Ideengeschichte der Menschenwürde wird deutlich, dass mit Pascal ein Prozess eingeleitet wurde, in dessen Verlauf die religiös-metaphysische Begründung der Menschenwürde immer mehr an Bedeutung verlor. Pascal markiert mit seiner Philosophie eine Phase des Umbruchs, in der die Würde nur noch auf die Vernunft und die Freiheit des Menschen gegründet wird und nicht mehr wie zuvor auf die Gottesebenbildlichkeit und die besondere Stellung der Menschen im Weltall. Der Wandel ist unter anderem darauf zurückzuführen, dass sich nach und nach die Erkenntnis von der Unendlichkeit des Alls durchsetzte, die dem Menschen auf beunruhigende Weise seine Winzigkeit und Nichtigkeit vor Augen führte. Der Natur- und Völkerrechtler Pufendorf vertrat bereits im 17. Jahrhundert die Ansicht, dass allen Menschen das gleiche Maß an Freiheit zukommt. Pufendorf hat zwischen sittlicher und natürlicher Ordnung unterschieden. Diese Unterscheidung zwischen naturhaften Gegenständen und moralischen Dingen geht bis ins 12. Jahrhundert zurück, wurde jedoch durch Pufendorf bekannt und gelangte indirekt über den Philosophen Christian Wolff in Kants Philosophie. Pufendorf erkannte die höchste Würdigung des Menschen in der Tatsache, dass er eine unsterbliche Seele besitzt, welche die Fähigkeit und den Verstand hat, Dinge auszuwählen und zu beurteilen. Damit wurde ein Gedanke Kants vorweggenommen, der die Würde des Menschen einzig aus dessen Vernunft ableitete. (Vgl. Wetz 2005, S. 39ff.)

Kant ist der Philosoph, der die zeitgenössische Diskussion um die Menschenwürde am nachhaltigsten beeinflusst hat. Bevor nun auf seine Begründung der Würde eingegangen wird, sollen kurz zentrale erkenntnistheoretische Voraussetzungen erläutert werden, die für Kants Ethik bestimmend sind. Der Philosoph geht von einer grundsätzlichen Trennung zwischen dem, was wir erfahren, und dem Ding an sich aus. Für Kant repräsentiert das, was wir erfahren, das Reich der Notwendigkeit, weil der Mensch hier, wie alles in der Natur, in kausale Zusammenhänge eingebunden ist. Dagegen steht das transzendentale Ich, nach Kant für ein Ding an sich, das dem Reich der Freiheit angehört. Diese scharfe Trennung zwischen Empirischem und dem Transzendentalen, dem Menschen als Naturwesen und als Vernunftwesen bildet den Ausgangspunkt der Kantschen Ethik. Insofern diese ihre ausschließlichen Grundlagen im Menschen als Vernunftwesen hat, sieht sie der Philosoph vor jeder Kritik aus empirischer Sicht geschützt. Die Verbindung zwischen dem transzendentalen und dem empirischen Ich bildet für Kant der Wille. Dieser vermittelt insofern zwischen den beiden Sphären, als er zum einen von unseren naturwüchsigen Neigungen beeinflusst ist und zum anderen unter dem Diktat des selbst auferlegten Gesetzes der „reinen Vernunft" steht. Dabei setzt Kant eine universale Identität der Vernunft aller Menschen als Faktum voraus. Die Bedingung der Möglichkeit moralisch zu handeln, also das Prinzip der moralischen Subjektivität (Personalität), liegt in der Fähigkeit sich nach diesen selbstgesetzten Grundsätzen zu bestimmen. Wobei das Gesetz, unter dem der autonome Wille steht, durch den kategorischen Imperativ; der das absolute Moralgebot darstellt, benannt wird und die Autonomie es möglich macht, die Forderung des kategorischen Imperativs zu erfüllen. Die erste Formel des kategorischen Imperativs fordert nun nach Kant so zu handeln, dass die Maximen des Handelns zugleich als Prinzip der allgemeinen Gesetzgebung gelten können (vgl. Kant, 2004, S. 91).

Bei Entwicklung der Idee der Selbstgesetzgebung nimmt Kant Anleihen bei Rousseau, der schon im „Contract Social" davon spricht, dass der Gehorsam gegen das selbstgebende Gesetz Freiheit bedeutet (vgl. Rousseau 2008). Kant greift den Gedanken Rousseaus auf und entwickelt daraus das Grundprinzip und die Begründung seiner Ethik. Für ihn ist es die Autonomie, sich selbst ein Gesetz zum sittlichen Handeln zu geben, welche den Grund „der Würde der menschlichen und jeder vernünftigen Natur" bestimmt (Kant 2004, S. 89). In seinem Werk „Die Metaphysik der Sitten" bringt Kant zum Ausdruck, dass dem Menschen nicht als Verstandesmensch Würde zukommt, sondern erst als Vernunftmensch:

> „Der Mensch im System der Natur (homo phaenomenon, animal rationale) ist ein Wesen von geringer Bedeutung und hat mit den Tieren, als Erzeugnissen des Bodens, einen gemeinen Wert (pretium vulgare). Selbst daß er vor diesen den Verstand voraus hat und sich selbst Zwecke setzen kann, das gibt ihm doch nur einen äußeren Wert seiner Brauchbarkeit (pretium usus), nämlich eines Menschen vor dem anderen, d.i. einen Preis als einer Ware im Verkehr mit diesen Tieren als Sachen, wo er doch einen niedrigeren Wert hat als das allgemeine Tauschmittel, das Geld, dessen Wert daher ausgezeichnet (pretium emines) genannt wird. Allein der Mensch als Person betrachtet, d. i. als Subjekt einer moralisch-praktischen Vernunft, ist über allen Preis erhaben; denn ein solcher (homo noumenon) ist er nicht bloß als Mittel zu anderen ihren, / ja selbst seinen eigenen Zwecken, sondern als Zweck an sich selbst zu schätzen, d. i. er besitzt eine Würde (einen absoluten inneren Wert), wodurch er allen anderen vernünftigen Weltwesen Achtung für ihn abnötigt, sich mit jedem anderen dieser Art messen und auf den Fuß der Gleichheit schätzen kann." (Kant 2004a, S. 319)

Was von Kant hier als wertvoll hervorgehoben wird, nämlich die Fähigkeit sich selbst das Gesetz zum sittlichen Handeln zu geben, wird als ein universelles menschliches Potential betrachtet, das allen Menschen gemeinsam ist. Dieses Potential ist es, und nicht etwa, was der Einzelne daraus macht, was uns die Achtung von jedermann sichert. Kant spricht explizit davon, dass der Mensch als Person betrachtet Würde besitzt und verweist an anderer Stelle darauf, dass auch jener Mensch als Person zu betrachten sei, der aufgrund fehlender Sittlichkeit keinen Anspruch auf Personenwürde erheben dürfte: Selbst „dem Lasterhaftesten als Menschen darf ich nicht alle Achtung versagen, die ihm wenigstens in der Qualität eines Menschen nicht entzogen werden darf" (Kant 2004a, S. 355). Dass einem Menschen Würde nicht erst aufgrund seiner individuellen Eigenschaften zugebilligt werden soll, sondern weil er zur Gattung Mensch gehört, also zu einer Art Lebewesen, welches das Potential zur Autonomie hat, bringt Kant auch immer wieder implizit zum Ausdruck, indem er wiederholt davon spricht, dass die Menschheit selbst eine Würde ist (vgl. Kant 2004a, 2004).

Kant verwendet den Begriff Würde um den inneren absoluten Wert des Menschen von jenen übrigen Werten, die äußerlich oder relativ sind, abzugrenzen und auszudrücken, dass sich der Wert des Menschen mit keinem anderen vergleichen lässt. Kant schreibt: „Im Reiche der Zwecke hat alles entweder einen ‚Preis', oder eine ‚Würde'. Was einen Preis hat, an dessen Stelle kann auch etwas anderes als ‚Äquivalent' gesetzt werden; was dagegen über allen Preis erhaben ist, mithin kein Äuquivalent verstattet, das hat eine Würde." (2004, S. 87) Anders als ein Objekt der Wertschätzung, das ausgetauscht werden kann, ist der Mensch, da ihm aufgrund der Fähigkeit zur Autonomie, also zur Sittlichkeit Würde zukommt, unersetzbar – ob er nun tatsächlich für jedermann unersetzlich ist oder nicht. Durch die Ausübung seiner Sittlichkeit wird der Mensch zum Zweck an sich selbst. Das bedeutet, dass der Mensch als Subjekt einer moralisch-praktischen Vernunft nicht mehr Mittel zu einem anderen Zweck ist, sondern die Reihe der Zwecke, die auch irgendwo einen Abschluss findet, beendet. Der praktische Imperativ, der sich daraus ergibt lautet: „Handle so, daß du die Menschheit sowohl in deiner Person, als in der Person eines jeden anderen jederzeit zugleich als Zweck, niemals bloß als Mittel brauchest." (ebda., S. 79) Das moralische Gesetz verbietet damit kategorisch, Personen so zu behandeln, als hätten sie nur einen Wert in Relation zu den Gefühlen oder Wünschen eines anderen. Damit ist es zugleich verboten, Zwecke an sich selbst so zu behandeln, als stünden sie mir als bloße Mittel meiner subjektiven Bedürfnisbefriedigung zur Verfügung. Wenn ich mich oder jede andere Person in dieser Weise instrumentalisiere, dann unterlaufe ich damit das moralische Recht meiner Person oder jeder anderen, mich/sich als sittlich autonomes Wesen mit absolutem Wert ansehen zu können und darüber hinaus mich/sich als Selbstzweck als Gleiche/r unter Gleichen achten zu können. So zu handeln würde nach Kant „der Pflicht der Selbstschätzung" und der „ebenso notwendigen Selbstschätzung anderer als Menschen" widerstreiten (Kant 2004a, S. 355). Hier wird deutlich, dass es Kant bei der Achtungsverpflichtung auch um Selbstachtung geht, obwohl er selbst diesen Begriff nicht verwendet. In diesem Zusammenhang sei auf Henning Hahn (vgl. 2008) hingewiesen, der in seiner Arbeit klar und überzeugend den Stellenwert der moralischen Selbstachtung für die Kantsche Moralphilosophie herausarbeitet. Er stellt dar, dass die Selbstachtung in der kantischen Begriffssetzung zwar nicht das objektive Motiv moralischer Handlungen ist, aber doch ihr subjektives Motiv, da sich in ihr das menschliche Bedürfnis versinnlicht, sich selbst als freies Wesen zu verstehen (vgl. Hahn 2007, S. 9). Selbstachtung wird in diesem Zusammenhang nicht als sozial vermittelt betrachtet, vielmehr wird der Akzent auf die dem sozialen Kontext vorgängigen Gründe des Selbst gelegt (vgl. Hahn 2007 S. 9). Abschließend soll am Beispiel des Hochmuts, den Kant als eine Form der Instrumentalisierung anderer ansieht, der Zusammenhang zur Selbstachtung deutlich gemacht werden.

Achtung gegenüber anderen verlangt nach Kant „eine Maxime der Einschränkung unserer Selbstschätzung durch die Würde der Menschheit in eines anderen Person, mithin die Achtung im praktischen Sinne" (2004a, S. 338). Die Pflicht zur freien Achtung gegenüber anderen zählt nach Kant nicht zu den Rechts-, sondern zu den Tugendpflichten, an keinen äußeren Zwang gebunden werden können. Sie ist die negative Pflicht, „sich nicht über andere zu erheben" und in der „Maxime enthalten, keinen anderen Menschen bloß als Mittel zu meinem Zweck abzuwürdigen, (nicht zu verlangen, der andere solle sich selbst wegwerfen, um meinem Zwecke zu frönen)" (ebda.). Damit ist eine Schranke gegeben, die verhindern soll, „dem anderen an dem Werte, den er als Mensch in sich selbst zu setzen befugt ist" (ebda.), etwas zu entziehen. Eines jener Laster, welches die Pflicht andere zu achten verletzt, ist nach Kant der Hochmut. Er versteht darunter „eine Art von Ehrbegierde (*ambitio*), nach welcher wir anderen Menschen ansinnen, sich selbst in Vergleichung mit uns gering zu schätzen, und ist also ein der Achtung, worauf jeder Mensch gesetzmäßigen Anspruch machen kann, widerstreitendes Laster" (ebda., S. 358). In Anlehnung an Dillon (vgl. 2005) soll nun auf unterschiedliche Formen der Nichtachtung, die im Hochmut enthalten sind, hingewiesen werden. So wird einmal das Gebot, andere als Gleiche unter Gleichen zu behandeln, verletzt. Zudem empfindet die arrogante Person andere keineswegs als Grenze der eigenen Bedürfnisse oder Wünsche. Vielmehr ist es ihr wichtig, das eigene Selbstwertgefühl zu steigern, was sie auf zweierlei Weise tut: Sie erzwingt oder erpresst den Anschein der Hochachtung anderer und drückt ihnen gegenüber ihre Geringschätzung aus. Indem sie so handelt, unterwirft sich die hochmütige Person ihren Neigungen, wird zu deren Spielball und degradiert sich damit auch selbst zur Sache. Die hochmütige Person fordert jedoch nicht nur, dass andere sie über Gebühr hochschätzen, sondern auch, dass sie sich selbst geringer schätzen, als sie es verdienen. Damit fordert sie, dass andere von sich denken, sie hätten einen geringeren Status und würden deswegen weniger Achtung verdienen. Der untergeordnete Status soll ebenso anerkannt werden, wie die vermeintlichen Vorrechte der arroganten Person. Um die egoistischen Interessen und das Selbstwertgefühl des Hochmütigen zu fördern, wird verlangt, dass andere ihre Selbstachtung opfern. „Die Beurteilung eines Dings, als eines Solchen, das keinen Wert hat, ist die Verachtung", schreibt Kant (2004a S. 354) in der „*Metaphysik der Sitten*". Diese Verachtung kommt im Hochmut insofern zum Ausdruck, als sie die intrinsische Würde der Betroffenen verleugnet und die damit verbundene Selbstachtung der anderen beschädigt. Dillon macht nun darauf aufmerksam, dass das Problem der Arroganz nicht nur darin besteht, andere nicht als Zweck an sich anzuerkennen, sondern darin, dass überhaupt kein Wesen als Selbstzweck, sich selbst eingeschlossen, anerkannt wird (vgl. 2005, S. 54ff.).

2.5

ZWISCHENFAZIT: KRITIK DES KANTSCHEN WÜRDEBEGRIFFS

Kant kann sicher als der erste Denker angesehen werden, der Menschenwürde ausdrücklich im Sinne des moralischen Status des Menschen versteht und aus ihm universalistisch-egalitäre Normen ableitet. Er stellt die Würde als einen Wert heraus, der durch folgende Eigenschaften charakterisiert werden kann: Würde muss als intrinsischer Wert verstanden werden, die dem Träger deshalb zukommt, weil er „Zweck an sich" ist. Weiters stellt die Würde einen Wert dar, der im Unterschied zu einem „Preis" nicht durch subjektive Bedürfnisse oder Wünsche zustande kommt, sondern als unbedingt und unvergleichbar angesehen werden muss (vgl. Jaber 2003, S. 122). Was aus dem Gesagten deutlich hervorgeht, ist, dass dem Träger von Würde aufgrund seines moralischen Subjektstatus ein unvergleichlicher moralischer Wert zukommt und er damit Gegenstand moralischer Pflichten ist (vgl. ebda.). Die Pflicht, die den moralischen Status „Würde" konstituiert, wird durch das Instrumentalisierungsverbot benannt. Kant stellt die Vernunft, die damit verbundene Autonomie und Möglichkeit sich selbst Gesetze zum sittlichen Handeln zu geben als das heraus, was unbedingte Achtung und moralische Rücksicht verdient. Da Kant eine universale Identität der Vernunft aller Menschen voraussetzt, ist sein Denkansatz zweifellos von der Überzeugung getragen, dass zumindest formal alle Menschen den gleichen moralischen Status besitzen.

In folgenden zentralen Hinsichten entspricht Kants Konzeption einem auch heute noch in der Philosophie weit verbreiteten Verständnis von Menschenwürde: in dem eines intrinsischen Wertes des Individuums, der Verwendung in der Bedeutung eines universalistisch-egalitären moralischen Status sowie dem Verständnis der Selbstachtung als subjektives Motiv, in dem sich das menschliche Bedürfnis versinnlicht, sich selbst als freies Wesen zu verstehen (vgl. Hahn 2007, S. 9; Jaber 2003, S. 130f.).

Kants Konzeption der Menschenwürde ist jedoch auch in vielerlei Hinsicht kritisiert worden. Einer der schwerwiegenden Einwände bezieht sich auf den spekulativen Deutungsrahmen der „Zwei-Reiche-Lehre", in dem Kant die Idee der Menschenwürde einbettet. Die Autonomie zur Sittlichkeit, die den Grund der Würde bildet, wird durch seine Postulatenlehre abgestützt. Schon Schopenhauer erhebt in seiner 1840 verfassten Preisschrift *„Über die Grundlage der Moral"* den Vorwurf, dass Kants Moralverständnis auf versteckten theologischen Voraussetzungen beruht. Für Wetz bleibt Kants Begründung der Menschenwürde insofern metaphysisch, als er den Vernunftbesitz und der Freiheit als solcher einen absoluten Wert zuschreibt, ohne dass der Philosoph hierfür stichhaltige Gründe liefert (vgl. 2005, S. 138). Wetz hält die Begründung Kants für „lediglich vorgetäuscht oder künstlich erzeugt" (ebda.). Analog zu Schopenhauer wirft Wetz Kant vor, dass dessen Würdekonzept noch von christlichen Vorstellungen zehrt, ohne diese zu benennen und ausdrücklich zu vertreten, womit es als „nicht allgemeingültiges metaphysisches Relikt" (ebda.) zu betrachten ist. Hier lässt sich allerdings mit Pöltner einwenden, dass Wetz Genese und Geltung verwechselt (vgl. 2002, S. 52): Dass sich die Idee der Menschenwürde aus jüdisch-christlichen Wurzeln entwickelt hat, sagt nichts über ihre Geltung aus: „Weder widerlegt noch begründet eine Rekonstruktion den Geltungsanspruch des Rekonstruierten." Der Argumentation Pöltners kann jedoch, wie weiter oben mit Nida-Rümelin (vgl. 2005) schon deutlich gemacht wurde, nur dann zugestimmt werden, wenn der Sinn der Menschenwürde in der systematischen Analyse nicht auf den Kontext religiöser Dogmatik beschränkt wird.

Mit Ladwig lässt sich ein weiteres Problem ansprechen, das für den Themenkomplex Alter und Pflege sowie die damit verbundenen Problemstellungen große Relevanz besitzt: In Kants Werttheorie der Moral findet die Berücksichtigung der Leidensfähigkeit sowie die Abneigung gegen Grausamkeit keine Stütze (vgl. Ladwig 2003, S. 41).

Durch die von Kant vorausgesetzte Trennung zwischen empirischem und transzendentalem Ich ist die Selbstachtung einer Person lediglich Ausdruck ihres vernünftigen Willens. Mit der starken Betonung der Dichotomie einer Verstandeswelt und einer Welt der Sinne muss die Berücksichtigung der sozialen Natur des Menschen und die Tatsache, dass das normative Selbstbild jeder Person stets auf Rückversicherung durch andere angewiesen ist, in seiner Ethik ausgeklammert bleiben. Denn das, was im Sinne Kants moralisch gefordert wird, darf nicht als Angebot zur Wahrung der Identität des Selbst verstanden werden, vielmehr handelt es sich um die Aufforderung die Individualität preiszugeben. (Vgl. Schwemmer 1983, S. 13). Kants entscheidender Schritt zur Begründung des kategorischen Imperativs ist ja gerade nicht die Anerkennung des konkreten Einzelnen mit bestimmten Interessen, Überzeugungen und Bedürfnissen, der/die eine bestimmte Geschichte hat und sich in einer besonderen Situation befindet. Was anerkannt werden soll, ist vielmehr die Vernunft im anderen und in mir selbst. Seine Einsicht und Verbindlichkeit gewinnt der kategorische Imperativ durch das Absehen der jeweiligen Individualität, welche das handelnde Individuum ausgebildet hat. Die Forderung, die Menschheit sowohl in der eigenen als auch in der Person eines jeden anderen niemals bloß als Mittel zu gebrauchen, kann als deutlicher Hinweis dafür gelesen werden, dass es sich dabei nicht um die Anerkennung einer konkreten Person handeln kann, sondern um die Menschheit in der Person, d.h. im vernünftigen Wesen. Würde kommt nur der Vernunft zu, die nach Kant das oberste Maß und der höchste Wert unseres Denkens ist. Wenn dem nun so ist, muss die Achtung der „Menschheit" in der Person eines jeden keinen Widerspruch zur Missachtung individueller Bedürfnisse, Überzeugungen und Ansprüche darstellen. (Vgl. ebda.)

Anhand von einigen Beispielen des Umgangs mit alten Menschen und der Haltung gegenüber dem Alter soll nun gezeigt werden, dass gewisse Formen von kommunikativen bzw. symbolischen Handlungen nicht nur die moralische Autonomie der Betroffenen gefährden, sondern darüber hinaus die Bedingungen eines positiven Selbstbezugs als Ganzes desavouieren.

Das Verwerfliche, das Kant am Beispiel des Hochmuts herausstellt, ist das Ansinnen, andere dazu zu bringen, „sich selbst in Vergleichung mit uns selbst gering zu schätzen" (2004a S. 358). Im Bezug auf alte Menschen ist dies beispielsweise dann der Fall, wenn Pflegebedürftigen als Leistungsempfänger, die nicht mehr in der Lage sind eine Gegenleistung zu erbringen, der Status des sozialen Problems zugewiesen wird und die Bedürfnisse der Betroffenen denjenigen des ökonomischen Systems untergeordnet werden. Damit werden Ältere in einem Kosten-Nutzen-Kalkül auf Budgetposten reduziert und darüber hinaus wird ihnen das Stigma der Last, die sie für die Restgesellschaft seien, eingeschrieben. Diese Ökonomisierung des Menschen und die damit verbundene Praxis ist mit der Verpflichtung der Achtung der Würde im Sinne Kants insofern nicht vereinbar, als der Mensch hier nicht als Selbstzweck, sondern als bloßes Mittel für die Befriedigung der ökonomischen Bedürfnisse der Restgesellschaft betrachtet wird. Doch halten wir derartige Umgangsformen nur deshalb für moralisch relevant, weil wir die alten Menschen als autonome moralische AkteurInnen betrachten?

Was bei Kant unberücksichtigt bleibt, ist, dass Betroffene gezwungen werden, sich auf eine Weise zu sehen, die ihrem eigenen Selbstbild widerspricht. Sie werden dazu genötigt, ein „fremdes" Leben zu leben, eines, das sie mit ihrem „So-Sein-Wollen" nicht versöhnen können und welches doch sie und kein anderer zu führen gezwungen ist. Jemanden nicht als Selbstzweck zu sehen, heißt nicht nur seine moralische Autonomie zu verleugnen, sondern auch die Individualität dieser Person und ihre schöpferischen Fähigkeiten (vgl. Wurmser 2007, S. 458). Rorty weist in seinem Hauptwerk „Kontingenz, Ironie und Solidarität" auf die seelische Verletzbarkeit von Wesen hin, denen an ihrem Selbstbild liegt. Grausamkeit gegenüber Menschen hat nicht unbedingt die Form physischer Gewalt und geht über die Beeinträchtigung sittlicher Autonomie hinaus: „Denn die wirksamste Weise, Menschen anhaltenden Schmerz zuzufügen, besteht darin, sie zu demütigen, indem man alles, was ihnen besonders wichtig schien, vergeblich, veraltet, ohnmächtig erscheinen lässt." (Rorty 1998, S. 153)

Ein seiner Individualität beraubter Mensch, so der amerikanischen Psychoanalytiker Leon Wurmser, „empfindet indes die in seiner Depersonalisierung ausgedrückte Erniedrigung und antwortet mit Unwert und Scham und schließlich mit hilfloser Wut darauf" (Wurmser 2007, S. 458). Die Umgangsweise, andere nur noch als Ding zu sehen, bezeichnet Wurmser als „Seelenblindheit" und „Seelenmord" (ebda., S. 457f.). Diese Seelenblindheit, die „Anerkennungsvergessenheit", wie es Honneth (2005, S. 71) in Rückbezug auf Lukács nennt, welche der „Kern aller Verdinglichung" ist, wird unter anderem ermöglicht und verstetigt durch die gängige Praxis der Verdrängung von Alten und Hochbetagten aus dem Bereich des öffentlich Sichtbaren. Den Vorteil, den sich die Gesellschaft damit verschafft, ist, dass sie sich nicht mit der Realität der Körperlichkeit, der Gebrechlichkeit und der damit verbundenen Abhängigkeit, die beim alten Menschen augenscheinlich wird, auseinandersetzen muss und so ein großartiges Bild von sich aufrecht erhalten kann. Dass Menschen durch die Erfahrungen der gesellschaftlichen Ausschließung und sozialer Herabsetzung in ihrer Identität ebenso gefährdet sind, wie in ihrem physischen Erleiden von Krankheiten wird durch Metaphern wie „sozialer Tod" beschrieben. (Vgl. Honneth 2003, S. 218; Bauer 2007, S. 205.)

Kant klammert das Faktum aus, dass der Mensch unter allen Umständen, also auch unter den moralischen Konditionen der Selbstachtung, ein Naturwesen bleibt: Er muss geboren werden, er hat sich um seine leibliche Selbsterhaltung zu kümmern, ist im Alter dabei vielleicht auf Hilfe angewiesen und möglicherweise eines Tages froh darüber, sterben zu können. Da der Mensch diesem Naturzusammenhang nicht entkommt, kann man ihn niemals bloß durch eine einzelne Leistung definieren: Seine Vernunft, seine Sprache, seine Moral, seine ganze Kultur bleiben Momente seiner Natur (vgl. Gerhard 2002, S. 425). Wird die sozial vermittelte Selbstachtung mit der Leiblichkeit verknüpft, kann sie auch auf ein Wesen bezogen werden, „das verletzlich und ermüdbar ist, das in Ohnmacht fallen kann, ohne deshalb rechtlos zu werden" (ebda.). In diesem Fall „hat man mit der Selbstachtung ein Kriterium, das sich auf den ganzen Menschen – von der Geburt bis zum Tod bezieht" (ebda.). Indem Kant jedoch die Menschenwürde nur dem intelligiblen Ich zuspricht, scheint er von einem Wesen zu sprechen, „von dem wir gar nichts wissen können und von dem wir nach Kants eigener Empfehlung in der ‚Kritik der reinen Vernunft' deshalb auch nicht reden sollten" (Tiedemann 2006, S. 47). Noch einmal anders gewendet: Wenn das transzendentale Ich für das Ding an sich steht, dieses als frei angenommen wird und ihm deshalb Würde zukommt, so stellt sich die zwingende Frage, wie man denn etwas achten kann, das einem gar nicht zugänglich ist (vgl. ebda.).

Zusammenfassend lässt sich der Schluss ziehen, dass die Missachtung des Instrumentalisierungsverbots einen wesentlichen Teil des Kernes dessen trifft, was wir normalerweise unter einer Würdeverletzung verstehen. Gleichzeitig liegen in Kants Begründung der Menschenwürde schwerwiegende Probleme mit weitreichenden Folgen. So wurde herausgearbeitet, dass die Behandlung von Menschen, als wären sie bloße Sachen, nicht nur ihre moralische Autonomie gefährdet, sondern die gesamte personale Identität dauerhaft beschädigen kann. Dies bleibt in der Art und Weise, wie Kant und seine Nachfolger die Achtung der Würde begründen, ungesehen. Mit deren Denkansatz, in dem Autonomie zur Grundlage der Menschenwürde wird, ist zudem eine entscheidende Weichenstellung zu jener Vorstellung gelegt, dass ein Leben, welches sein Glück nicht mehr selbst bestimmen kann, nicht mehr wert ist, gelebt zu werden.

Um der ganzen Wahrheit unseres Lebens gerecht zu werden, nämlich dass ein Selbst in ständiger Spannung zwischen Abhängigkeit und Unabhängigkeit lebt (vgl. Callahan 1998, S. 155) sowie dass der Mensch seiner Naturhaftigkeit und der damit verbundenen Bedürftigkeit nicht entkommen kann, ist ein Würdeverständnis gefordert, das sich auf die ganze Mannigfaltigkeit und Fülle der menschlichen Daseinsgestaltung bezieht (vgl. Wetz 2005, S. 210). Nur wenn Menschenwürde und die ihr geschuldete

Achtung in einem kognitiv nicht-fragmentierenden Zusammenhang konkretisiert wird, indem sie auf die psychophysische Integrität von Personen bezogen wird, können „die für die ‚Wahrnehmung' bestimmter Verpflichtungen als konstitutiv sich erweisenden ‚perzeptiven' Muster und ‚motivationalen' Ressourcen miteinbezogen werden" (Remmers 2000, S. 316).

3

BEDÜRFNISKONZEPTION DER MENSCHENWÜRDE

In den bisherigen Ausführungen wurde argumentiert, dass der von Hoerster einge-brachte Vorschlag, die Menschenwürde wegen ihres unklaren Status und ihrer unklaren Reichweite aus dem ethischen Wortgebrauch zu streichen, unbefriedigend ist. Zudem wird hier eine Vorstellung von Personhaftigkeit zugrunde gelegt, die von einem funk-tionalistischen und fragmentierten Menschenbild ausgeht. Die weiters besprochenen Denkansätze gründen entweder auf spezifisch religiösen Voraussetzungen oder zeich-nen wie bei Kant Vernunftbesitz und Freiheit als absolute Werte aus. Gemeinsam ist den beiden Konzeptionen der Menschenwürde, dass sie auf einem Wert beruhen, der auf bestimmten Eigenschaften, wie Gottesebenbildlichkeit, Vernunftbegabung gründet (vgl. Baumann 2003, S. 25). Doch wie sichtbar wurde, werfen diese Wert-Konzeptionen mehr Fragen auf, als sie beantworten können.

Im Folgenden soll nun eine „Bedürfnis-Konzeption der Menschenwürde" vorgeschla-gen werden (vgl. Wetz, 1998 und 2005, Baumann 2003, Ladwig 2003, Stöcker 2002 usw.), da nur eine solche dem Kontext der geriatrischen Langzeitpflege gerecht werden kann. Wird dieser Weg gewählt, dann ist der Ausgangpunkt moralischer Rücksicht-nahme im Unterschied zu den bisher vorgestellten Menschenwürdekonzepten nicht die Vernunft, die moralische Autonomie oder die Gottesebenbildlichkeit, sondern der Aspekt „geteilter Menschlichkeit" (Pauer-Studer 1996, S. 268): nämlich unsere Ver-wundbarkeit und Empfindlichkeit für Verletzungen der unterschiedlichsten Art, aber auch unsere Sehnsucht nach gelingender Lebensführung, welche in augenfälliger Wei-se eine Hilfs- und Schutzbedürftigkeit sichtbar machen, in denen „sich ein Anspruch auf würdevolle Behandlung mit geradezu bezwingender Evidenz Geltung verschafft" (Wetz 1998, S. 152). Butler hat die anthropologische Ausgangslage folgendermaßen beschrieben:

> *„Dass wir uns von Anfang an und gegen unseren Willen einem Übergriff ausgesetzt finden, ist das Zeichen einer Verletzbarkeit und eines Verpflichtetseins, die wir nicht in einem Willensakt loswerden können. Verteidigen können wir uns gegen sie nur, indem wir die Asozialität des Subjekts höher stellen als seine schwierige und nicht zu steu-*

ernde, ja manchmal unerträgliche Relationalität. Was könnte es heißen eine Ethik aus der Sphäre des Ungewollten zu entwickeln? Es könnte bedeuten, dass man sich diesem primären Ausgesetztsein vor dem Anderen nicht verschließt, dass man nicht versucht, das Ungewollte ins Gewollte zu überführen, sondern stattdessen eben die Unerträglichkeit des Ausgesetztseins als Zeichen einer geteilten Verletzlichkeit, einer gemeinsamen Körperlichkeit, eines geteilten Risikos begreift." (2003, S. 99f.)

Auch Waldenfels geht davon aus, dass das Ethische seine größte Wirksamkeit dort entfaltet, wo es am wenigsten erwartet wird: „in der Achtsamkeit und Empfänglichkeit der Sinne, in der Beweglichkeit und Verletzlichkeit des Leibes, dort, wo Tun und Leiden, Anwesenheit und Abwesenheit unaufhörlich ineinander spielen und Fremdes unartikulierbar am eigenen Leibe erfahren wird" (Waldenfels 1998, S. 14). Ein solches Moralverständnis, das auf die Bedürftigkeit und Verletzbarkeit der Menschen fokussiert, bleibt nicht auf Reziprozitätsverhältnisse und symmetrische Beziehungen beschränkt, sondern kann auch in asymmetrischen Beziehungen Beachtung finden (vgl. Pauer-Studer 1996, S. 269).

Würde wird in dieser Konzeption nicht als physisches Gut verstanden, sie ist nicht in der natürlichen Ausstattung des Menschen, sondern vielmehr in den Sachverhalten der sozialen Welt des Menschen fundiert (vgl. Fischer 2009, S. 1). Dabei spielt das grundlegende menschliche Bedürfnis sich selbst als achtenswerte und wertgeschätzte Person wahrnehmen zu können, eine zentrale Rolle. Denn wie gezeigt werden soll, stellt Selbstachtung eine allgemeine und basale Voraussetzung für personale Identität und damit für ein selbstbestimmtes Gelingen des eigenen Lebensentwurfs dar. (Vgl. Ladwig 2003; Taylor 1993.) Geht Kant davon aus, dass es sich bei der Selbstachtung um eine von sozialen und leiblichen Bedingtheiten unabhängige Verfasstheit des Menschen handelt, so wird Selbstachtung hier als eine sozial vermittelte Haltung gefasst, die eng mit unserem Körperselbst verquickt ist. Wird die Normativität der Menschenwürde in der Verfasstheit der sozialen Welt verankert, so kann die Begründung nur verstehend aufgewiesen werden, indem die Struktur der sozialen Welt beleuchtet wird (vgl. Fischer 2009, S. 12). Im Folgenden wird nun auf grundlegende Bedingtheiten des Menschen als leibliches Wesen sowie auf weitere konstitutive Möglichkeitsbedingungen personaler Identität eingegangen.

3.1

Das Sein des Menschen als leibgebundenes Dasein

Dort wo der Mensch sich alleine als „Geist" versteht, hat er seine Bedürftigkeit von vornherein geleugnet", schreibt Kamlah (1973, S. 60). Aber sie lässt sich nicht loswerden, denn als kreatürliches Wesen aus Fleisch und Blut ist der Mensch als Mängelwesen verfasst, das mit einer Vielzahl subjektiver und objektiver Bedürfnisse belastet und von der ständigen Befriedigung dieser Bedürfnisse abhängig ist. Der Leib dient den Menschen aber ebenso als soziale und kommunikative Verankerung des Körpers in der intersubjektiven Welt, zwischen Außen- und Innenwelt, zwischen Anerkennung als Person durch andere und der Selbstwahrnehmung als Person im eigenen Bewusstsein. Selbstbestimmung und Freiheit können durch die Möglichkeit, sich den Körper zu Eigen zu machen, ihn zu beherrschen und sich in ihm darzustellen, realisiert werden, anstatt ihm nur ausgeliefert zu sein (vgl. Fuchs 2008, S. 105).

Gerade bei der Pflege alter Menschen besitzt der Leib eine unhintergehbare Relevanz. Da eine an einem Würdekonzept orientierte Pflege und Betreuung unter anderem nach einer positiven Sicht auf Leiblichkeit, nach Wissen um die Bedeutung von Gefühlen sowie über die leiblichen Aspekte der Kommunikation verlangt, ist es wichtig zuvorderst einige zentrale Eckpunkte der leiblichen Art der Existenz zu markieren.

In der Philosophie der Antike waren es nur die körperlosen Götter, denen das Attribut völliger Bedürfnislosigkeit zukam, verstanden als ein glückseliger Zustand eines Seins, bei dem es an nichts mangelt und nichts begehrt wird. Der Mensch jedoch ist ein Bedürfniswesen, verletzlich, sterblich und auf verlässliche Bereitschaft von seinesgleichen unwiderruflich angewiesen (vgl. Gröschke 2002, S. 92). Das Sein jedes Menschen, jedes konkreten Einzelnen ist ein in elementarer Hinsicht leibgebundenes Dasein. „Der Leib der Person ist die präreflexive, jeder Selbstpräsenz vorausgesetzte und vorgängige Fundierungsschicht, der Erfahrungsraum und das Erfahrungsmedium, in dem und durch das vermittelt erst das entsteht, was man als (Selbst-) Bewusstsein, Ich oder Subjektivität auszeichnet", schreibt Gröschke (ebda.). Die von Mead und anderen AutorInnen beschriebenen Fähigkeiten zur Perspektiven- und Rollenübernahme sind kognitive Fähigkeiten, die sich als sekundäre, abgeleitete Errungenschaften aus dem primären zwischenleiblichen Erleben entwickeln (vgl. ebda. S. 94). Der erste Dialog, den der Mensch in dieser Welt führt, ist ein Körperdialog: Mittels Körpersprache stimmen sich beide InteraktionspartnerInnen, als Wechsel von Appell und Antwort aufeinander ab und verschränken sich so ineinander. Auch nach Mead rangiert die Körpersprache phylo- und ontogenetisch vor jeder Zeichensprache. Signifikante Blicke, Berührungen, Gesten und Gebärden sind die ersten leiblichen Formen sozialer Abstimmung. (Vgl. Mead 1973, S. 52.) Die Leiblichkeit ist der Grund dafür, dass Menschen krank und pflegebedürftig werden. Menschen sind dann mitunter dazu veranlasst kurz oder langfristig professionelle Pflege und Betreuung in Anspruch zu nehmen. Pflege kann in ihrem Kern als Beziehungshandeln verstanden werden, bei dem der Interaktion und Kommunikation zentrale Bedeutung zukommen. Unmittelbare „face-to-face" und „body-to-body" vermittelte Interaktionen stehen im Zentrum pflegerischen Handelns (vgl. Görres et al. 2005, S. 34).

3.1.1

DER LEIB ZWISCHEN NATUR UND KULTUR

In dieser Arbeit soll von einem Verständnis der Leiblichkeit ausgegangen werden, das beide Richtungen, nämlich Natur und Geist integrativ miteinander verbindet. Demnach wird auf jene PhilosophInnen Bezug genommen, die den Leib nicht in einem dualistischen Gegensatz zu Geist, Bewusstsein oder Seele begreifen. Dazu gehört beispielsweise Husserl, der den Leib als Umschlagstelle zwischen Kultur und Natur versteht und zwar in dem Sinne, dass dieser weder der einen Seite noch der anderen eindeutig zugeordnet werden kann. Das bedeutet, dass wir uns immer in beiden Sphären bewegen, weshalb Husserl auch von einer fungierenden Natur spricht. (Vgl. Waldenfels 2000, S. 253f.). Mit der Begrifflichkeit des „fungierenden Leibes" soll zum Ausdruck gebracht werden, dass dieser an der Konstitution der Welt beteiligt ist. Der Leib tritt aber auch als Körperding auf und als solches kann er als Ding in der Welt betrachtet werden wie jedes andere Ding auch. Husserl spricht nun davon, dass mit der Dualität von Körper und Leib zwei Einstellungen korrespondieren: die naturalistische und die personalistische (vgl. ebda., S. 248f.). Waldenfels führt diesbezüglich aus, dass die personalistische Einstellung impliziert, sich selbst und den Anderen als eine Person, als einen „Jemand" aufzufassen, der in einer Mitwelt lebt (vgl. ebda.). Diese Perspektive bedarf einer teilnehmenden Beobachtung, die dadurch entstehen kann, dass an einer bestimmten Lebenspraxis mitgewirkt wird. Dagegen betrachte ich in der naturalistischen Einstellung sowohl den Anderen als auch mich selbst als ein „Etwas", das bestimmte Zustände aufweist oder bestimmte Prozesse durchläuft. Ich erfasse mich und auch die Anderen hier in der Form einer distanzierten Beobachtung, die weniger mit einem Lebensprozess als vielmehr mit einer Naturtechnik verbunden ist. Der Leib wird aus diesem Blickwinkel als etwas gesehen, das in der Welt vorkommt wie ein Ding. Diese Weise der Betrachtung ist jederzeit möglich und man nimmt sie im Pflegekontext immer wieder ein, beispielsweise wenn Blutdruck gemessen wird oder wenn Körpersymptome registriert werden. (Vgl. ebda.)

In jedem Fall kann der Leib nicht von einem neutralen Standpunkt aus betrachtet werden, von dem aus wir zwischen Leib und Körper unterscheiden, da der Leib, mit dem wir die Welt erfahren, selbst an dieser Differenzierung beteiligt ist (vgl. ebda., S. 254f.).Wir sollten uns deshalb vor Augen führen, dass wir bei der leiblichen Erfahrung immer schon auf einer Seite stehen:

„ Wir betrachten den Leib nie rein von außen, wir ‚sind' ja der Leib; auch der Andere ‚ist' der Leib, an dem ich auf gewisse Weise partizipiere. Wir haben es immer schon mit einer Selbstdifferenzierung zu tun. Selbst wenn wir den Leib als Körper betrachten, so ist er ebenfalls daran beteiligt; er fungiert auf seiten des Beobachters – und sei es der bloße Ort, von dem aus der Körper gemessen wird." (Waldenfels 2000, S. 251)

Der Leib ist an allem beteiligt, sowohl an einfachen physiologischen Vorgängen als auch an den höchsten Gipfeln des Denkens. Merleau-Ponty drückt diesen Gedanken durch die Metapher aus, dass „der Leib [...] in der Welt [ist] wie das Herz im Organismus." (in Gröschke 2002, S. 81)

Wie bei Husserl lässt sich auch bei Merleau-Ponty der Gedanke des Leibes als einer Umschlagstelle im Sinne einer Ambiguität finden. Dem Leib kommt dabei eine zweideutige Seinsweise zu, da er sich weder eindeutig der Kultur noch der Natur zuordnen lässt. Er lässt sich nicht auf das Bewusstsein des Leibes reduzieren, das Entscheidende muss nach Merleau-Ponty im vorbewussten, präreflexiven Erleben gesehen werden, dem eine eigene „Absichtlichkeit" und Sinnhaftigkeit, eine leibliche Intentionalität zukommt (vgl. Fuchs, 2000, S. 63). Intentionalität existiert also nur als inkarnierte, da ich weder denken noch wahrnehmen kann, ohne bereits in meinem Leib zu wohnen. Damit lautet die These, die der Philosoph der idealistischen Bewusstseinsphilosophie sowie dem naturalistischen Empirismus entgegenstellt, dass der Leib weder bloßer Inhalt noch äußeres Instrument des Bewusstseins ist. Vielmehr konstituiert er unsere Wahrnehmung und unsere Existenz überhaupt erst. Der Leib ist unsere Verankerung in der Welt und unsere Weise zur Welt zu sein (vgl. ebda.).

Auch Plessner (vgl. 1950, S. 199f.) begreift das Verhältnis des Menschen zu seinem Körper als doppeldeutig. Zum einen beruht dieses Verhältnis auf Distanz, die es dem Menschen ermöglicht seinen Körper zu beherrschen und ihn als Instrument einzusetzen. In diesem Sinne hat der Mensch einen Körper. Zum anderen aber besitzt der Körper ein Eigengewicht, welches der geistigen Durchdringung Widerstand entgegensetzt. Als solcher ist der Mensch ein schwerfälliges Körperding, auf das er distanzlos zurückfällt. Der Mensch zeichnet sich neben Merkmalen, welche auf Geist, Vernunft und Selbstbewusstsein verweisen, auch durch Eigenschaften aus, die ihm mehr widerfahren, als dass er frei über sie verfügen könnte. Zu diesen, nur für den Menschen typische Eigenschaften, zählt Plessner beispielsweise das Lachen, das Weinen, aber auch das Schamgefühl. Sie stellen insofern eine Krisensituation dar, als sich hier nicht die Person mittels ihres Körpers ausdrückt, sondern sich vielmehr der Körper „emanzipiert" und in dieser Situation für den Menschen antwortet: „Irgendein Automatismus beginnt zu spielen, für den Menschen, der als einer ganzen Existenz mächtige, beherrschte Person ausgespielt hat." (Plessner 1950, S. 201) Anders spricht in diesem Zusammenhang von der „ontologischen Mitgift": Immer wieder kommt der Mensch in Situationen, wo er an die Grenzen seiner Freiheit, seiner Individualität, seines Selbstbewusstseins stößt (1985, S. 69). In diesen Momenten findet sich das Subjekt als etwas vor, was es zugleich ist und doch nicht ist. In diesem Augenblick entdeckt der Mensch sein „Es". Anders fasst dieses „Es" viel allgemeiner als Freud und bezeichnet damit „alles Nicht-Ichhafte überhaupt, alles Vor-Individuelle, welcher Art auch immer, an dem das Ich, ohne etwas dafür zu können, ohne etwas dagegen tun zu können, teilhat; dasjenige, was es, sofern es ist, auch-sein, was ihm ‚mitgegeben' sein muss" (Anders 1985, S. 69). Diese Mitgift, die der Freiheit Grenzen setzt und dem Menschen in manchen Momenten sein kreatürliches, bedingtes und unfreies Wesen vor Augen führt, sowie die Hilflosigkeit, die dabei entsteht, und das Gefühl des Versagens stellen nach Anders Schamquellen dar: „Scham bricht also aus, weil man simultan man ‚selbst' und ein Anderer ist." (ebda., S. 70) Dem Phänomen der Scham, das eng mit der Leiblichkeit verknüpft ist, kommt im Alter eine besondere Bedeutung zu und wird deshalb im Kapitel 7.2.5 eingehender behandelt.

3.1.2
Der Körper als sozialer Leib

Ist das Weltverhältnis des Säuglings noch „reine Zwischenleiblichkeit" (Fuchs 2000, S. 275), in der es keine deutliche Unterscheidung von innen und außen gibt, sondern Raum und Leib zusammenfallen, lernt das Kleinkind im zweiten Lebensjahr sich selbst aus der Perspektive des anderen zu sehen. Das Kind entdeckt nun seinen eigenen Körper und der unmittelbar gelebte Leib wird mehr und mehr zum sozial gespiegelten, bewerteten und sanktionierten Leib. Indem das Kind Reflexionsfähigkeit entwickelt, wird es aus der ursprünglichen Zwischenleiblichkeit herausgeworfen und zum „Ich-Selbst", das einen Körper hat (ebda., S. 294). Der Körper, der bis dahin nur implizit angeeignet war, „wird nun explizit und damit zum ‚Träger' von Kleidung, zur Schau gestellter Schönheit, Kraft und Größe" (ebda.). An diese Bewusstheit der eigenen Erscheinung vor den Blick der anderen, sind zentrale Affekte wie Scham, Stolz, Befangenheit und Überlegenheit gebunden (ebda.).

Der Leib besitzt also einen interpersonalen oder Außenaspekt, der von der Körperlichkeit nicht zu trennen ist. „Aus der vorgestellten Gestalt des eigenen Körpers und seiner sozialen Spiegelung entsteht das ‚Körperbild' (body image)." (ebda.) In dieses Körperbild fließen sowohl optische Vorstellungen ein als auch vielfältige Interpretationen, Etikettierungen und Symbolbildungen, die von außen an das Individuum herangetragen werden. Das Bild und das Verständnis des eigenen Körpers werden aus leibbezogenen interpersonalen Erfahrungen geformt. Zu diesem Aspekt schreibt Fuchs:

> *„Es gehört also selbst zur anthropologischen Struktur der Leiblichkeit, daß erst die Sozialisation dem Leib einen bestimmten Stil, Habitus, eine Haltung, ,Manieren', ,Benehmen' vermittelt. Die Erfahrungen mit den Anderen schlagen sich in leiblichen Dispositionen nieder. Wir können von einer ,Inkorporation' sprechen, insofern es sich dabei um die Aneignung des Außenaspekts der Leiblichkeit handelt."* (ebda., S. 129)

Sowohl Mimik und Gestik, unsere leiblichen Gewohnheiten, wie auch unsere ganz alltäglichen Verrichtungen sind bereits sozial geprägt und überformt: „Durch Imitation von und Identifizierung mit Anderen übernehmen wir Haltungen und Rollen bis hin zur Geschlechterrolle und inkorporieren sie, ohne uns ihrer Herkunft noch bewußt zu sein." (ebda.) Mit der Inkorporation ihres Außenaspekts, der prinzipiell nie abgeschlossen ist, erhält die menschliche Leiblichkeit eine biographische Geschichte. Hier wird noch einmal deutlich, was Husserl damit meint, wenn er vom Leib als Umschlagstelle zwischen Kultur und Natur spricht: Kultur und Natur sind im Leib auf unauflösliche Weise miteinander verwoben.

3.1.3

DER KÖRPER ALS BÜHNE DER GEFÜHLE

Die große biologische Bedeutung der Emotionen, Affekte und Gefühle war seit dem Altertum bekannt, ihre wichtige Funktion im Zusammenhang mit Denken und Handeln wurde jedoch nie besonders ernst genommen. Affekte, meist gesehen als eher unwillkürliche Widerfahrnisse, schienen zu unzuverlässig, um ihnen einen Platz im menschlichen Erkenntnisprozess einzuräumen, haben Gefühle doch, negative, aber auch positive etwas sehr Beunruhigendes an sich, wenn sie uns beherrschen. Die antiken Philosophen haben diesen Aspekt des Gefühls mit dem Begriff „pathos", – was „leiden", „erleiden" bedeutet – zum Ausdruck gebracht (vgl. Höffe 2005 S. 427). Auch im Deutschen sprechen wir von Leidenschaften, wenn wir meinen, dass eine Handlung oder eine Handlungsabsicht von ungezügelten Gemütszuständen getrieben wird. In Platons *„Phaidros"* wird die Liebe als eine Art leidenschaftlicher Wahnsinn (mania) beschrieben (vgl. Höffe 2002 S. 151). Der heute gebräuchliche Begriff „Emotion" betont in seiner aus dem Lateinischen stammenden Wurzel „movere" ebenfalls den Aspekt des Bewegt- und Ergriffenseins. Der gleichfalls häufig gebrauchte Ausdruck „Affekt" hat seinen Ursprung im Verb „afficere", was so viel wie „anmachen", „anrühren" heißt. Heute werden diese Begriffe in den unterschiedlichen Wissenschaftsdisziplinen oftmals synonym gebraucht (vgl. Roth 2003, S. 285).

Einer der Philosophen, der um die Leibgebundenheit auch der geistigen Gefühle wuss-te und ihnen eine echte Erkenntnisfunktion zuschrieb, war der im 17. Jahrhundert le-bende Blaise Pascal. Zwar schätzte der Philosoph das klare cartesianische Denken hoch, doch erkannte er auch dessen Grenzen: sowohl bei existenziellen und moralischen Fragen als auch beim Erfassen großer Zusammenhänge. Der Logik des Verstandes stellte er deshalb die Logik des Herzens zur Seite und nahm damit bereits Erkenntnisse vorweg, welche durch die neurowissenschaftlichen Arbeiten von Damasio heute Be-stätigung gefunden haben (vgl. Meier-Seethaler 1998, S. 22f.). Das Ehepaar Damasio, das über mehrere Jahrzehnte hinweg Menschen mit Hirnschädigungen untersuchte, hat zusammen mit einem MitarbeiterInnenstab Erkenntnisse zu Tage gebracht, welche die in der Philosophie oftmals angenommenen Dualismen Körper und Geist sowie Füh-len und Denken in Frage stellen. Ihre Untersuchungsergebnisse widerlegen Descartes Annahmen der völligen Unterschiedenheit von Geist und Körper. Die ForscherInnen fanden heraus, dass das Gehirn intensiv mit dem ganzen Körper zusammenarbeitet. Dies geschieht nicht bloß dadurch, dass das periphere Nervensystem durch senso-rische und motorische Reizleitungen mit dem Zentralen Nervensystem verbunden ist, sondern auch in dem Sinn, dass sich aus dem Zusammenspiel von Gehirn und der gesamten Körperlandschaft die menschliche Identität, das Selbstbewusstsein und das Lebensgefühl ergibt. Den Körper bezeichnen Damasio als eigentlichen Spieler im Feld: „Die Seele atmet durch den Körper, und Leiden findet im Fleisch statt, egal, ob es in der Haut liegt, oder in den Vorstellungen beginnt." (Damasio 2006, S. 19) Weiters bemerkt Damasio, dass „sich unsere erhabendsten Gedanken und größten Taten, unsere höchsten Freuden und tiefsten Verzweiflungen den Körper als Maßstab nehmen" (ebda., S. 17). Die Gefühle selbst unterscheiden Damasio nach primären Gefühlsdispositionen wie Schmerz und Lust, die angeboren sind, und nach sekundären Gefühlen, welche durch Erziehung und kulturelle Umwelt erlernt werden. Zusammen mit den Sinneswahrnehmungen und dem im Gedächtnis gespeicherten Vorstellungen lassen diese Gefühle die individuelle Ausprägung des Gehirns erst entstehen. Nach Da-masio vollzieht sich das Denken weitgehend in Vorstellungsbildern. Gefühle treten als bewusste Empfindungen dadurch auf, dass das Gehirn „Körperbilder" empfängt, die ihm Qualitäten der Lust/Unlust, des Gutseins/Schlechtseins vermitteln. Er bezeichnet diese Körperbilder als „somatische Maker", die im Körperinneren oder an der Kör-peroberfläche durch Muskelspannungen und andere somatische Zustände entstehen (ebda., S. 237ff.). Diese „Maker" als somatische Abbilder soziokulturell erworbener Gefühle spielen auch im Zusammenhang mit moralischen Gefühlen eine bedeutende Rolle (ebda., S. 243f.).

Eine weitere Entdeckung, die mit Hilfe einer Kombination neurophysiologischer und neurobiologischer Methoden gemacht werden konnte, war, dass Personen mit präfron-taler Hirnschädigung nicht nur gefühllos wurden, sondern auch ein irrationales Verhal-ten zeigten, obgleich ihre kognitive Fähigkeit zu vernünftiger Situationseinschätzung keineswegs beeinträchtigt war. Dies wird besonders eindrucksvoll in Damasios Schilde-rungen eines hochintelligenten Patienten belegt, der nicht fähig war eine Verabredung mit Damasio zu treffen, da er aufgrund seiner Hirnschädigung keine Auswahl zwischen möglichen Terminen treffen konnte. Ebenso wird aus der Situationsbeschreibung eines ehemaligen Richters deutlich, der nach einem Schlaganfall an einen Rollstuhl gebunden war, aber keine Einsicht in seinen Zustand hatte und gänzlich unrealistische Pläne schmiedete, welche weitreichenden Konsequenzen der Ausfall der Gefühle nach sich zieht. Die Betroffenen vermieden beispielsweise die ihnen bekannten Gefahren nicht mehr, gingen hohe Risiken ein, fingen an sich rücksichtslos zu betragen und waren ganz offensichtlich nicht in der Lage, aus den Konsequenzen des eigenen Handelns zu lernen. Zur Rede gestellt waren sie zwar teilweise dazu fähig, ihr Fehlverhalten vernünftig zu beschreiben, allerdings handelten sie auch späterhin nicht danach. Da diese Personen durch die erlittenen Verletzungen und nachfolgenden Schädigungen gewisser Hirnbereiche nicht mehr in der Lage, Wahrgenommenes emotional zu bewerten, fehlt es ihnen am Vermögen, Einsichten in die Tat umzusetzen. Sie verfügen nach Damasio über keinen freien Willen mehr. (Vgl. ebda., S. 69.)

Das Schicksal dieser Menschen zeigt, dass das, was seit mehr als zwei Jahrtausenden viele PhilosophInnen von ihren Mitmenschen fordern, nämlich Vernunft walten zu lassen und Gefühle zu unterdrücken, ironischerweise in irrationalem Verhalten endet (vgl. Roth 2003, S. 290). Damit wird klar, dass das Rationalitätskriterium, das der kantischen Konzeption der Menschenwürde zugrunde liegt, insofern problematisch ist, als die absolute Herrschaft der Vernunft nicht, wie Kant meinte, notwendig zu moralischem Handeln führt. Zudem gilt es zu bedenken, dass, wenn Vernunftfähigkeit als Dreh- und Angelpunkt der Begründung von Menschenwürde gilt, alle jene davon ausgeschlossen sind, die diesem Kriterium nicht entsprechen. Dies betrifft auch demenzkranke Menschen, die bei fortgeschrittener Erkrankung wesentlich an Selbstbewusstsein, Rationalität, Moralfähigkeit und Autonomie verlieren.

Welchen moralischen Status würden die VertreterInnen des „strengen Reduktionismus" (Helmchen 2006, S. 193) jenen Patienten zuschreiben, die zwar kaum intellektuell beeinträchtigt sind, aber dennoch keine rationalen Entscheidungen treffen oder realistische Zukunftspläne schmieden können und denen nach Damasio kein freier Wille unterstellt werden kann? Würde ihnen ebenso wie den demenzkranken Menschen, deren kognitive Fähigkeiten eingeschränkt, deren emotionale Fähigkeiten jedoch oft noch erhalten sind, das Personsein abgesprochen? Wer hätte das Recht zu entscheiden, welches Leben höher zu bewerten ist, das mit den kognitiven oder mit den emotionalen Beeinträchtigungen? Skepsis ist also auch jenen ethischen Konzepten gegenüber angebracht, welche die kognitiven Fähigkeiten als Grundlage für die Differenzierung zwischen Menschen und Personen heranziehen, die darüber entscheidet, ob „Menschenwürde" und „Lebensrecht" zugesprochen werden kann.

Wie die Ausführungen sichtbar gemacht haben, ist der Leib an allem beteiligt: von den einfachen physiologischen Vorgängen bis zu den höchsten Gipfeln des Denkens, denn Denken und Fühlen charakterisieren gleichsam sämtliche menschliche Lebensäußerungen. Die übliche Trennung von Gefühlen, Körperempfindungen und Sinneseindrücken lässt sich nicht aufrechterhalten. Bereits im Begriff des Fühlens haben sie eine gemeinsame sprachliche Wurzel. „Gefühle stellen eine bestimmte Form intentionaler

Zuwendung dar, die leibliche Empfindungen, äußere Wahrnehmung und Bewertung zu einer Einheit integriert. Sie sind nicht aus körperlichen und kognitiven Elementarerlebnissen zusammensetzbar, sondern einheitliche Erlebnisformen", erläutert Fuchs (2000 S. 233). Weiters kann aus phänomenologischer Perspektive festgehalten werden, dass Gefühle nicht nur Ausdruck einer Korrespondenz der persönlichen Gerichtetheit sind, sondern auch als Ausdruckscharakter der Umwelt verstanden werden müssen. Fuchs versteht Gefühle als „Indikatoren für die Art und Weise des Verhältnisses, in dem die anderen Menschen und Sachverhalte unserer Welt zu uns selbst stehen" (ebda., S. 230). Sie sind sowohl Repräsentanten als auch Träger unserer Beziehungen und Bindungen. Indem wir ihnen Ausdruck verleihen, sind sie zugleich Form „partizipierender Kommunikation". Sie schaffen nicht nur dauerhafte Bindungen, sondern haben auch unmittelbaren Mitteilungs- und Antwortcharakter. Es wäre falsch anzunehmen, dass die Personalität der Gefühle bedeute, dass sie bloß etwas „Subjektives" seien. Nein, gerade weil sie das Persönlichste sind, verbinden sie uns auf durchaus objektive Weise mit den anderen. Gefühle werden durch Ausdruck, durch den Blick, durch Gesten und Handlungen „entäußert" (vgl. ebda., S. 230). Durch den Blick, die Art des Hinsehens und des Hinhörens sowie durch Gesten werden Gefühle sowohl der Achtung als auch der Verachtung zum Ausdruck gebracht, betont auch Waldenfels (vgl. 2000, S. 392). Dieser für die Pflege durchaus bedeutsame Aspekt wird von der Psychologin Marie de Hennezel in ihrem Buch „Den Tod erleben" deutlich angesprochen:

> *„Ich denke über die Verantwortung nach, die wir als Zeugen dieses körperlichen Verfalls tragen. Mit einem Blick, mit einer Geste können wir den anderen in seiner Identität bestätigen – oder ihm im Gegenteil das Gefühl vermitteln, daß er in der Tat etwas Ekelhaftes ist, das man loswerden möchte. ,Ich bin das, was der andere in mir sieht', sagte Lacan. Das trifft vor allem für diejenigen zu, die an der Zerstörung ihres eigenen Bildes leiden."* (1996, S. 67)

Hennezels Überlegungen machen deutlich, dass es auch auf die sittlich moralische Haltung ankommt, die jemand Personen gegenüber einnimmt: ob der Blickende Anteilnahme besitzt und sich affizieren lässt oder ob er den anderen als bloß defizitäres Körperding erfasst.

3.1.4

ASPEKTE DER ENTFREMDUNG DES LEIBES

Damit sich der Mensch der Welt frei zuwenden kann, ist es notwendig, dass der Leib als Medium im Hintergrund bleibt. Nur wenn sich keine Kluft zwischen meinem Leib und mir auftut, ist eine ungeminderte Existenz möglich, die man als gleichbedeutend mit Gesundheit betrachten kann (vgl. Fuchs 2000, S. 130). Der Philosoph Hans-

Georg Dadamar spricht deshalb von der „Verborgenheit der Gesundheit" (vgl. 1993, S. 142). Als ein Zustand der „inneren Angemessenheit und Übereinstimmung mit sich selbst", ist nicht die Gesundheit „das sich Entgegenwerfende", das „Aufdringliche", sondern die Krankheit (ebda. S. 137f.). In der Erfahrung des Krankseins tritt nun eine Entzweiung auf, die als Fremdwerden des Leibes und als Hervortreten des Körpers aus der Leiblichkeit begriffen werden kann. Alltagssprachliche Wendungen wie „mir tut dies oder jenes weh", „mir fehlt" etwas oder ich „kann" etwas „nicht mehr" spiegeln das Erleben, dass sich etwas am Leib störend bemerkbar macht, sich verselbständigt, in Spannung tritt oder verloren geht. Krankheit zeichnet sich also durch eine Entfremdung innerhalb der Leiblichkeit aus. (Vgl. Fuchs 2000, S. 130f.) Hier wird deutlich, was Anders mit der „ontologischen Mitgift" meint: Besonders in der Krankheit, infolge von Behinderungen oder durch den Verlust von Körperfunktionen entzieht sich der Leib mehr oder weniger der Verfügung und wird dadurch zum Körper, an den die Person gebunden ist (vgl. 1985, S. 69). Gerade für das heutige nach unumschränkter Autonomie strebende moderne Individuum stellt die eigene unkontrollierbare Leiblichkeit ein Ärgernis, eine Kränkung dar und kann zum Schamanlass werden (vgl. Fuchs 2000, S. 128). In der Dialektik des Leiblichen wird das „Sich-mir-Entfremdende" aber nun zu meinem Eigenen:

„Das ‚Sein' wird zum ‚Haben'. Ich ‚habe' jetzt ein schmerzendes Körperteil, eine Magenverstimmung, Husten usw. Einerseits ‚bin' oder fühle ich mich krank (leiblich), andererseits ‚habe' ich eine Krankheit (körperlich)." (vgl. 1985, S. 69)

Dieses Erleben trägt einen Aufforderungscharakter in sich, diese beunruhigende Entfremdung rückgängig zu machen oder zu reintegrieren. (Vgl. ebda.)

Die Dissonanz von Selbstentfremdung und Selbstvertrautheit wird von dem Philosophen Jean Améry als charakteristische Erfahrung des Alters betrachtet und aus seiner Sicht als Betroffenem eindrücklich beschrieben:

„Mir wird schwindlig bei dem Gedanken, daß ich mein Bein, mein Herz, meinen Magen, daß ich alle meine lebenden, aber nur noch träge sich erneuernden Zellen bin und sie zugleich nicht bin, daß ich mir fremder werde, je mehr ich mich ihnen annähere und dennoch dabei ich selber werde." (Améry 2005, S. 65)

In diesem Zusammenhang bringt Gröning einen für die geriatrische Langzeitpflege wichtigen Aspekt ein (vgl. 2001, S. 41). In ihrem Werk „Entweihung und Scham" stellt sie sehr plausibel dar, dass Selbstentfremdung nichts Altersspezifisches ist, wie Améry (vgl. 2005) dies annimmt, sondern dass sie jederzeit auftreten kann. Die Entfremdung vom Selbst im Alter stellt sich jedoch nicht automatisch ein, sondern ist eine Antwort auf Erfahrung. Wenn Bedürfnisse und Wünsche mit der bestehenden Altersnorm in eine hohe Spannung geraten, erscheinen diese als illusionär. Die Hoffnung auf die Befriedigung der Wünsche wird oftmals von der Umgebung als Verleugnung der äußeren Realität aufgefasst. Die Autorin versteht Selbstentfremdung als eine Störung des Identitätsgefühls, das dadurch charakterisiert werden kann, dass zwischen Selbst und Selbstbild ein Vorhang gezogen wird, der das schmerzliche Gefühl des Bloßgestellt-Seins überdecken soll (vgl. Gröning 2001, S. 41). Sie führt Leon Wurmser (1993) an, der von einer Trias der Schaminhalte spricht, welche das Gefühl der Selbstentfremdung auslösen: „Die Scham über die eigene Schwäche, die als schwaches Selbst erlebt wird, die Scham über ekelige und schmutzige Körperinhalte, die nicht mehr unter Kontrolle sind, und die Scham darüber, verstümmelt zu sein." (Gröning 2001a, S. 42)

Der Aspekt der Selbstentfremdung im Alter ist nicht nur im Kontext der Langzeitbetreuung von Bedeutung, sondern auch insofern, als den alten Menschen von Seiten der Gesellschaft oftmals ein herabwürdigendes und verächtliches Bild zurückgespielt wird und damit die Identitätsbewahrung und –bewährung prekär wird. Durch die negativen Attribute, die die Gesellschaft alten Menschen zuweist, werden sie als defizitär stigmatisiert. Diese Fremdzuschreibung enthält durchaus Aspekte der Gewaltsamkeit (vgl. Schnell 1999, S. 120), da sie es verunmöglicht oder zumindest erschwert, ein akzeptables Bild seiner Selbst aufrechtzuerhalten.

Mit einer radikalen Deutlichkeit spricht Améry an, wie sehr ein einschränkendes, herabwürdigendes oder verächtliches Bild, das von der Gesellschaft oder der Umgebung auf das Selbst des alten Menschen zurückgespiegelt wird, zu einem falschen, deformierten Dasein führt: „Mit einem Mal, so erkennt er, bewilligt die Welt ihm nicht mehr den Kredit seiner Zukunft, sie will sich nicht mehr darauf einlassen, ihn als den zu sehen, der er sein könnte." (Améry 2005, S. 83) Das „soziale Ich" wird durch den Blick des anderen determiniert. Der Alternde wird als ein „Geschöpf ohne Potentialität" gesehen und im gesellschaftlichen Rahmen fragt man nicht mehr nach den Möglichkeiten, die der Alternde in Zukunft noch zur Verfügung hat; gefragt wird nur nach den Leistungen vergangener Tage. „Die Gesellschaft des Habens", so Améry weiter, „neutralisiert das autonome Individuum, das unterm Druck der Habensforderung dem Blick der Anderen keine sich wollende, prospektive Persönlichkeit mehr entgegensetzen kann." (ebda. S. 90) Die Entscheidung, wer zu den Alternden und Alten zählt, behält sich die Gesellschaft vor: Rollen, Funktionen, Positionen sind sozial determiniert und Kategorien wie „jung" und „alt" werden in ihrem relativen Aussagewert zugeordnet. Weil unsere Heimat keine Welt des Seins, sondern eine des Habens ist, finden wir die Orientierung im Bereich des Besitzes, zu dem auch der Marktwert gehört, den wir allenfalls repräsentieren. „Was einer ist, was einer vorstellt, wird bestimmt durch das, was er hat." (ebda. S. 89) Der Alternde ist schwach und kann den Leistungsanforderungen der Gesellschaft nicht mehr genügen,

> „was in der Umgangssprache einer bewertenden, beziehungsweise entwertenden Qualifikation gleichkommt. [...] Zahlreiche Adjektive, die mit der Silbe ‚un' beginnen, werden dem alternden und alten Menschen zugeordnet: er ist unfähig erheblicher physischer Leistungen, ungeschickt, untauglich zu diesem und jenem, unbelehrbar, unersprießlich, unerwünscht, ungesund, un-jung." (ebda., S. 99)

Améry sieht in diesen verneinenden Vorsilben den Ausdruck der von der Gesellschaft vollzogenen „Nichtung" oder „Vernichtung" des alternden Menschen (vgl. ebda.). Die Schilderungen Amérys weisen ebenso auf den bedeutenden Umstand hin, dass die Definitionsmacht in der Gesellschaft ungleich verteilt ist und dass alte Menschen auf die (negativen) Wertungen, die ihnen von Seiten der Gesellschaft zukommen, nur wenig Einfluss nehmen können. Dies hat seinen Grund darin, dass Menschen, die sich nicht mehr in den Reproduktionsprozess einordnen lassen und wenn sie nicht über privates Kapital verfügen und vielleicht noch pflegebedürftig sind, in den westlichen Industriegesellschaften das Stigma des „sozialen Problems" tragen. Entgegen der sozial herrschenden Klasse, bzw. des ökonomischen Systems, finden ihre Anliegen und Bedürfnisse keine Beachtung. Die alten Menschen nehmen in der sozialen Hierarchie einen der unteren Plätze ein, verfügen kaum über Machtquellen und gehören damit einem Personenkreis an, der überdurchschnittlich häufig von Beschämungsakten betroffen ist (vgl. Neckel 1991, S. 150f.).

Die vorangegangenen Ausführungen haben noch einmal deutlich gemacht, dass sich die Dichotomie einer Verstandeswelt und einer Welt der Sinne, welche für die Kantische Würdekonzeption entscheidend ist und auch in Hoersters Unterscheidung zwischen Person und Mensch zum Ausdruck kommt, nicht aufrechterhalten lässt. Der Körper ist für alle psychischen, sozialen und geistigen Akte notwendig, er ist Ausdrucksmittel und Instrument der Kommunikation und als solcher verbindet er den Einzelnen mit seinen Mitmenschen (vgl. Engelhardt 1999, S.18). Der Leib stellt die Grundlage dar, auf der sich Freiheit und Vernunft als wesentliche Aspekte der Person ausbilden können. Ohne Leiblichkeit kann Würde nicht zum Ausdruck gebracht werden. Es ist nicht der abstrakte reine Wille, in dem sich Würde realisiert, vielmehr ist es der Wille der Person, insofern er auch ihre Leiblichkeit und Emotionen integriert hat (vgl. Fuchs 2008, S. 113).

3.2

KONSTITUTIVE BEDINGUNGEN PERSONALER IDENTITÄT

Der Mensch ist ein Wesen, das auf vielerlei Weisen verwundbar ist: Die Verletzungen können körperlicher oder symbolischer Natur sein. Diese Versehrbarkeit ist nicht nur in der Unvollkommenheit seiner organischen Ausstattung und der fortbestehenden Fragilität der leiblichen Existenz begründet, die besonders deutlich in den Phasen der Kindheit, Krankheit und im Alter hervortritt, sondern auch darin, dass Entwicklung personaler Identität und ihre Stabilisierung fortwährend auf intakte Anerkennungsverhältnisse angewiesen bleibt. Diese Verschränkung von Anerkennung und Individualisierung sowie die damit verbundene Verletzbarkeit des Menschen sollen im Folgenden thematisiert werden. Dazu werden Strukturbedingungen personaler Identität erläutert und in Bedeutungszusammenhänge zur Würde hergestellt.

In der langen Tradition der europäischen Philosophie wurde davon ausgegangen, dass personale Identität in einer Art Substanzidentität begründet ist. Dies bedeutet, dass der Mensch als Substanz zunächst einmal er selbst ist. Die soziale Natur des Menschen wird damit nicht als konstituierende Sphäre seiner Individualität betrachtet, sondern immer nur als Bedingung „seiner Lebenserhaltung, als Schranke seiner Selbsterhaltung oder als idealistische bzw. normative Überformung seiner existentiellen Persönlichkeit zur guten, richtigen Persönlichkeit" (Luhmann 1999, S. 58). Sowohl in der Psychologie und der Soziologie als auch in der Philosophie gewinnen zunehmend jene Theorien an Boden, die das Selbst nicht mehr als eine Substanz begreifen, sondern als dynamische Struktur, als „organisierten Niederschlag von Interaktionserfahrungen" (Seidler 2001, S. 156). Das Subjekt wird damit nicht mehr als fester Besitz betrachtet, sondern als etwas, das unablässig erworben werden muss, um es zu besitzen (vgl. Weizsäcker 1986, S. 173). Vor allem George Meads (vgl. 1973) Arbeit mit seiner Unterscheidung der sozialen Ich-Identität („Me"), welche eine Zuschreibung von Eigenschaften, Erwartungen und Rollen an eine Person meint, die objektivierbar sind, sowie der „personalen Identität" („I"), die eine einzigartige, persönliche Dimension darstellt, welche zwar nicht begrifflich fassbar und objektivierbar ist, jedoch im Hintergrund der Handlungen, Gefühle und Reflexionen des Selbst anwesend ist, hat die philosophische Diskussion um den Begriff der Identität nachhaltig beeinflusst.

Mit Keupp lässt sich darauf hinweisen, dass das Problem der Identität, verstanden als die Frage „nach den Bedingungen der Möglichkeit für eine lebensgeschichtliche und situationsübergreifende Gleichheit in der Wahrnehmung der eigenen Person und für eine innerliche Einheitlichkeit trotz äußerer Wandlung", schon von Platon in seinem Dialog „Symposion" formuliert wurde (vgl. Keupp et al. 2008, S. 27). Keupp hält den Zweifel für gerechtfertigt, dass die Frage der Identität ausschließlich ein Problem der Moderne sei. Vielmehr sieht er es als angebracht an, der Identitätsproblematik eine universelle und eine kulturellspezifische Dimension zu verleihen. Personale Identität auszubilden und zu erhalten, stellt insofern eine universelle Anforderungssituation an die conditio humana dar, als es dabei immer um eine Passung zwischen dem subjektiven ‚Inneren' und dem gesellschaftlichen ‚Außen' geht. Individuelle Identitätskonstruktion lässt sich als anthropologische Grundaufgabe des Menschen verstehen, die auf das Grundbedürfnis nach Anerkennung und Zugehörigkeit verweist (vgl. Keupp et al. 2008, S. 28):

> „Es soll dem anthropologisch als ‚Mängelwesen' bestimmbaren Subjekt eine Selbstverortung ermöglichen, liefert eine individuelle Selbstbestimmung, soll den individuellen Bedürfnissen sozial akzeptable Formen der Befriedigung eröffnen. Identität bildet ein selbstreflektives Schanier zwischen der inneren und der äußeren Welt. Genau in dieser Funktion wird der Doppelcharakter von Identität sichtbar: Sie soll das unverwechselbare Individuelle, aber auch das sozial Akzeptable darstellbar machen." (ebda.)

Welche Selbst- und Weltinterpretationen für die Identitätsbildung offen stehen, ist immer eine Ausdrucksform einer bestimmten kulturellen Ausformung, die von einer moralischen Topographie abhängig ist, aber auch von den konstitutiven Gütern, welche das Denken und Handeln, wenn auch oft unerkannt, prägen. Taylor weist in diesem Zusammenhang darauf hin, dass wir nicht aus den Augen verlieren sollten, „dass das Dasein als Selbst nicht zu trennen ist von der Existenz in einem Raum moralischer Probleme, wobei es um die Identität geht und darum, wie man sein sollte" (Taylor 1994, S. 209).

Taylor streicht hervor, dass persönliche Identitätsbildung in der Moderne insofern als hohes Gut zu betrachten ist, als sie eine Voraussetzung bildet, um den kulturell angesonnenen und institutionell abverlangten Anforderungen der Selbstbestimmung und bewusster Lebensführung nachkommen zu können. In moralphilosophischer Hinsicht gewinnt die personale Identität mit der Auffassung an Bedeutung, dass die Quelle der Moral nicht außerhalb des Selbst liegt, im geordneten Kosmos oder bei Gott, sondern in unserem Inneren zu finden ist. Durch Rousseau inspiriert und von Herder eindrücklich thematisiert, entwickelt sich vor dem Hintergrund der veränderten Selbst- und Weltinterpretation das ethische Ideal der Authentizität. Authentizität und die aus ihr erwachsende personale Identität zählen in der Moderne zu den fundamentalen Werten. Authentizität verlangt, eine bestimmte Art Person zu sein, die meine Art ist:

> *„Ich bin aufgerufen, mein Leben in dieser Art zu leben und nicht das Leben eines anderen nachzuahmen. Diese Vorstellung verstärkt den Grundsatz sich selbst treu zu sein. [...] Mir selbst treu zu sein bedeutet: meiner Originalität treu sein, und sie kann nur ich alleine artikulieren und entdecken. Indem ich sie artikuliere, definiere ich mich. Ich verwirkliche eine Möglichkeit, die ganz meine ist."* (Taylor 1992, S. 19f.)

Auf die Bedeutung personaler Identität im Zusammenhang mit gesellschaftlicher Differenzierung hat der Soziologe Durkheim hingewiesen: „Niemand bestreitet heute mehr den verpflichtenden Charakter der Regel, die uns befiehlt, eine Person und immer mehr eine Person zu sein." (Durkheim 1977, S. 445f.) In differenzierten Gesellschaften nehmen Menschen in ihrem Lebensvollzug nicht nur unterschiedliche Rollen ein, die gewisse Ansprüche an sie stellen, sondern sind auf eine Persönlichkeit angewiesen, deren Aufgabe es ist, alle anderen Rollen als mehr oder weniger bedeutsame Bestandteile zu integrieren (vgl. Luhmann 1999, S. 55). Auch Böhme stellt heraus, dass sich das Identitätsproblem in der Moderne insofern dringlicher stellt, als bei gravierenden gesellschaftlichen Umbrüchen eine moralisch-rechtliche Verantwortlichkeit eingefordert wird. (Vgl. Böhme 1996, S. 333.) „Identität wird einem zugemutet, insofern man als jemand angesprochen wird, der für seine Taten verantwortlich ist." (ebda., S. 332) Verantwortlichkeit ist jedoch nur dann zurechenbar, wenn man eine Kontinuität des Selbst, also personale Identität voraussetzt. Ohne Zuweisung von Identität gäbe es keine Verantwortlichkeit, da Individuen nicht „identifizierbar" und damit nicht unterscheidbar wären. Für ihre Handlungen wären sie nicht verantwortlich, weil sie nicht zurechnungsfähig wären. In diesem Falle wären Personen – wie Voswinkel anmerkt – nur zurechnungsfähig in einem „effektiven Sinne, als Bewirker von Wirkungen, ohne Referenz auf ihren Willen" (2001, S. 72). Damit wären Personen jedoch keine verlässlichen InteraktionspartnerInnen, da aus ihrem Handeln keine Schlüsse auf zukünftiges Handeln gezogen werden könnten und ihre Ankündigungen und Versprechen nicht glaubhaft wären. Personale Identität ist in diesem grundlegenden Sinne als Voraussetzung für Kooperation zu betrachten. So lässt sich nun mit Voswinkel sagen: „Ohne Übernahme sozialer Verhaltensanforderungen keine Kongruenz von Erwartungen, kein gemeinsamer Verstehens- und kein gemeinsamer Horizont von Verantwortung. Aber ohne Leistungen der Ich-Identität keine Erkennbarkeit und Verantwortlichkeit." (2001, S. 72)

Ausgangspunkt der moralischen Rücksichtnahme ist in der hier vorgeschlagenen Bedürfniskonzeption der Menschenwürde die Verwundbarkeit und die Sehnsucht des Menschen nach gelingender Lebensführung. Verletzbar ist der Mensch nicht nur durch seine leibliche Verfasstheit, die ihn als Bedürfniswesen auszeichnet, sondern weil die menschliche Existenz einen dialogischen Charakter besitzt. (Vgl. Taylor 1995.) Das bedeutet, dass personale Identität als anthropologische Grundaufgabe nur im Kontext von Intersubjektivität entwickelt und bewahrt werden kann. Es ist vor allem die Sozialpsychologie George H. Meads, in der dieses dialogische Moment von vornherein als Konstitutionsbedingungen der Individualisierung von Subjekten gedacht wird. Axel Honneth hat im Anschluss an eine Rekonstruktion der Hegelschen Anerkennungstheorie den ethischen Gehalt der Meadschen Identitätstheorie herausgearbeitet und den Sinn des Begriffes der Anerkennung genauer bestimmt. Mit seinen Arbeiten hat er eine Verbindung der philosophischen und sozialpsychologischen Tradition der Identitätstheorie geschaffen. Noch stärker als Honneth streicht Charles Taylor die Bedeutung der Wertperspektive als konstitutives Moment personaler Identität hervor und wendet sich damit gegen naturalistische Interpretationen des Menschen, in denen alle spezifisch menschlichen Lebensvollzüge als solche Eigenschaften begriffen werden, die unabhängig von der Erfahrung des Menschen als handelndes Wesen gegeben sein sollen. Vor allem auf die Gedanken dieser drei Autoren werde ich mich in den folgenden Ausführungen beziehen, um aufzuzeigen, welcher Voraussetzungen es bedarf, um personale Identität aufzubauen beziehungsweise zu bewahren und damit klarzulegen, inwiefern Würde in den Sachverhalten der sozialen Welt fundiert ist, wie es in der Einleitung zu Kapitel 3 behauptet wurde.

Identität ist nach Mead nicht von Geburt an vorhanden, sondern entwickelt sich erst innerhalb des gesellschaftlichen Erfahrungs- und Tätigkeitsprozesses. Wie passiert das? Vernunft kann erst dann unpersönlich werden, wenn sie eine nicht-affektive Haltung gegenüber sich selbst einnimmt; zuvor handelt es sich „nur um Bewusstsein, nicht um Identitätsbewußtsein." (Mead 1973, S. 180) Der Einzelne muss sich selbst zum Objekt machen um intelligent oder rational handeln zu können. Für Mead ist kein anderes als das sprachliche Verhalten denkbar, also Kommunikation im Sinne signifikanter Symbole, wodurch sich der Einzelne selbst Objekt werden kann und erst dann hat er Identität im reflexiven Sinn. Für sich selbst kann der Einzelne nur dann zum Objekt werden, wenn er die Haltungen anderer Individuen gegenüber sich selbst innerhalb eines Erfahrungs- und Verhaltenskontextes einnimmt, in den er ebenso eingebunden ist wie die anderen. Alle Haltungen der Mitglieder einer Gemeinschaft, welche organisiert in die eigene Identität hereingenommen werden, wie spezifisch oder verallgemeinert

sie auch sein mögen, bilden nach Mead nun das „ICH" („Me"). Wenn dieses „ICH"
aber die gesamte Identität ausmachen würde, hieße das, dass Identität nichts anderes
wäre als ein Spiegel der Gesellschaft, deren Teilhaber das jeweilige „ICH" ist. Die
vollständige Identität wird erst durch das Prinzip des „Ich" („I") gebildet, der Aktion
und des Impulses, wodurch das Individuum ebenso auf die Gesellschaft einwirkt. Das
„Me" stellt in dieser Erklärung ein von Konventionen und Gewohnheiten gelenktes
Wesen dar, kann also als Träger eines moralischen Bewusstseins gesehen werden. Das
„I" ist nach Mead eine einzigartige persönliche Dimension, die sich zwar nie selbst in
den Blick bekommt, die aber immer im Hintergrund des Selbst, seiner Handlungen,
Emotionen oder Reflexionen anwesend ist. Die Haltungen, die gegenüber dem Subjekt
eingenommen werden, sind zwar in dessen Erfahrung präsent, doch seine Reaktion
darauf enthält immer auch ein neues Element, da das „I" immer ein bisschen von
dem verschieden ist, was die Situation verlangt. Damit liefert das „I" das Gefühl der
Freiheit und Initiative. Würde es diese beiden Sphären, das konservative „Me" und
das „I" als unreglementierte Quelle aller aktuellen Handlungen, nicht geben, wären
nach Mead weder bewusste Verantwortung noch neue Erfahrungen möglich. Denn
der Widerpart zwischen dem „I", dessen Impulsivität und Kreativität nach sozialem
Ausdruck verlangt, und dem „Me", das in Vertretung des jeweiligen Gemeinwesens
die konventionellen Normen vertritt, bildet für Mead den Grundriss jenes Konfliktes
aus, der die moralische Entwicklung des Individuums, aber auch die der Gesellschaft
erklären kann (vgl. ebda., S. 351ff.). Um personale Identität aufzubauen, genügt eine
rein passive Übernahme der Haltungen keineswegs, vielmehr erfordert dieser Prozess
eine aktive Integrationsleistung, die das Individuum vollbringt, wenn es ein Selbst als
je spezifisches Muster aus der Vielzahl der anderen herausbildet. Diese Integrationsleistung gelingt mit wachsender Lebenserfahrung und Erinnerung nach und nach besser,
denn wir „organisieren [...] normalerweise unsere Erinnerung auf der Schnur unserer
Identität" (ebda., S. 177).

In den Ausführungen zur leiblichen Verfasstheit des Menschen wurde das Heraustre-
ten aus der Zentralperspektive des Leibes als reflexive und exzentrische Bewegung
beschrieben (s. Kap. 3.1.2). Diese Darstellung ist insofern unvollständig, als erst im
Durchgang durch die Perspektiven der anderen die Aufhebung der Zentralität des
Leibes möglich wird. Mead konstruiert zwei Phasen der Entwicklung der Identität bezüglich des Erlernens der Perspektivenübernahme: das Stadium des kindlichen Spiels,
in dem das Kind nacheinander die Rollen von Personen oder auch Tieren übernimmt,
die in seinem Leben von Bedeutung sind; und das Stadium des Wettkampfes, in dem
die Heranwachsenden lernen, nicht nur die Rolle einer bestimmten Person zu übernehmen, sondern die aller TeilnehmerInnen. Das Kind erwirbt im Übergang vom Spiel
zum Wettkampf die Fähigkeit sein eigenes Verhalten anhand einer Regel zu organisieren, welche es aus der Synthetisierung der Perspektiven aller anderen MitspielerInnen
gewonnen hat. Der Prozess der Sozialisation vollzieht sich nach Mead in Form einer
Verinnerlichung von Handlungsnormen, die aus der Generalisierung der Verhaltenserwartungen der gesamten Gesellschaft hervorgegangen sind. Diese symbolische Re-
präsentanz von Anderen im Individuum versteht Mead als Aktualisierung des „gene-

ralisierten Anderen". Sie unterscheidet sich von der Aktualisierung des „signifikanten Anderen", welche die Sichtweise von bestimmten InteraktionspartnerInnen auf das Individuum meint. Durch diese Perspektivenübernahmen im Empfinden und Handeln, die das heranwachsende Kind lernt und welche durch die innere Repräsentation der kulturellen Muster und normativen Erwartungen ermöglicht wird, kann das „Me" auch sein eigenes Denken und Handeln zum Objekt seiner Bewertung machen. Mead stellt klar, dass wir nicht nur das sind, was uns allen gemeinsam ist, nein: „Jede Identität ist von jeder anderen verschieden" (ebda., S. 206), aber der beschriebene Mechanismus der Perspektivenübernahmen sei notwendig, damit wir überhaupt Mitglieder einer Gemeinschaft sein können. Hier wird noch einmal deutlich, was Keupp et al. mit dem Doppelcharakter personaler Identität meinen, der die Funktion hat, sowohl das Individuelle als auch das sozial Akzeptierte zum Ausdruck zu bringen (vgl. 2008, S. 28).

„Der Mensch wird die Persönlichkeit, als welche er sich selbst darstellt" (1999, S. 60), führt Luhmann aus und beschreibt Selbstdarstellung als jenen Vorgang, durch den in Kommunikation personale Identität konstituiert wird. (Vgl. ebda. 1999, S. 66). Damit spricht Luhmann das expressive Moment als zentralen Aspekt personaler Identität an. Die Fähigkeit Identität zu präsentieren, ist gleichzeitig Voraussetzung und Folge personaler Identität. In den folgenden Ausführungen soll deutlich werden, inwiefern diesem Darstellungsaspekt von personaler Identität auch im Zusammenhang mit Würde eine bedeutende Rolle zukommt.

3.2.1

SPRACHE UND SELBSTREFLEXION ALS STRUKTURBEDINGUNG PERSONALER IDENTITÄT

Wie Mead stellt auch Taylor (vgl. 1994, S. 52ff.) den sozialen und sprachlichen Rahmen als konstitutive Bedingung personaler Identität heraus. Sprache, so Taylor, liegt dem Selbst immer schon voraus und ermöglicht bestimmte Erfahrungsweisen, schließt aber andere aus (vgl. ebda.). Eine Sprache zu erlernen, bedeutet zugleich das Erlernen der ihr inhärenten Wertstrukturen. Ohne sprachlichen Rahmen ist das Selbst weder in der Lage auf sich selbst zu reflektieren noch seine Handlungen auszudrücken oder einfache Handlungszwecke in größere Zusammenhänge zu stellen. Voraussetzung aller elementaren geistigen Akte ist die sprachlich vermittelte Sozialität, welche die Bedeutungen schafft, dank derer die reflexiven Akte erst möglich sind. Von hier aus gelangt man zum zweiten konstitutiven Element der personalen Identität, das sich auch bei Mead findet: die Selbstreflexion bzw. die Selbstinterpretation. Taylor streicht in diesem Zusammenhang heraus, dass eine Person sich selbst nicht immer als dieselbe reflektiert, sondern im Horizont der Zeit: Wie Weizsäcker betont er, dass personale Identität nicht statisch ist, sondern als dynamisch gedacht werden muss, als „kontinuierliche" Identität, die durch vergangene Erfahrungen zu dem wurde, was sie gegenwärtig ist, und die weiterhin im „Werden" begriffen ist (vgl. 1986, S. 173). Dies ist ein wichtiger Hinweis darauf, dass die Frage nach personaler Identität und gelingendem Leben nicht auf das Kindheitsalter beschränkt werden kann, sondern auf das ganze Leben und insbesondere auf die späte Lebenszeit ausgedehnt werden muss. Taylor macht in seinen Ausführungen geltend, dass der Begriff der personalen Identität durchaus auch ein teleologisches Moment aufweist, das jedoch nicht an das aristotelische Konzept gebunden ist, sondern vielmehr bedeute,

> „dass das adäquate menschliche Leben nicht bloß Erfüllung einer Idee oder eines Planes ist, der unabhängig vom Subjekt, das ihn realisiert, feststeht. Vielmehr muss dieses Leben eine zusätzliche Dimension haben, nämlich die, daß das Subjekt diesen Plan als seinen eigenen, aus ihm selbst heraus entwickelten anerkennen kann. Diese selbstbezogene Dimension entbehrt gänzlich der aristotelischen Tradition." (Taylor 1978, S. 29f.)

3.2.2

WERTPERSPEKTIVE ALS STRUKTURMOMENT DER IDENTITÄT

Taylor macht in seinen Ausführungen deutlich, dass das Handeln der Menschen von jenem Bild bestimmt ist, welches die jeweilige Person von sich hat. Dieses Bild des Selbst wiederum ist das Resultat einer Selbstdeutung, die aus dem Fundus einer bereits gedeuteten Umwelt schöpft. In welchem Sinn die Wertperspektive das Strukturmoment der Identität bildet und was es bedeutet sich in einem Werthorizont zu bewegen führt Taylor (vgl. 1988) beispielsweise in seinem Aufsatz „Was ist menschliches Handeln?" aus. Taylor arbeitet dort den spezifischen Zusammenhang von Handeln und personaler Identität heraus. Dafür greift er Gedanken Harry Frankfurts auf, der davon ausgeht, dass der Personbegriff nicht alleine aus der bewusstseinstheoretischen Perspektive gewonnen werden kann, wie es weit verbreitete Vorstellungen der Philosophie nahe legen, sondern dass gleichsam auch die Perspektive des Willens einbezogen werden muss. Die Intuition, die diesen Überlegungen zugrunde liegt, ist, dass Menschen den Umstand, dass sie Bedürfnisse und Motive haben und Wahlen treffen mit anderen Lebewesen zu teilen, aber nur der Mensch das Vermögen besitzt, zu seinen Wünschen und Bedürfnissen selbst noch einmal wertend Stellung zu beziehen. Nur der Mensch verfügt über die Fähigkeit, gegenüber den Wünschen erster Ordnung befürwortende oder ablehnende Wünsche zweiter Ordnung auszubilden. Für Taylor besteht kein Zweifel, dass es sich bei diesen Wünschen zweiter Ordnung um evaluative Urteile handelt, in welchen der Mensch seine eigenen Handlungsabsichten bewertet. Um genauer zu bestimmen, wie die Fähigkeit zur Bewertung von Wünschen mit dem Vermögen zur Selbstbewertung verknüpft ist, hält es Taylor für notwendig, über Frankfurts Differenzierung der Wünsche erster und zweiter Ordnung hinaus noch zwei andere Weisen der Bewertung zu unterscheiden, nämlich zwischen starken und schwachen Wertungen. Als schwache Wertungen bezeichnet Taylor solche, in denen etwas bevorzugt wird, einfach weil die Erfüllung eines Wunsches gegenüber einem anderen als besser oder angenehmer erscheint. Während schwache Wertungen nichtmoralischer Natur sind, ist das Kriterium starker Wertungen insofern qualitativ, als es Wünsche nach der Zugehörigkeit zu bestimmten als gut oder schlecht erachteten Lebensweisen beurteilt. Der springende Punkt dieser Unterscheidung ist also die Gegenüberstellung der unterschiedlichen Arten des Selbst, mit denen die Wertungen jeweils verbunden sind:

> *„Während es für das schwach wertende Subjekt um die Erwünschtheit unterschiedlicher Ziele geht, die durch seine de facto-Wünsche definiert werden, untersucht das Nachdenken des stark wertenden Subjekts auch die verschiedenen möglichen Seinsweisen des Handelnden. Motivationen oder Wünsche zählen nicht nur aufgrund der Anziehungskraft der Ziele, sondern auch aufgrund der Lebensweise und des Subjekttypus, denen diese Wünsche eigentlich entsprechen."* (Taylor 1988, 23f.)

Mit anderen Worten beinhalten starke Wertungen nach Taylor immer auch die Frage der Lebensqualität und die Frage danach, welche Art von Wesen das jeweilige Subjekt sein will und welches Leben es führen möchte. Wenn AkteurInnen beispielsweise eine Handlung unterlassen, weil ihnen bewusst ist, dass sie von Neid oder Groll motiviert sind, dann erfolgt dieser Verzicht bei starken Wertungen nicht aufgrund einer Abwägung des Nützlichen oder Angenehmen, sondern weil die AkteurInnen dieses „Motiv für niedrig und unwürdig" erachten, weil sie schlichtweg solche Menschen nicht sein möchten, die sich von solchen Handlungsabsichten leiten lassen. (Vgl. ebda., S. 11.) Um zu erkennen, ob eine Wertung in diesem Sinn „stark" ist, schlägt Taylor vor, zu prüfen, ob „diese Wertung den Einstellungen der Bewunderung und der Verachtung als Grundlage dienen kann" (Taylor 1994, S. 17).

Nach Taylor (ebda.) kann die Frage danach, wer wir sind, nicht einfach durch die Beschreibung der psychischen Verfassung, der jeweiligen Herkunft, des Hintergrundes oder der Fähigkeiten beantwortet werden. Diese Komponenten können für die jeweilige Identität eine Rolle spielen, wenn es beispielsweise von entscheidender Bedeutung für eine Person ist zu einer Familie, zu einer sozialen Klasse zu gehören und sie der Überzeugung ist, dass sich die Familie, die Gruppe durch bestimmte Qualitäten auszeichnet, die die Person an sich selbst hoch bewertet und die ihr selbst aufgrund des Hintergrunds zukommen. Ein guter Familienvater oder ein guter Moslem zu sein, wird nur dann für die jeweilige Person von Bedeutung sein, wenn sie sich über diese Eigenschaften identifiziert. Dann werden diese Eigenschaften Teil ihrer Identität sein. Dass eine Person diese Eigenschaften als wichtig ansieht, heißt, dass sie einen Teil ihres Selbstwertgefühls von diesen Fähigkeiten abhängig macht. Lohauß, der sich ebenfalls mit den Möglichkeitsbedingungen personaler Identität auseinander setzt, bringt ein, dass Taylors Horizont der starken Wertungen die Funktion des „Ich-Ideals" hat, das in der Freudschen Terminologie der „psychische Apparat" ist (vgl. Lohauß 1995, S. 104). Aus psychoanalytischer Sicht ist das Ich-Ideal jene innere Autorität, die sowohl das Eigenste als auch das Beste jener Gesellschaft vertritt, an der man teilhaben möchte. (Vgl. Wurmser 2007, S. 126.)

Um die Frage des „So-Sein-Wollens" noch einmal schärfer zu konturieren, können die Ausführungen Henning Hahns (vgl. 2007, S. 15f.) weiter helfen. Hahn, der sich bei seinen Erläuterungen an Korsgaard (vgl. 1996, S. 10ff.) orientiert, führt aus, dass sich das normative Selbstverständnis einer Person aus der Gesamtheit aller sozialen Praktiken und der damit korrespondierenden Verpflichtungen speist, die eine Person als integralen Bestandteil ihrer Persönlichkeit versteht. Über ihre praktische Identität ist die Person in einem Netz von Verhaltensregeln eingewoben, deren Einhaltung von allen Personen eingefordert wird, die an der jeweiligen Praxis beteiligt sind. Wenn sich diese Person nun mit bestimmten Praktiken identifiziert, muss sie zugleich auch den diesen Praktiken inhärenten Normen zustimmen. Das subjektive Moment in diesem Identifikationsprozess wird durch die Vorstellung des „So-Sein-Wollens" bestimmt. Eine Person identifiziert sich also aufgrund ihres „So-Sein-Wollens" mit einem Bündel sozialer Praktiken, von denen jedoch manche mehr Bedeutung für ihr eigenes Selbstverständnis haben und manche weniger und viele davon vielleicht gar keine Rolle spielen. So schreibt Hahn, ganz ähnlich wie Taylor: „Die Rede von der praktischen Identität einer Person meint also die voluntative Bejahung bestimmter sozialer Praktiken, durch die sich eine Person auch zugleich mit den diesen Praktiken korrespondierenden Normen identifiziert." (Hahn 2007, S. 16)

Die Fähigkeit zu starken Wertungen verleiht jene Art von Tiefe, die Taylor zufolge das Menschsein ausmacht und die ohne menschliche Kommunikation nicht möglich wäre. Wenn eine Person gezwungen wird, die Überzeugungen aufzugeben, die ihre Identität ausmachen, dann wäre sie in dem Sinne zerstört als sie nun nicht weiter in der Lage ist, ein Subjekt zu sein, das imstande ist „zu wissen, wo es steht und welche Bedeutung die Dinge für es besitzen" (Taylor 1988, S. 37). Diese Person würde einen Zusammenbruch jener Fähigkeiten erleiden, welche sie als Handelnde definieren.

Was in so einem Fall auf dem Spiel steht, ist die Integrität des Individuums. Denn wenn dem Individuum die identitätsstiftende, kategorisch bindende ethisch-existentielle Grundorientierung abhandenkommt, so ist damit auch seine Integrität aufs Höchste gefährdet (vgl. Pollmann 2005, S. 84). Versteht man unter Integrität „das Begreifen von sich selbst als jemanden, der alle seine Strebungen in ein kontinuierliches Selbst (‚Identität') integriert und zwar unter der Leitung einer Hierarchie von Werten, die mit einer historischen oder gegenwärtigen Gemeinschaft geteilt werden können" (ebda., S. 85) dann ist auch verständlich, dass damit zum einen Selbstverpflichtungen, zum anderen aber auch Grenzen markiert sind, deren Überschreiten den Verlust des individuellen Persönlichkeitskerns bedeuten kann (vgl. Wurmser 2007, S. 71). In diesem Zusammenhang lässt sich mit Wurmser darauf hindeuten, dass das Gefühl der Integrität und das Gefühl des persönlichen Wertes sowie der eigenen Würde eng miteinander verschwistert und ebenso „aufs Intimste mit den persönlichen Idealen und dem

Selbstbegriff, besonders auch dem Körperselbst verquickt" sind, gleichzeitig aber sozial darauf bezogen bleiben, wie man den anderen begegnet (vgl. Wurmser 2007, S. 87).

Mit diesen Ausführungen wird verständlich, inwiefern die Autonomie von jenen Menschen beschränkt wird, die mit herabwürdigenden und diskriminierenden Zuschreibungen stigmatisiert werden, wie sie in den Ausführungen Amérys (s. Kap. 3.1.4) geschildert wurden. Diese Personen werden gezwungen, ihr „So-Sein-Wollen", welches ihre Identität ausmacht, zu verteidigen. Da dies jedoch äußerst schwierig ist, bleibt oft nur die Möglichkeit, die Verwirklichung ihrer praktischen Identität aufzugeben und sich damit ihrem „So-Sein-Wollen" zu entfremden. Es handelt sich hier um eine „erzwungene Desintegration des Selbst" vom „So-Sein-Wollen" bleibt nur mehr ein „So-Sein-müssen" übrig (vgl. Ladwig, 2003 S. 51; Hahn 2007, S. 17). Damit steht den Betroffenen nur mehr ein geringes Maß innerer Freiheit zur Verfügung, das es braucht, um sich selbst zu entfalten und seine Würde nach außen zu verkörpern und zu präsentieren.

Von einem „So-Sein-Müssen" sind Alte und Hochbetagte dann besonders betroffen, wenn die Grenzen der Interpretationsmöglichkeiten der Identitätsbehauptung, die diesen Menschen offen stehen, sehr eng gezogen werden. Dies ist beispielsweise dann der Fall, wenn der ältere Teil der Bevölkerung auf Budgetposten reduziert wird und ihm der Makel der Last, den sie vermeintlich für die Rest-Gesellschaft darstellen, aufgebürdet wird. Marks spricht in diesem Zusammenhang von struktureller Missachtung (vgl. 2007, S. 44). Darunter versteht er Missachtungen und Erniedrigungen, die so zur Kultur einer Gesellschaft geworden sind, dass sie kaum mehr bewusst wahrgenommen werden. Zu diesen Formen der Missachtung zählt er unter anderem das Einteilen von Menschen in wichtige und weniger wichtige Personen sowie die Beschreibung der Menschen als Objekte, Zahlen oder statistische Größen. Wie schon an anderer Stelle angesprochen wurde (s. Kap. 2.5), ist diese Ökonomisierung des Menschen und die damit verbundene Praxis mit der Verpflichtung zur Achtung der Würde im Sinne Kants insofern nicht vereinbar, als der Mensch hier nicht als Selbstzweck, sondern als bloßes Mittel für die Befriedigung der ökonomischen Bedürfnisse der Restgesellschaft betrachtet wird.

3.2.3

ANERKENNUNG ALS MÖGLICHKEITSBEDINGUNG PERSONALER IDENTITÄT

Die subjektive Verbindlichkeit jener Normen, durch welche das Individuum sein „So-Sein-Wollen" bestimmt, ist nach Taylor in einem Horizont intersubjektiver Verbindlichkeiten angesiedelt. Starke Wertungen sind nun insofern moralische Wertungen, als sie nach Taylor ausschließlich im Rahmen von Anerkennungsverhältnissen möglich sind. Damit stellt gegenseitige Anerkennung eine weitere Möglichkeitsbedingung personaler Identität dar. Unsere Identität wird, wie Taylor schreibt,

„teilweise von der Anerkennung oder Nicht-Anerkennung, oft auch von der Verkennung durch die anderen geprägt, so daß ein Mensch oder eine Gruppe von Menschen wirklich Schaden nehmen, eine wirkliche Deformation erleiden kann, wenn die Umgebung oder die Gesellschaft ein eingeschränktes, herabwürdigendes oder verächtliches Bild ihrer selbst zurückspielt. Nicht-Anerkennung oder Verkennung kann Leiden verursachen, kann eine Form von Unterdrückung sein, kann den anderen in ein falsches, deformiertes Dasein einschließen." (1993, S. 13f.)

Axel Honneth, der sich in seinen Arbeiten intensiv mit der Anerkennungsproblematik auseinander gesetzt hat, macht geltend, dass die unhintergehbare Verstrickung von Individualisierung und Anerkennung auf die besondere Verletzlichkeit des Menschen hinweist. Insofern das normative Selbstbild einer Person stets auf die Rückversicherung durch andere angewiesen ist, bedarf es eines Kontextes an sozialen Verkehrsformen, die durch normative Prinzipien der wechselseitigen Anerkennung geregelt sind (vgl. Fraser/Honneth 2003. S. 205). Wird diese Anerkennung vorenthalten, so geht das mit negativen Konsequenzen für die Identitätsbewährung und –bewahrung einher.

Welche Formen der Anerkennung sind nun notwendig, um personale Identität aufzubauen und zu bewahren? Mit Todorov lassen sich zwei Stufen der Anerkennung unterscheiden:

„Von den anderen verlangen wir erstens, unsere Existenz anzuerkennen (die Anerkennung im engeren Sinn), und zweitens, unseren Wert zu bestätigen (diesen Teil des Prozesses bezeichnen wir als Bestätigung)." (Todorov 1995, S. 100)

Was beide Stufen der Anerkennung gemeinsam haben, ist die Aufforderung den anderen in bestimmter Hinsicht zu beachten, bestätigen und zu bejahen. Was Todorov als „Anerkennung im engeren Sinn" bezeichnet, werde ich hier durch den Begriff Achtung ersetzten. Achtung schulden wir den anderen im absoluten Sinn, also nicht im Vergleich zu anderen. Dieser in rechtlicher und moralischer Hinsicht wechselseitig geschuldete Respekt, der mit der Achtung verbunden ist, zielt auf den Aspekt der menschlichen Gleichheit. Damit soll allerdings nicht behauptet werden, dass Menschen gleich sind, lediglich worin sie als Gleiche unter Gleichen zu betrachten und zu behandeln sind: nämlich worin sie mit den anderen Menschen übereingekommen sind, wie beispielsweise in ihrem Status als moralische Person oder einer Rechtsperson (vgl. Steinforth 2005, S. 108). Nicht immer ist dieser Status des Gegenübers augenscheinlich, sondern er muss in manchen Fällen ausdrücklich erkannt und anerkannt werden, oft gegen den sich aufdrängenden Eindruck, der den Status zu verdecken droht. Deshalb ist es manchmal notwendig, von bestimmten Merkmalen, die sich der BetrachterIn aufdrängen, zu abstrahieren um den Blick frei zu machen für das Mensch-Sein des Gegenübers, auf den Status als moralische Person und auch als Rechtsperson. Gerade im Praxisfeld der geriatrischen Langzeitpflege ist diese Form der Gleichbehandlung in besonderer Weise gefragt und gefährdet: Bei der Kommunikation mit einem desorientierten Menschen, der in seinem Sprachvermögen stark eingeschränkt ist und seine körperlichen Beschwerden und Ängste möglicherweise auf eine für uns befremdliche Weise – z.B. durch überdeutliche Mimik oder mit Jammern und Schreien – zum Ausdruck bringt, kann mitunter verdeckt sein, dass es sich schlicht um einen Menschen handelt, der als solcher (vorgängig zu jeder persönlichen Besonderheit) grundlegende Ansprüche auf Rechtfertigung, Begründung und Verantwortlichkeit ihm gegenüber hat. Ebenso hat er Ansprüche auf Umgangsformen und Kommunikationsstile, die ihn trotz aller Unterschiede als „Gleichen unter Gleichen" ansprechen. (Vgl. ebda.)

Erst wenn die erste Stufe, die Anerkennung unserer Existenz vollzogen ist, kann unser Wert bestätigt werden. Ist die erste Stufe der Anerkennung Basis für Gleichbehandlung, so ist die zweite Stufe die Bestätigung durch Wertschätzung, welche Anerkennung von Differenz verlangt. Als Bestätigung wird hier die Form der Anerkennung im Sinne einer Bestätigung und Bejahung der konkreten Identität und Authentizität einer Person verstanden. Mit Schöller-Reisch kann eingebracht werden, dass sich volle Selbstachtung nur dann entfalten kann, wenn alle signifikanten Bestandteile des Lebens einer Person wahrgenommen werden, wenn das weite Spektrum des Menschseins des Gegenübers wahrgenommen wird, ohne dass etwas davon a priori ausgeschlossen wird (vgl. Schöller-Reisch 2005, S. 147). Wie zentral beide Aspekte der Anerkennung für ein unverzerrtes Selbstverständnis sind, drückt Todorov aus, indem er schreibt: „Die Anerkennung unseres Seins und die Bestätigung unseres Wertes sind der Sauerstoff des Daseins." (Todorov 1995, S. 107)

Für Kant ist der normative Bezugspunkt der universellen moralischen Achtung, die wir jedem anderen und die die anderen uns schulden, die Würde. Sie gründet in der Fähigkeit des Menschen zur sittlichen Selbstgesetzgebung. In der hier vorgeschlagenen Würdekonzeption ist das Kriterium der Achtung hingegen der grundlegende Bedürfnischarakter, der den Menschen auszeichnet. Nur wenn der Mensch Achtung und Wertschätzung durch andere erfährt, kann in dieser Konzeption die „anthropologische Grundaufgabe", personale Identität auszubilden und zu erhalten gelingen (vgl. Keupp et al. 2008, S. 28).

Da Kant seinen Universalitätsanspruch der Achtung an den Begriff der transzendentalen Freiheit bindet, kann er begründungstheoretisch gar keine Reziprozität von Anerkennung und Selbstachtung voraussetzen. Wird jedoch das in dieser Arbeit zu Grunde gelegte Konzept der sozial vermittelten personalen Identität akzeptiert, kann zum einen nicht mehr an Kants Vorstellung der Selbstachtung als eine von sozialen Faktoren unabhängigen Verfasstheit des Menschen festgehalten werden, zum anderen müssen über die moralische Autonomie hinaus noch weitere Aspekte als würderelevant anerkannt werden.

Die negativen Auswirkungen des Vorenthaltens der beschrieben Anerkennungsformen werden in unterschiedlichen Disziplinen angesprochen. So weist Honneth aus der Perspektive der Sozialphilosophie darauf hin, dass sich Missachtungserfahrungen durch das Vorenthalten von Anerkennung und durch Verkennung auf die psychische Integrität der Person ebenso negativ auswirken wie organische Erkrankungen oder Beschädigungen (vgl. Honneth 2003, S. 218). Seine Annahme, dass soziale Anerkennung einen bedeutenden Einfluss auf die Gesundheit ausübt, wird nicht nur von unterschiedlichsten Untersuchungsergebnissen im Bereich der Gesundheitsforschung gestützt, auch die Neurowissenschaft kann beachtenswerte Auswirkungen von sozialer Zurückweisung belegen (vgl. Wilkinson 2001, Siegrist 1996): Der Mensch als soziales Lebewesen reagiert auf soziale Isolation oder Ausgrenzung beinahe identisch wie auf körperlichen Schmerz. Bauer weist in seinen neurobiologischen Forschungsarbeiten darauf hin, dass das Gehirn kaum einen Unterschied zwischen „sozialem Schmerz" und „körperlichem Schmerz" macht (Bauer 2006, S. 78f.). So wird beispielsweise soziale Isolation nicht nur psychisch, sondern auch neurobiologisch als Schmerz erlebt und mit messbaren biologischen Stressreaktionen beantwortet. Damit ist auch aus biologischer Sicht klar, dass für die Unversehrtheit sozial ausgerichteter Lebewesen, wie es eben Menschen sind, nicht nur ausreichend Nahrung und die Abwesenheit von körperlichem Schmerz, sondern ebenso soziale Akzeptanz und gelungene Bindungen unabdingbar sind (vgl. ebd.). Zwischenmenschliche Anerkennung, Wertschätzung, Zuwendung oder Zuneigung zu geben und zu finden, bildet nach Bauer den Kern aller menschlichen Motivation (vgl. ebd.). Dauerhaft und systematisch zu erfahren von der Gesellschaft ausgeschlossen zu werden, bedeutet nachgewiesenermaßen den „sozialen Tod" eines Menschen (vgl. Bauer 2007, S. 205.) Aus der Perspektive der Entwicklungspsychologie formuliert Martin Dornes die These, dass „[d]er Mensch [...] das (vielleicht) einzige Lebewesen [ist], das nicht nur die Befriedigung seiner Bedürfnisse anstrebt, sondern auch noch dessen Anerkennung" (Dornes 1997, S. 139).

Den Grund, warum die Frage der Anerkennung in der Moderne stark an Bedeutung gewinnt, sieht Taylor, wie oben schon ausgeführt, im Aufkommens des Ideals der Authentizität, das dazu auffordert herauszufinden, welches die je eigene originelle Daseinsweise ist. Das Authentizitätsideal wird heute im Sinne von „Selbsterfüllung" und „Selbstverwirklichung" verstanden, die ihrerseits wieder ein bestimmtes Maß an Selbstbestimmung und Autonomie voraussetzen (vgl. Taylor 2001, S. 274ff.).

Nicht dass es in vormoderner Zeit kein Bedürfnis nach Anerkennung gegeben hätte, doch es war weniger problembehaftet als heute: Das, was im modernen Verständnis als Identität der Person verstanden wird, war in hohem Maße durch die Stellung und die damit verbundene Rolle in der Gesellschaft bestimmt. Diese sozial abgeleitete Identität beruhte auf gesellschaftlichen Kategorien und wurde selten in Frage gestellt. Damit war die soziale Anerkennung von vornherein mit dieser Identität gegeben. Nicht das Bedürfnis nach Anerkennung hat sich verändert, sondern die Bedingungen, unter denen das Streben nach Anerkennung scheitern kann: „Das entscheidende Merkmal der innerlich abgeleiteten, persönlichen und originellen Identität besteht darin, dass diese sich nicht jeder apriorischen Anerkennung erfreut. Sie muß die Anerkennung durch einen Austauschprozeß erringen, und dabei kann sie versagen." (ebda., 57f.)

Versagen kann Anerkennung deshalb, weil sich soziale Wertschätzung in unserer Gesellschaft an den spezifischen Fähigkeiten und Leistungen, die ein Individuum für die Gesellschaft erbringt, bemisst. Dabei gibt das

> *„kulturelle Selbstverständnis einer Gesellschaft […] die Kriterien [vor], an denen sich die soziale Wertschätzung von Personen orientiert, weil deren Fähigkeiten und Leistungen intersubjektiv danach beurteilt werden, in welchem Maße sie an der Umsetzung der kulturell definierten Werte mitwirken können."* (Honneth 2003, S. 198)

In diesem Zusammenhang wendet Rösner zurecht ein, dass Honneth nicht begründen kann, inwieweit soziale Wertschätzung auch jenen Menschen zukommen kann, welche nicht über kulturell anerkannte Eigenschaften und Fähigkeiten verfügen, sondern aufgrund ihrer besonderen Lebenslage auf verantwortungsvolle Fürsorge angewiesen sind (vgl. 2002, S. 123). Auch Eurich argumentiert in diesem Sinne, dass Anerkennung als moralischer Wert nur dann möglich ist, „wenn sie über die rechtliche Gleichstellung und soziale Wertschätzung hinaus auch dem konkreten anderen als schwachem, verletzbarem, bedürftigem Subjekt Wertschätzung zu geben vermag" (Eurich 2005, S. 224).

Taylor weist insbesondere auf den feministischen Diskurs hin, in dem das spezifische Problem aufgegriffen wurde, dass das Vorenthalten von Achtung und Wertschätzung zur Verachtung des eigenen Selbst führen und dies wiederum als mächtiges Mittel der Unterdrückung eingesetzt werden kann. Aus dieser Position wird argumentiert, dass Frauen in patriarchalen Gesellschaften genötigt werden, einen entwürdigenden Begriff ihrer selbst zu akzeptieren. Da das Bild der eigenen Inferiorität so stark verinnerlicht wurde, konnten sie auch nachdem einige objektive Hemmnisse ihrer Entfaltung weggefallen waren, die sich ihnen bietenden Chancen nicht nutzen. Weiters wird argumentiert, dass Frauen dazu verurteilt seien, die Schmerzen zu ertragen, die aus einem Mangel an Selbstachtung erwachsen. Analog dazu wird auch in Bezug auf die Schwarzen davon gesprochen, dass die weiße Gesellschaft ihnen über viele Generationen hinweg ein erniedrigendes Bild ihrer selbst zurückgespielt hat, sodass viele eine destruktive Identität entwickelten. Dadurch wurde die Verachtung ihres eigenen Selbst zu einem der mächtigsten Werkzeuge ihrer Unterdrückung. (Vgl. Taylor 1993, S. 14.)

Was alte Menschen, Frauen und Angehörige geringgeschätzter Ethnien in der Frage der Überwindung des speziellen Typus von entstellender Anerkennung verbindet, ist, dass es kaum ein „klar umrissenes oder wünschenswertes historisches Erbe gibt, mit dessen Hilfe sich neu definieren und deuten ließe", was es heißt, eine Identität als alter Mensch, Frau und Angehörige gering geschätzter Ethnien zu haben (Barkhaus 1996, S. 249). An dieser Stelle sei noch einmal daran erinnert, dass geriatrische Langzeitpflege nicht in einem kontextfreien Raum stattfindet, sondern in einer Gesellschaft eingebettet ist, die ein negatives Altersbild hat. Die Verantwortung dafür, alten Menschen ein positives Selbstverständnis zu ermöglichen, sie in ihrer Identitätsbewahrung und -bewährung zu unterstützen, liegt damit nicht nur in den Händen derjenigen, die pflegen und betreuen, sondern muss als gesamtgesellschaftlicher Gestaltungsauftrag verstanden werden.

3.2.4

Selbstachtung als Voraussetzung gelingender Ich-Identität

Aus der Einsicht, dass die Wertperspektive für die Entwicklung personaler Identität unerlässlich ist und diese einen sozialen Geltungsbereich voraussetzt sowie der sozialen Vermittlung bedarf, erwächst für Taylor der normative Anspruch auf Anerkennung in seinen unterschiedlichen Formen. Weil Anerkennung für die Entstehung und Sicherung der Selbstachtung notwendig ist, da nur so eine Ichkonzeption gelingen kann, ist Taylor davon überzeugt, dass in jeder Kultur Phänomene der Anerkennung in der Beziehung zu anderen eine bedeutende Rolle spielen, auch wenn sie historisch variabel sind (vgl. Taylor 1994, S. 24ff.).

Das Gefühl für die Werthaftigkeit des eigenen Lebensentwurfs verweist auf eine Dimension der personalen Identität, die in einem zentralen Bedeutungszusammenhang mit der Menschenwürde steht: die Selbstachtung. Mit Rawls lässt sich Selbstachtung so verstehen, dass sie zwei Seiten hat (vgl. 1979, S 479). Zur ersten Seite gehört die sichere Überzeugung, dass die eigene Vorstellung vom Guten und damit verbunden die Vorstellung vom „So-Sein-Wollen" sowie des eigenen Lebensplans wert sind, verwirklicht zu werden. Diese Seite macht das Selbstwertgefühl der Person aus. Auf der anderen Seite gehört zur Selbstachtung das Vertrauen in die eigenen Fähigkeiten, um die Absichten so weit wie möglich verwirklichen zu können. Wie Taylor sieht auch Rawls Selbstachtung als fundamentales Gut an, da sie einen stark motivationalen Charakter besitzt: „Ohne sie scheint nichts der Mühe wert, oder wenn etwas als wertvoll erscheint, dann fehlt der Wille, sich dafür einzusetzen. Alles Streben und alle Tätigkeit wird schal und leer, man versinkt in Teilnahmslosigkeit und Zynismus." (ebda.)

Selbstachtung ist nicht unabhängig von Anerkennungsverhältnissen, sie hat also auch ein soziales Element: „Wer nicht das Gefühl hat, daß die anderen seine Bemühungen achten, kann kaum bei der Überzeugung bleiben, diese seien etwas wert [...]." (ebda., S. 204) Rawls Auffassung der Selbstachtung lässt sich als dialektisches Verhältnis zwischen Selbstachtung und Selbstschätzung verstehen: Das Selbstverständnis, eine selbstbestimmte Person zu sein, wird vom moralischen Gefühl der Selbstachtung motiviert und begleitet. Dieses Selbstverständnis erzeugt auf der anderen Seite den Wunsch für diese Fähigkeiten geschätzt zu werden (vgl. Hahn 2007, S. 125).

Nun meint Rawls, dass die Selbstachtung durch die öffentliche Anerkennung gleicher Staatsbürgerrechte für alle gleichermaßen gesichert ist, wobei er die öffentliche Bestätigung gleicher Freiheitsrechte als soziale Basis ansieht. Doch die anerkennungstheoretische Diskussion der letzten Jahre hat gezeigt, dass das formale Zugeständnis gleicher Rechte für die Sicherung der Selbstachtung nicht ausreicht, vielmehr müssen Individuen sich zugleich geachtet und wertgeschätzt wissen, um ein unverzerrtes Selbst- und Weltverständnis ausbilden zu können. Mangelnde Anerkennung muss bei zunehmend gleichen Rechten immer mehr auf inkorporierte soziale Normen wie Leistungsfähigkeit, Attraktivität, Jugendlichkeit und Unversehrtheit zurückgeführt werden. Missachtungserfahrungen gehen dabei weniger vom formalen Recht aus, sondern werden in jenen Bereichen gemacht, in denen Menschen als ethische Personen mit Anspruch auf ein nicht verfehltes Leben und gelingende Identitätsbildung in Erscheinung treten. (Vgl. Rösner 2007, S. 39f.) Hier sei daran erinnert, was Rorty bezüglich der seelischen Verletzbarkeit des Menschen als Wesen, denen an Selbstachtung gelegen ist, schreibt: Menschen wird auch dann Schmerz zugefügt, wenn die Werthaftigkeit ihres So-Sein-Wollens von anderen verworfen wird, indem alles, was den Betroffenen wichtig ist als vergeblich, veraltet und ohnmächtig abgewertet wird (vgl. Rorty 1989, S. 153). Auch jene alten Menschen, von denen Améry spricht, haben es wahrscheinlich sehr schwer, trotz gleicher Freiheitsrechte ihre Selbstachtung langfristig aufrechtzuerhalten, wenn sie dauerhaft mit dem herabwürdigenden Bild, das die Gesellschaft von ihnen hat, konfrontiert sind. Ergebnisse der gerontologischen Forschung haben gezeigt, dass das vorherrschende Altersbild vom Einzelnen internalisiert wird und sich damit auch auf das persönliche Befinden auswirkt. Bei einem negativen Altersbild bedeutet dies, dass der Einzelne tendenziell eine negative Einstellung zum Alter im Allgemeinen und zu seinem eigenen Alter entwickelt (vgl. Lehr 1991, S. 286f.). Dabei wird selbstverständlich eingeräumt, dass auch ein sehr alter und beeinträchtigter Mensch, wenn er nur über hinlänglich Selbstachtung verfügt, dieses deformierte Bild als unangemessen zurückweisen und souverän reagieren kann. Doch kann die massive und permanente Erfahrung von Nicht-Achtung die in der Selbstachtung implizite Überzeugung, die eigenen Bemühungen seien etwas wert, erschüttern. Damit verliert sie nicht zuletzt die für die Lebensführung so bedeutungsvolle Motivationskraft (vgl. Steinforth 2005, S. 110).

3.2.5

DIE VERKNÜPFUNG VON SELBSTACHTUNG UND WÜRDE

In den vergangen Ausführungen wurde dargelegt, welche zentrale Rolle Ausbildung und Aufrechterhaltung der personalen Identität in unserem Leben spielen und wie sehr wir dabei in vielerlei Hinsicht auf die Kooperation mit anderen angewiesen sind. Mit Stöcker kann nun argumentiert werden, dass es nahe liegend ist, der Existenz einer personalen Identität, also ein Selbst, wegen seiner herausragenden Funktion einen Wert für unser Leben einzuräumen (vgl. 2003, S. 148).

> *„Es ist nicht nur ein zufälliges Merkmal oder ein interessantes soziologisches Faktum, dass wir bemüht sind, eine Identität aufzubauen und aufrechtzuerhalten, sondern etwas Wertvolles und Schützenswertes. [...] Die Idee, dass im Selbst des Menschen so etwas wie ein besonders schützenswerter Kern liegt, spielt nun eine wichtige Rolle, wenn man die spezielle Frage stellt, weshalb Verletzungen der Menschenwürde aus ethischer Sicht besonders verwerflich sind. [...] Menschenwürdeverletzungen sind dadurch charakterisiert, [...] dass sie es dem Opfer in der betreffenden Situation unmöglich machen irgendein Selbst aufrechtzuerhalten, welches mit einem akzeptablen Selbstbild vereinbar wäre."* (Stöcker 2003, S. 148)

Dieser besonders schützenswerte Kern, von dem Stöcker spricht, ist die Selbstachtung als allgemeine und basale Voraussetzung für gelingende Identitätsbildung und damit der Möglichkeit im eigenen Lebensentwurf aufzugehen. Das „akzeptable" Selbstbild kommt wiederum zustande, wenn eine Person Selbstachtung und Selbstschätzung, die zunächst als innere Einstellungen verstanden werden müssen, den anderen gegenüber glaubhaft verkörpern kann. Margalit schreibt dazu: „Würde lässt sich mithin als Verkörperung oder Abbild der Selbstachtung begreifen." (1999, S. 73)

Die innere Überzeugung achtens- bzw. schätzenswert zu sein, sollte sich also im äußeren Erscheinungsbild, im sozialen Auftreten der Person widerspiegeln. Damit ist nun wieder der leibliche Aspekt der Würde angesprochen. Hier ist es besonders das Gesicht, das die Person erscheinen lässt, in dem sie sich aber auch in ihrer ganzen Verletzlichkeit zeigt. Das Gesicht zu wahren, vor sich und den anderen, ist gleichbedeutend mit der Wahrung der Selbstachtung (vgl. Fuchs 2008, S. 112; Stöcker 2003, S. 145). Die Tatsache, dass Selbstachtung nicht unabhängig von intakten Anerkennungsverhältnissen ist und zudem als innere Einstellung nach außen hin verkörpert werden muss, macht sie sowohl für physische als auch für psychische Verletzungen anfällig. Deshalb zählt Luhmann die Würde auch zu den empfindlichsten menschlichen Gütern, die zahlreicher Sicherungen bedarf, denn sie ist alles andere als „unantastbar" (vgl. Luhmann 1999, S. 69).

Der Auftrag „etwas darzustellen in der Welt", ist zunächst einmal an jeden einzelnen Menschen selbst gerichtet und ist damit als individuelle Leistung zu verstehen, die selbstredend ohne einen gewissen Freiraum nicht erbracht werden kann und den es deshalb zu schützen gilt. Darüber hinaus ist ein Schutz der Würde deshalb nötig, da kein Mensch in der Lage ist ohne Zutun von außen, in Form von Achtung und Wertschätzung, eine individuelle Persönlichkeit aufzubauen oder zu erhalten (vgl. Luhmann 1999, S. 60ff.). Dies trifft in Besonderem auf jene Menschen zu, die durch Alter, Krankheit oder als Folge eines Unfalls ihre Fähigkeit zur Würdedarstellung teilweise oder zur Gänze verloren haben. Gerade solche Menschen, die an ihrem körperlichen Verfall leiden und darüber hinaus in ihrer Fähigkeit eingeschränkt sind, ihre Würde nach außen zu verkörpern, sind besonders empfindlich gegenüber Würdeverletzungen. Hier wird sichtbar, dass Menschenwürde als moralischer Anspruch zum einen eine

Schutzfunktion intendiert und zum anderen einen Gestaltungsauftrag. Die Schutzfunktion beinhaltet, jede Person – weil sie als Trägerin von Menschenwürde aufgefasst wird – auf die Art und Weise zu behandeln, dass ihre Selbstachtung nicht beschädigt wird, weil sie nur so die Möglichkeit hat ihre personale Identität auszubilden und aufrechtzuerhalten. Im Kontext der geriatrischen Langzeitpflege steht jedoch oftmals der intendierte Gestaltungsauftrag im Vordergrund, wenn Menschen ihre Ausdrucksfähigkeit aufgrund des Ausfalls von kognitiven Fähigkeiten verloren haben. Dann muss die Würde der betroffenen Person in einer Art Stellvertretung von den jeweiligen Beteiligten (Pflege- und Betreuungspersonal, ÄrztInnen, Angehörige usw.) zum Ausdruck gebracht werden. Gerade in solchen Grenzsituation wird deutlich, dass Würde durch Würdigung entsteht, dass sie aktiv hergestellt werden muss und dies mehr verlangt als formale Rechte zuzugestehen.

3.2.6

ERNIEDRIGUNG UND IHRE FOLGEN FÜR DIE PERSONALE IDENTITÄT

Eine Menschenwürdeverletzung kann dadurch charakterisiert werden, dass das Bemühen einer Person vereitelt wird, an einem akzeptablen Selbstverständnis festzuhalten, was gleichbedeutend ist mit der Beschädigung ihrer Selbstachtung. Das Ausbilden oder Aufrechterhalten der Selbstachtung wird dann verunmöglicht, wenn eine Person erniedrigt wird. Erniedrigt wird sie dann, wenn ihr die Möglichkeit entzogen wird, sich selbst als achtenswert anzusehen. Dies kann durch das Handeln einer Person geschehen oder auf strukturellen Ursachen beruhen, wie extreme Armut, Stigmatisierung oder Verdinglichung bestimmter Personengruppen, indem beispielsweise alte Menschen ausschließlich als Kostenfaktor betrachtet werden. Wenn Personen erniedrigt werden, ist es für sie schwer an ihrem So-Sein-Wollen festzuhalten: also in einem besonderen Lebensentwurf aufzugehen sowie sich als selbstbestimmte Person anzusehen und darzustellen. Entsprechend schreibt Ladwig, dass Personen durch extremen Zwang oder durch sozial verfügte Not vor die „perverse Alternative" gestellt werden entweder standhaft zu bleiben und dafür schwere Schädigungen in Kauf zu nehmen oder sich in die Verhältnisse zu fügen, die einem akzeptablen Selbstbild jedoch widersprechen. „Wer von anderen zu erniedrigendem Handeln genötigt oder in erniedrigenden Lagen belassen wird, erlebt gleichwohl sich in der Stellung des Erniedrigten; er sieht sich mit den Augen eines anderen und kann den Anblick mit seiner Vorstellung angemessenen Auftretens nicht vereinbaren." (Ladwig 2003, S. 51) Ob es gelingt, Selbstachtung als Würde nach außen angemessen zu verkörpern, ist auch abhängig von Kontexten, die diese gelungene Selbstdarstellung zulassen oder behindern. Wenn Luhmann davon spricht, dass Würde und Freiheit jene Grundbedingungen bezeichnen, die das Gelingen der Selbstdarstellung als individuelle Persönlichkeit erst ermöglichen (vgl. 1999, S. 66), ist genau dies damit gemeint: Nur wenn eine Gesellschaft sich darum bemüht, neben der Schaffung rechtlicher Rahmenbedingungen Menschen durch soziale Bedingtheiten nicht in erniedrigende Lebenslagen zu bringen und darüber hinaus um die Sicherstellung von Anerkennungsverhältnissen bemüht ist, kann sich die Selbstachtung des Einzelnen entfalten. Die Würde jedes Einzelnen herzustellen, muss als interaktive Leistung zwischen Individuum und Gesellschaft verstanden werden und impliziert einen Handlungsauftrag für die gesamte Gesellschaft, vor allem jenen Menschen gegenüber, denen der Achtungsanspruch nicht selbstverständlich zuwächst (vgl. Klie 1998, S. 132).

4

AUTONOMIE

Im öffentlichen Diskurs um das Gesundheitswesen und die Wirtschaft, in den Debatten über Ethik und Moral, aber auch in Politik und Recht wird heute kaum ein Terminus so stark strapaziert wie der Begriff der „Freiheit". Es lässt sich wohl zu Recht behaupten, dass der Begriff der Freiheit und auch die oft synonym dazu verwendeten Begriffe Autonomie und Selbstbestimmung Zentralbegriffe der Moderne sind. Dies veranlasst Pollmann zu der Äußerung, dass es von der Warte des postmetaphysischen Denkens aus so erscheint, als „habe man es hier mit einer der wenigen geschichtsphilosophischen Residualkategorien zu tun, die das von der so genannten Postmoderne ausgerufene Ende der ‚großen Erzählungen' haben überleben können. Dass der Mensch frei sein will und frei sein soll, scheint auch nach der historischen Diskreditierung heilsversprechender Utopien unumstritten zu sein" (Pollmann 2005, S. 303).

Die enorme Bedeutung, welche diesem Ideal auch im Gesundheitswesen eingeräumt wird, kann in historischer Hinsicht als eine wichtige Antwort auf das bis vor kurzem in diesem Bereich unangefochtene paternalistische Paradigma gedeutet werden. Patienten und Patientinnen können sich auf das verbriefte Recht des „Informed Consent" berufen, haben das Recht auf umfassende Information bezüglich ihres Gesundheitszustandes, über geplante Eingriffe und sind berechtigt, diese auch abzulehnen. Allerdings scheint es durchaus berechtigt, kritisch zu hinterfragen, welchem Konzept von Autonomie durch die „informierte Einwilligung", die behandlungsbedürftige Personen im Gesundheitswesen abgeben, Rechnung getragen werden soll. So kann mit Petra Gehring, die dieses Instrument unter Machtaspekten untersuchte, gefragt werden, ob es tatsächlich die Selbstermächtigung der PatientInnen ist, welche die Institutionen unterstützen wollen, oder ob ihnen nicht vielmehr an der Festlegung und Verpflichtung der Betroffenen liegt. Denn mit der Einwilligungserklärung kann „ein Risiko zum erklärten und damit ‚normalen' Teil des Verfahrens gemacht werden. Die durch Dokumente scheinbar verbriefte ‚Patientenautonomie' wird so zur freiwilligen Risikoübernahme. Eine Verantwortung wird neu verteilt, die früher ungeteilt der behandelnden Institution zufiel." (Gehring 2002, S. 26) In der Veralltäglichung der Einwilligungserklärung steht für Gehring weniger das PatientInneninteresse, sondern vielmehr die Entlastung der ÄrztInnen und Pflegekräfte im Vordergrund. Eine regelrechte Verfremdung des Autonomiegedankens sieht die Autorin im Zusammenhang mit Probandenverträgen, die PatientInnen mit Pharmakonzernen abschließen. „Weder der Gedanke einer ‚Autonomie', die hier gewonnen würde, indem man eine Erklärung abgibt, noch die Anmutung einer quasi-medizin-rechtlichen oder irgendwie ‚ethisch' abgesicherten Aura des Geschehens" (ebda., S. 31) seien hier angebracht, konstatiert Gehring. Auch hier dient die Verrechtlichung nicht so sehr den Interessen der PatientInnen, sondern in diesem Fall steht der ökonomische Nutzen im Vordergrund. Wenn medizinische Institutionen nach Vorbild des wirtschaftsliberalen Marktmodells des homo oeconomicus auf Selbstbeteiligung und PatientInnenautonomie setzen, geht es weniger um die Autonomie „einer freien unbestimmten Selbstbestimmung" als um einen Formgewinn. „Effekt der Form als solcher ist die individualisierte Wahlentscheidung allein zwischen dem Ja und dem Nein des Unterzeichneten eines rechtsverbindlichen Formulars." (ebda., S. 32)

So wie der Autonomiegedanke für eine bestimmte PatientInnengruppe als Verpflichtung proklamiert wird, ist es ebenso Teil der Debatte um Selbstbestimmung, dass psychisch kranken Menschen, Verwirrten und geistig behinderten Personen die Autonomie abgesprochen wird (vgl. Waldschmidt 1999, S. 8). Waldschmidt bemerkt kritisch, dass in dieser Konzeption

> „chronisch kranke und behinderte Menschen als die Anderen [gelten]. Sie stehen sozusagen dem autonomen Subjekt gegenüber, das sich gerade im Kontext zu ihnen als ihr Gegenpart konstituiert: kühl und sachlich überlegend, reflektiert und logisch handelnd. Gesundheitlich beeinträchtigte Männer und Frauen werden dagegen dem Reich der Natur und der Sinne zugeordnet: passiv und leidend, irrational und gebrechlich, verrückt und gefühlsbetont." (ebda., S. 28)

Dass sich in einer Gesellschaft, welche einseitig das Ideal der Rationalität (und Rationalisierung) hochhält, solche Zuschreibungen leicht als tödlich erweisen, sieht Waldschmidt in der Enttabuisierung der Selbst- und Fremdtötung schwerstkranker und sterbender Menschen (vgl. ebda.).

Auch Eibach steht der Überbetonung der Autonomie skeptisch gegenüber und wirft die Frage auf, ob wir uns mit diesem Ansatz nicht in eine ethisch problematische „Gesundheits- und Autonomie-Falle hineinmanövrieren" (Eibach 2000, S. 15). Er argumentiert, dass die Kehrseite der Überbetonung der Autonomie die Feststellung bildet, dass es Personen gibt, welche über die Fähigkeit zur Selbstbestimmung nicht verfügen, nie mehr verfügen werden oder niemals verfügt haben. Wird nun Autonomie als Grundlage der Menschenwürde gedacht, besteht die Gefahr, dass das Leben dieser Menschen als „menschenunwürdig" und „lebensunwert" betrachtet wird. Eibach bezeichnet eine Ethik, die Autonomie zum Ausgangspunkt der Überlegungen macht, als eine „Ethik der Stärkeren" (ebda., S. 17). Der Philosoph Isaiah Berlin spitzt diesen Gedanken noch einmal zu, indem er schreibt: „Die Freiheit der Wölfe bedeutet oft genug den Tod der Schafe". (Berlin 1995, S. 48)

Aus soziologischer Sicht kann hier mit Günther die Frage angeschlossen werden, ob jene Menschen, die über keinen oder nur begrenzten Zugang zu gesellschaftlichen

Ressourcen verfügen, die heute von Seiten der Arbeits- Sozial- und Gesundheitspolitik immer lauter werdenden Forderung nach mehr Eigenverantwortung, die ja mit dem Autonomiegedanken eng verbunden ist, nicht als Fremdbestimmung erleben (vgl. 2002, S. 121). In dieser Situation bleibt dem Einzelnen nichts anderes übrig, als sich diesem Imperativ zu unterwerfen und die Ideale der eigenverantwortlichen Lebensführung repressiv zu internalisieren oder äußerlich anzupassen. Indem sich ein Mensch, der sich in solch einer Lebenslage befindet, dieser Konstruktion des eigenverantwortlichen Subjekts nur unterwirft, erfährt er sie als Disziplinierung und gerät in eine Paradoxie: „Was ihm seine Eigenmacht garantieren soll, ist zugleich das, was ihm seine Eigenmacht nimmt." (ebda., S. 122) Günther weist in diesem Zusammenhang auf Kierkegaard hin, für den klar war, „dass das Selbst nur dann frei und verantwortlich wählen kann, wenn es sich als dieses wählende Selbst gewählt hat" (ebda., S. 138).

Schon diese kurze Diskussion um den Autonomiegedanken zeigt, dass sich dieser, so konsensfähig er auf den ersten Blick auch sein mag, sich bei näherer Betrachtung als durchaus ambivalent erweist. Der Begriff ist offen für unterschiedliche und widersprüchliche Deutungen und muss eher als ein formales Konstrukt angesehen werden, dessen konkrete inhaltliche Bedeutung sich nur aus dem Bezug zur jeweiligen Praxis ergibt, die ihrerseits wieder abhängig ist von gesellschaftlichen und individuellen Kontexten. (Vgl. Waldschmidt 1999, S. 10.) Im Zusammenhang mit der in dieser Arbeit vorgeschlagenen Bedürfniskonzeption der Menschenwürde wird diese nicht durch Fähigkeit zur moralischen Autonomie begründet, doch kommt ihr auch hier eine bedeutende Rolle zu. Herausgestellt wurde bisher, dass Freiheit eine wichtige Vorbedingung gelingender Selbstdarstellung personaler Identität ist. Die Freiheit einer Person wird dann eingeschränkt, wenn sie durch Stigmatisierung, erniedrigende soziale Umstände oder konkrete Handlungen anderer daran gehindert wird, ein akzeptables Bild ihrer selbst aufzubauen oder aufrechtzuerhalten. Mit Luhmann lassen sich die Schnittstellen von Autonomie, Würde und individueller Selbstkonstruktion folgendermaßen darstellen: Es besteht eine wechselseitige Bedingtheit von Freiheit und Würde. Freiheit hätte keinen Sinn, wenn sie nur zu einer inkonsistenten Selbstdarstellung führen würde. Ebensowenig hätte Würde kein Darstellungsmaterial, wenn es keine freien Handlungsaspekte gäbe (vgl. Luhmann 1999, S. 70). Wie aber in den vorhergegangenen Ausführungen gezeigt wurde, darf jedoch nicht übersehen werden, dass der Leib die Grundlage darstellt, auf der sich Freiheit und Vernunft als Möglichkeiten der Person ausbilden können. Auch bedarf es des Mediums des Leibes um sich überhaupt als personale Identität darstellen zu können. Die Leiblichkeit ist auch der Grund dafür, dass Menschen krank und pflegebedürftig werden, was zugleich immer eine Gefährdung ihrer Autonomie und Selbstbestimmung bedeutet. Aber nicht nur die Naturhaftigkeit, die sich in unserer leiblichen Verfasstheit zeigt und welche uns von der Fürsorge der anderen abhängig macht, sondern auch die Tatsache, dass das normative Selbstbild jeder Person stets auf Rückversicherung durch andere angewiesen ist, zeigt an, dass das Selbst in ständiger Spannung zwischen Abhängigkeit und Unabhängigkeit lebt (vgl. Callahan 1998, S. 155).

Welches Verständnis von Autonomie lässt sich in die hier getroffenen Vorannahmen einfügen? Inwiefern geht Selbstbestimmung über die Fähigkeiten eines Individuums hinaus, welche intersubjektiven Momente kommen dann zum Tragen und welche Bedeutung haben die Begriffe Autonomie und Selbstbestimmung im Kontext geriatrischer Langzeitpflege? Diese Fragestellungen wurden im Zusammenhang mit der Konkretisierung des Würdebegriffs aufgegriffen und sollen nun noch einmal verdeutlicht werden. Dazu werden bedeutende Konzepte der Freiheit aus philosophisch-ethischer Perspektive aufgefächert und erläutert.

4.1

Begriffs- und ideengeschichtlicher Abriss zu Freiheit, Autonomie und Selbstbestimmung

Angesichts der Vieldeutigkeit der Begriffe ist es hier hilfreich, sich im ersten Schritt mit ihrer Herkunft auseinanderzusetzen und dazu einen ideengeschichtlichen Abriss darzustellen.

Freiheit

Der Hinweis Callahans, dass sich der Mensch immer in einem Spannungsfeld von Abhängigkeit und Unabhängigkeit bewegt (vgl. 1998, S. 155), findet sich schon in der ursprünglichen Bedeutung des Begriffes „frei". Sein Wortstamm geht auf die indogermanische Wurzel *prāi* zurück, was soviel bedeutet wie „schützen, schonen; gern haben, lieben" (Duden 1963, S. 184). Aus dieser Grundbedeutung der indogermanischen Wurzel haben die Germanen einen Begriff der Rechtsordnung entwickelt: „[Z]u den Lieben gehörig" und daher „geschützt" sind die eigenen Stammensangehörigen, die Freunde. Nur sie stehen „frei", d.h. vollberechtigt in der Gemeinschaft im Gegensatz zu den Fremdgebürtigen, zu denen die Unterworfenen und Kriegsgefangenen zählten. (Vgl. ebda.) Der ursprüngliche Gebrauch des Begriffes „frei" weist also darauf hin, dass Freiheit auf Zugehörigkeit zu einer Gemeinschaft beruht. Erst in diesem geschützten Raum ist die Ausübung der Freiheit überhaupt möglich. Unser heutiges Verständnis von Freiheit hat sich von seiner ursprünglichen Bedeutung weit entfernt, ja beinahe ins Gegenteil verkehrt.

Dazu haben auch jene neuzeitlichen ethischen und politischen Theorien beigetragen, die von der Idee eines atomistischen, selbstursprünglichen, extrem individualistischen und egoistischen Subjekts ausgehen und die Bedürftigkeit von Individuen sowie ihre Einbindung in versorgende Interaktionen ausklammern und verschleiern. Auch die neoliberale Ideologie des Marktes schließt an dieses Menschenbild des autarken Selbst an und unterstellt, dass Individuen ihr eigenes Leben alleine bewältigen, ihre Handlungsfähigkeit aus sich heraus gewinnen und erneuern können. Diese Idee, die sich unter anderem in der Rede vom „Selbst-Unternehmer" und der „Ich-AG" symbolisiert, führt letztlich dazu, dass jeglicher Sinn für gegenseitige Verantwortung schwindet (vgl. Beck 2001, S. 201).

Autonomie

Die Geschichte des Begriffs Autonomie reicht zweieinhalb Jahrtausende zurück und ist zu einem zentralen Leitbegriff der Moderne geworden. Autonomie (griech. *autos* = selbst, *nomos* = Gesetz), bedeutet wörtlich Selbstnormierung oder Selbstgesetzgebung. Damit betont der Autonomiebegriff den aktivischen Charakter der Freiheit (vgl. Pollmann 2005, S. 313). In seiner frühen Wortbedeutung galt derjenige als frei im Sinne von autonom, der sich das gemeinsame, göttliche Gesetz zu Eigen macht. Im 5. Jh. vor Chr. wird der Ausdruck „autonom" zur Bezeichnung höchster sittlicher Freiheit: als Tun des unfassbaren Göttlichen als eigenstes Gesetz aus der unfehlbaren Natur heraus (vgl. Ritter 1972, S. 1066). Vorstenbosch liefert den Hinweis, dass in der *„Antigone"* des Sophokles der Begriff Autonomie erstmals für die inneren moralischen Überzeugungen einer Einzelperson verwendet wird (vgl. Vorstenbosch 2006, S. 23). Dieser Wortgebrauch hat sich in der modernen und zeitgenössischen Ethikdiskussion weitgehend durchgesetzt. Im Allgemeinen steht der Begriff Autonomie heute für jenes moderne sittliche Freiheitsbewusstsein, in welchem die normgebende Verantwortung des Menschen als unhintergehbare Verbindlichkeit systematisch zur Geltung kommt (vgl. Bielefeldt 2002, S. 305).

Selbstbestimmung

Der Begriff Selbstbestimmung ist heute Bestandteil unserer Alltagssprache und wird zumeist unreflektiert verstanden. Blickt man auf seine Begriffsgeschichte zurück, so lässt sich mit Waldschmidt Folgendes einbringen: Der Wortbestandteil „Selbst" bildete sich im Laufe des 18. Jahrhunderts, also zur Zeit der Aufklärung, zu einem eigenständigen Begriff heraus (2003, S. 14ff.). Um den Begriff „Selbst" hat sich relativ schnell eine große Wortfamilie entfaltet. Ursprünglich wurde er als „hinweisendes Fürwort" (*deixis*: „das Zeigen") gebraucht und entwickelte allmählich einen reflexiven Bedeutungsgehalt: „Wie in einen Spiegel schauend entdeckt das Individuum sein ‚Ich', seine ‚Identität', kurz sein ‚Selbst'." (ebda.)

Dahinter steht das in der Moderne immer mehr an Bedeutung gewinnende Konzept, das von der Vorstellung getragen ist, dass unser Selbst etwas Innerliches ist. Heute erscheint es uns als selbstverständlich, dass all unsere Gedanken, Ideen und Gefühle in uns sind, während sich die Objekte außerhalb befinden und auf uns einwirken. Wir sind Wesen mit einem unerforschten und dunklen Inneren. Der moderne Mensch ist der festen Überzeugung, dass wir eine innere Tiefe haben, ebenso wie wir ein Herz, eine Leber oder andere Organe haben. Wir halten das für eine interpretationsfreie Tatsache. Doch ist diese „Topologie", wie Taylor herausstreicht, in Wirklichkeit „eine Eigentümlichkeit unserer Zivilisation, und die Verlagerung von früheren Ansetzungen des Selbst zur gegenwärtigen spiegelt einen Wandel in unserem sittlichen Selbstverständnis wider, genauer gesagt: einen Wandel unserer Vorstellung davon, wo die Quellen unserer sittlichen Kraft zu finden sind" (Tayor 2001, S. 225). Dies zeigt sich auch darin, dass sich das Denken der Freiheit in der griechischen und römischen Antike ausschließlich an dem Denken der Notwendigkeit des Schicksals artikuliert (vgl. Ritter 1972, S. 1064). Denn die Quelle der Moral, im Sinne einer vernünftigen Subjektivität, die heute als die kompetente Instanz für moralische Urteile angesehen wird, ist in der Antike nicht in uns zu finden, sondern außerhalb, in einem geordneten Kosmos, dessen Ordnung sich durch die vernünftige Ausrichtung der Seele erkennen lässt. (Vgl. Taylor 1994, S. 226ff.)

Diese Veränderung des Selbst- und Weltverständnisses wird nun im Wortteil „Bestimmung" sichtbar, der zwei miteinander verschränkte Bedeutungsebenen aufweist: zum einem im Sinne personaler Macht als „Befehl über etwas", zum anderen im Sinne von Klassifikation als „Benennen von etwas". Von der Wortgeschichte her verweist Selbstbestimmung somit auf ein Individuum, das sich insofern erkennt, als es sich definiert und zugleich Macht über sich ausübt. Anders ausgedrückt: „[D]er Selbstbestimmungsbegriff bündelt selbstreferentielle, erkenntnistheoretische und individualistische Facetten sowie Aspekte von Macht und Herrschaft." (Waldschmidt 2003, S. 14.)

4.2
AUTONOMIE ALS GRUND DER WÜRDE

Die philosophische Debatte bezüglich der Autonomie ist durch Gedanken Immanuel Kants maßgeblich beeinflusst worden. In der Zeit seines Wirkens bestimmten zwei divergierende Positionen den philosophischen Diskurs über die Autonomie: So argumentierten die Deterministen, dass es keine Freiheit gibt, da diese der allumfassend gültigen Naturkausalität widersprechen würde. Die Indeterministen dagegen vertraten die Auffassung, dass der Mensch frei ist und die These des durchgängigen Naturdeterminismus falsch sei.

Kant bringt nun vor, dass zwar alle raumzeitlichen Ereignisse prinzipiell naturkausal erklärt werden können, d.h. jedes Ereignis eine empirische Ursache hat. Doch zugleich vertritt er die Auffassung, dass Freiheit möglich ist: Menschen beurteilen ihre Handlungen nicht alleine aus der naturkausalen Beobachterperspektive, sondern auch als Ergebnisse, die kausal auf ihr eigenes Wollen zurückzuführen sind. Wenn sie ihre Handlungen aus dieser Perspektive beurteilen, dann sehen sie sich selbst nicht als empirische, in Raum und Zeit existierende Wesen, vielmehr begreifen sie sich dann als Personen, deren Wollen der Naturkausalität nicht unterworfen ist, obwohl sie durch ihr Wollen kausale Veränderungen in der Sinnenwelt hervorrufen.

Kants Bemühungen galten aber nicht nur der Frage, ob Freiheit möglich ist, sondern auch der alles entscheidenden Frage, ob wir selbst, als freie Wesen, tatsächlich einen kausalen Einfluss auf die Welt haben. Diese Fragestellung versucht er mit der Unterscheidung zwischen negativer und positiver Freiheit zu beantworten. Als negative Freiheit bezeichnet Kant jene Freiheit, die „unabhängig von fremden sie bestimmenden Ursachen wirkend sein kann" (Kant 2004, S. 103). Sie besteht in dem Vermögen, sich nicht von unmittelbaren sinnlichen Handlungsgründen bestimmen zu lassen. Gefühle, Neigungen und Leidenschaften üben zwar einen kausalen Einfluss auf unsere Willkür aus, aber dieser ist nicht so stark, als dass wir ihm völlig ausgesetzt wären und keine langfristigen Perspektiven entwickeln könnten.

Im positiven Sinne frei ist der Mensch nach Kant dann, wenn er sich selbst ein Gesetz für den Gebrauch seiner freien Willkür geben kann. Der in beliebiger Distanz zu seinen eigenen sinnlichen Ansprüchen stehende Mensch überwindet so seinen gesetzlosen Willen und kann somit im positiven Sinne als frei angesehen werden. Denn der Mensch handelt nun nach einem praktischen Gesetz, das seinen Ursprung in der reinen Vernunft hat und lässt sich damit nicht mehr durch seine Sinnlichkeit bestimmen. Für Kant ist „ein freier Wille und ein Wille unter sittlichen Gesetzen einerlei" (ebda., S. 104). Wie bereits im Kapitel 2.4 ausgeführt, wird das Gesetz, unter dem der autonome Wille steht, durch den kategorischen Imperativ benannt und die Autonomie macht es möglich, die Forderungen des kategorischen Imperativs zu erfüllen. Kant sieht das Bewusstsein des Sittengesetzes als Beweis der praktischen Wirklichkeit der Willensfreiheit an: Wären wir uns nicht bestimmter moralischer Verpflichtungen bewusst, gäbe es keine Möglichkeit, die praktische Wirklichkeit der Freiheit zu beweisen.

Zusammenfassend lässt sich nun sagen, dass der Mensch im Verständnis Kants zwei verschiedene Standpunkte einnimmt: Als vernünftiges Wesen ist sich der Mensch durchaus dessen bewusst, dass er Teil der Sinneswelt ist, welche durch naturkausale Gesetze determiniert ist (vgl. Kant 2004, S. 113). Nehmen wir den Standpunkt der praktischen Vernunft ein, so erkennen wir uns als freie Wesen, die unter dem Sittengesetz stehen. Aus den Ausführungen Kants geht klar hervor, dass er unter Autonomie nicht primär Selbstbestimmung versteht, sondern vielmehr „Selbstgesetzgebung". Nach Kant kommt dem Menschen deshalb Würde zu, weil er ein in diesem Sinne zur moralischen Autonomie fähiges Wesen ist. Er schreibt: „Autonomie ist also der Grund der Würde der menschlichen und jeder vernünftigen Natur." (ebda., S. 89)

Kant verseht Autonomie in diesem Zusammenhang als die Beschaffenheit von Urteilen, denen das Prädikat „moralisch" zukommen soll und die sich eben dadurch auszeichnen, dass sie in Autonomie gefällt wurden, „nämlich unparteiisch im Sinne der Loslö-sung von aller empirischen Kausalität durch Neigung und allein in der Orientierung an vernünftigen Prinzipien" (Honneth 2000, S. 241). Hier lässt sich mit Rückgriff auf Thomas Nagel einbringen, dass wir den „Blick von Nirgendwo", wie ihn Kant verlangt, nur dann einnehmen, wenn wir uns als freischwebende, bindungslose und von allen Fesseln befreite Individuen verstehen (vgl. Benhabib 1995, S. 79f.).

Besonders prekär wird diese Bedeutung von Autonomie dann, wenn sie als normatives Ideal auf das Leben von Menschen im Ganzen projiziert wird. Honneth bezeichnet es als „irregeleitete und schiefe Vorstellung", der auch Kant oftmals unterliegt, wenn angenommen wird, dass jenes Subjekt besonders autonom ist, welches sich „rational" über all seine konkreten Neigungen und Bedürfnisse zu erheben weiß (vgl. 2000, S. 241). In den vorhergegangen Ausführungen wurde bereits darauf eingegangen (s. Kap. 3.1.3), dass es weder Wahrnehmung, Erkennen, eine Handlung noch eine Erin-nerung ohne Gefühl gibt und dass diese ebenso Bestandteile rationalen Handelns sind.

Waldschmidt macht auf die Folgen dieser Konzeption von Autonomie aufmerksam und kritisiert, dass formal zwar alle BürgerInnen als AdressatInnen der Selbstbeherrschung anzusehen sind, faktisch aber all jene ausgeschlossen wurden, denen Autonomie abge-sprochen wurde: Dem weiblichen Geschlecht sowie den gesundheitlich eingeschränk-ten Menschen wurden Unvernunft und Irrationalität zugeschrieben. Sie wurden in der Möglichkeit der Selbstbestimmung nicht mitgedacht, sondern fungieren vielmehr als anderer Pol der Vernunft. „Der freie Bürger konstituiert sich als Selbstregent, indem er seine Identität in kontrastierendem Gegensatz zu dem Fremden der liberalen Gesell-schaft, den Eingeschlossenen und Entmündigten, bildet." (Waldschmidt 1999, S. 50) Die Mehrheitsgesellschaft versichert sich ihrer eigenen Vernünftigkeit und legitimiert die Teilhabe an Freiheitsrechten, indem sie Menschen mit Beeinträchtigungen, be-sonders dann wenn sie alt sind, einen Mangel an Vernunft zuschreibt und sie von der Teilhabe an Freiheitsrechten ausschließt (vgl. Waldschmidt, 2003, S. 20).

In der Dichotomie von Vernunft und Neigung kann sich der Mensch als Subjekt nur konstituieren, wenn er sich von der Welt der Sinne und Leidenschaften loslöst. Eine weitere Folge der Polarisierung zeigt sich in der Abwertung des Körpers. Das autonome körperlose Selbst wird dem Körper, der mit Abhängigkeit, Verletzlichkeit, Gefühl und dem Mangel an Autonomie gleichgesetzt wird, gegenübergestellt. Dementsprechend wird der Körper abgewertet, alles Körperliche muss verdrängt, bestenfalls durch die Ratio überwunden werden. Dass sich dieser Denkansatz nicht aufrechterhalten lässt, sondern Körperzustände und Gefühle eine unentbehrliche Grundlage auch für ratio-nales Handeln bilden, wurde bereits in Kapitel 3.1.3 deutlich gemacht.

4.3

NEGATIVE UND POSITIVE FREIHEIT

Einen weiteren wichtigen Eckpunkt in der philosophischen Diskussion um die Freiheit hat Isaiah Berlin mit seinem berühmten Essay *„Two Concepts of Liberty"* Ende der fünfziger Jahre gesetzt, in dem er eine terminologische Unterscheidung zwischen „negativen" und „positiven" Freiheitsbegriffen einführt. Damit versucht er die unüberschaubaren Freiheitskonzeptionen nach einem bestimmten Begriffsmuster zu systematisieren. Berlin stellt heraus, dass philosophische Theorien der Freiheit Antworten auf zwei verschiedene Fragen geben: Mit dem Begriff negative Freiheit wird das Augenmerk auf die Frage gerichtet, in „welchem Bereich muß (oder soll) man das Subjekt – einen Menschen oder eine Gruppe von Menschen – sein und tun lassen, wozu es imstande ist, ohne daß sich andere Menschen einmischen." (Berlin 1995, S. 201) Damit geht es hier um die Frage, „Was zu tun oder zu sein [...] ich frei [bin]." (ebda., S. 201)

Der Begriff „positive" Freiheit thematisiert die Frage, „von was oder von wem [...] die Kontrolle oder die Einmischung ausgeht, die jemand dazu bringen kann dieses zu tun oder zu sein und nicht jenes andere" (ebda.). Was hier angesprochen wird, ist die Art, wie sich die Selbstbestimmung vollzieht, also die Wahl der Optionen und die Umsetzung der getroffenen Entscheidung.

Beschreibt Berlin Freiheit in seiner ursprünglichen Fassung von *„Two Concepts of Liberty"* noch als „Abwesenheit von Hindernissen, die der Erfüllung der Wünsche eines Menschen im Wege stehen", so legt er in einer späteren Ausgabe klar, dass dies nicht seinem Verständnis von Freiheit entspricht (ebda., S. 42). Denn, so argumentiert er, „wäre das Ausmaß von Freiheit eine Funktion der Wunschbefriedigung, könnte ich diese Freiheit durch die Beseitigung der Wünsche ebenso wirksam vergrößern, wie durch ihre Befriedigung" (ebda., S. 41). Berlin betont, dass er unter Freiheit vielmehr die „Abwesenheit von Hindernissen für mögliche Wahlentscheidungen und Betätigungen – auf das Fehlen von Hindernissen auf den Wegen, die jemand einzuschlagen beschließen kann" (ebda., S. 42), verstanden wissen will. Diese Freiheit beruht nach Berlin letztlich nicht darauf, ob eine Person diesen Weg tatsächlich gehen will, sondern darauf, wie viele Türen ihr offen stehen und wie weit sie geöffnet sind.

Er selbst versteht sich als Anhänger einer negativen Freiheitskonzeption, da diese dem Wertepluralismus der modernen Welt seiner Ansicht nach weit mehr gerecht wird als positive Freiheitstheorien. Dem mit positiver Freiheit assoziiertem Konzept der Selbstbestimmung steht er deshalb skeptisch gegenüber, da diesem eine „metaphysische Spaltung des Selbst in ein ‚höheres' oder ‚wirkliches' oder ‚ideales' Selbst, das ein ‚niedriges', ‚empirisches', ‚psychologisches' Selbst beherrschen soll" (ebda., S. 46), unterliegt. Wenn dann dieses „höhere" Selbst mit Institutionen, Kirchen, Nationen, Rassen, dem Gemeinwohl oder der fortschrittlichen Klasse gleichgesetzt wird, ist es nach Berlin nur noch ein kleiner Schritt dahin, dem Individuum vor dem Hintergrund einer höheren Einsicht einen bestimmten Lebensplan aufzuzwingen (vgl. ebda., S. 47).

Berlins Konzeption der negativen und positiven Freiheit kann in Bezug auf das Alter Folgendes bedeuten: Auch wenn eine Person einen hohen Pflegebedarf aufweist, darf diese nur im Falle der Selbst- oder Fremdgefährdung ohne ihre Zustimmung in einer Institution untergebracht werden. Positive Autonomie würde bedeuten, dass alle österreichischen StaatsbürgerInnen im Bedarfsfall Anspruch auf angemessene Pflege und Betreuung haben.

4.4

KRITIK DER NEGATIVEN FREIHEITSKONZEPTIONEN

Einwände gegenüber der Differenzierung der beiden Typen von Freiheitskonzeptionen kommen beispielsweise von Gerhard MacCallum, der darauf aufmerksam macht, dass eine komplexe Theorie von Freiheit immer beide Aspekte aufweisen muss. Nach Mac-Callum existiert nur ein einziges Freiheitskonzept, das beide Dimensionen als triadische Relation beschreibt: „X ist frei von Y, um Z zu tun". In dieser Freiheitsformel bezieht sich der Hauptsatz auf die negative und der zweite Halbsatz dagegen auf den positiven Aspekt der Freiheit. (Vgl. Pollmann 2005, S. 305.)

Tugendhat diskutiert in seinem Artikel „Die Kontroverse um die Menschenrechte", inwiefern die beiden Freiheitsbegriffe auch für jene Menschen zutreffend sind, die nicht der privilegierten Bevölkerungsschicht angehören. Dabei kommt er zu dem Schluss, dass weder das mit der positiven noch das mit der negativen Freiheit assoziierte Konzept der Selbstbestimmung auf Kinder, kranke und alte Menschen angewendet werden kann, da es diesen Personen nicht nur an Gelegenheit, sondern auch an den Fähigkeiten zum Lebenserhalt fehlt. Diese Menschen benötigen nicht nur Betätigungsbedingungen, sondern konkrete positive Unterstützung, um sich entfalten und gedeihen zu können (vgl. Tugendhat 1998, S. 58). Der Grund, warum die liberalistische Tradition den negativ verstandenen Freiheitsbegriff als allgemein grundlegend für die Menschenrechte ansah, liegt nach Tugendhat darin, dass sie nur die privilegierte Personengruppe im

Auge hatte, welche die notwendigen Fähigkeiten und Bedingungen auch tatsächlich aufbringt: nämlich „erwachsene gesunde Männer, die ihren Lebensunterhalt im Prinzip selbst bestreiten können und die für die Aushandlung eines Kontrakts gleich stark sind" (ebda., S. 57). Übersehen wurde, dass

> „erstens die Besitzlosen von ihrer negativen Freiheit ohne Gewährleistung von materiellen Voraussetzungen keinen Gebrauch machen können und daß zweitens die Randgruppen überhaupt existierten, was dadurch erleichtert wurde, daß Kinder, Frauen, Alte, Behinderte einfach als Anhängsel der männlichen erwachsenen erwerbsfähigen Personen und nicht als Rechtssubjekte angesehen wurden." (ebda., S. 56)

Da nun unterschiedliche Personengruppen auf direkte Weise Unterstützung benötigen, können Rechte wie beispielsweise auf Kranken – und Altersversorgung nicht auf das positive Recht reduziert werden (vgl. ebda., S. 59).

Wie Tugendhat kritisiert auch Taylor (1988) die liberalistischen Freiheitsauffassungen in verschiedenen Hinsichten, allerdings aus einem etwas anderen Blickwinkel. Zwar anerkennt Taylor das Argument Berlins, dass die Ideen der positiven Freiheit für die Durchsetzung totalitärer Herrschaft instrumentalisiert werden können, versucht jedoch zu zeigen, dass die Konzeption der negativen Freiheit nicht die einzige Möglichkeit ist, dieser Gefahr zu entkommen. In seinem Aufsatz „Der Irrtum der negativen Freiheit" argumentiert er, dass die auf Hobbes und Bantham zurückgehende „harte Version" der Freiheit, die als Abwesenheit von externen physischen oder gesetzlichen Hindernissen begriffen wird, zwar durch ihre Einfachheit besticht, aber nichtsdestotrotz höchst einseitig ist (vgl. Taylor 1988, S. 118f.). Sie liefert seiner Ansicht nach ein verzerrtes Bild, da sie „eines der mächtigsten Motive der modernen Verteidigung der individuellen Unabhängigkeit überspringt, nämlich die nachromantische Idee, daß jede Person ihre eigene, originäre Form der Selbstverwirklichung besitzt, die sie nur unabhängig entfalten kann" (ebda., S. 119f.). Das bedeutet für Taylor nun, dass ein reines Möglichkeitskonzept, wie es die negativen Freiheitsideen liefern, nicht ausreicht, da Selbstverwirklichung verlangt, dass Freiheit auch tatsächlich praktiziert wird. Wenn es aber darum geht, in welchem Maße wir tatsächlich über uns selbst und die Form unseres Lebens bestimmen, kommt der „Verwirklichungsbegriff" (ebda.) von Freiheit zum Tragen. Nachvollziehbar argumentiert Taylor, dass in dem Augenblick, in dem wir Selbstverwirklichung für einen unverzichtbaren Wert unseres Lebens halten, „Freisein nicht einfach nur eine Frage dessen sein kann, was wir im unproblematischen Sinne tun wollen" (ebda., S. 125). Vielmehr muss zugleich auch sichergestellt sein, dass das, was wir wollen, nicht unseren grundsätzlichen Zielen zuwiderläuft (ebda., S. 125). Dies kann beispielsweise der Fall sein, wenn eine Person durch Furcht motiviert wird oder ein von der Gesellschaft zurückgespieltes negatives Fremdbild derart verinnerlicht hat, dass sie nicht im Stande ist, die sich ihr eröffnenden Chancen aufzugreifen. Dies kann aber auch der Fall sein, wenn, wie oftmals in der Langzeitpflege, eine Person die Fähigkeit zur zweckrationalen Entscheidung verliert und selbstschädigend agiert. Freiheit als Selbstverwirklichung kann damit sowohl an äußeren als auch inneren Barrieren scheitern.

Ein Verwirklichungsbegriff von Freiheit verlangt nun nach Taylor auch zwischen Motiven zu unterscheiden. Denn, so die Argumentation, wenn wir in Selbsttäuschung gefangen sind, außerstande die von uns selbst gesetzten Ziele angemessen zu beurteilen oder unsere Selbstkontrolle verloren haben, können wir zwar zweifellos nach unseren momentanen Bedürfnissen handeln, ohne frei zu sein. Wir würden damit sogar unsere Unfreiheit weiter verfestigen. (Vgl. Taylor 1988, S. 124.) Damit steht für den Autor fest, dass „das Subjekt selbst [...] in der Frage, ob es frei ist, nicht die letzte Autorität sein [kann], denn es kann nicht die oberste Autorität sein in der Frage, ob seine Bedürfnisse authentisch sind oder nicht, ob sie seine Zwecke zunichte machen oder nicht" (ebda.).

Nach Taylor lassen sich keine Auffassungen von Freiheit verteidigen, „die nicht zumindest eine gewisse qualitative Unterscheidung hinsichtlich der Motive erschließen" (ebda., S. 127). Auch im Rahmen seiner Auseinandersetzung mit dem Authentizitätsideal weist er auf die reduktionistische Auffassung von Freiheit als „Bejahung der Wahl als solcher" hin. Diese Sichtweise hat dazu geführt, dass es zu einer Vergleichgültigung aller Alternativen gekommen ist und somit die Auseinandersetzung über Bedeutung und Wert jeweils subjektiver Entscheidungen, Lebensformen oder unterschiedlicher Kulturen innerhalb des „Liberalismus der Neutralität" ausgespart blieb. Die Folgen dieses permissiven Liberalismus, dem eine ins Extreme getriebene Vorstellung von Freiheit als konsequenter Selbstbestimmung zugrunde liegt, sieht Taylor darin, dass es nach dem Ausbuchstabieren dieser Auffassung keine Grenzen mehr gibt, die bei der selbstbestimmten Wahl respektiert werden müssen (vgl. Taylor 1995, S. 79). Wenn jedoch alles buchstäblich gleich gültig wird, dann bedeutet das aber auch, dass nichts mehr einen besonderen Wert besitzt. Deshalb hält Taylor es für eine irregeleitete Vorstellung, dass der „Sinn durch die bloße Wahl gestiftet [wird], also dadurch, daß ich mein Leben zu einer Übung in Freiheit mache, wenn auch sonst alle übrigen Quellen versiegen" (ebda., S. 81). Demgegenüber argumentiert er, dass uns Freiheit deshalb wichtig ist, weil wir zielorientierte Wesen sind und aufgrund der unterschiedlichen Bedeutung, die diese Ziele für uns haben, manche Eingriffe in unsere Freiheit schwerer wiegen als andere (vgl. Taylor 1988, S. 130).

Hier kommt der Aspekt der „starken Wertungen" ins Spiel, der bereits im Kapitel 3.2.2 im Zusammenhang mit den Strukturmomenten personaler Identität besprochen wurde: nämlich die Fähigkeit des Menschen, zwischen Wünschen erster Ordnung und Wünschen zweiter Ordnung differenzieren zu können sowie sich gegenüber den Wünschen, die man hat, kritisch verhalten zu können. Da wir unsere Wünsche und Ziele als qualitativ verschieden erleben, als mehr oder weniger bedeutsam, trivial, als gut oder böse, sehen wir sie auch als unterschiedlich bedeutsam an (vgl. ebda., S. 131). Also wird beispielsweise so mancher aktuellen Bequemlichkeit in der Regel weniger Bedeutung beigemessen werden als der Erfüllung einer lebenslangen Berufung. Freiheit ist somit nicht unmittelbar gegeben, wenn ich meinen unmittelbaren Empfindungen nachgebe, sondern sie unterliegt starken Wertungen. Diese beinhalten, wie ebenfalls bereits im Kapitel 3.2.2 ausgeführt, immer auch die Frage der Lebensqualität, dem So-Sein-Wollen einer Person und damit auch die Frage, welches Leben sie führen will.

Dieser Aspekt ist für den Medizinethiker George Agich (vgl. 2003, S. 117f.) im Kontext der geriatrischen Langzeitpflege von großer Bedeutung. Auch hier gilt, dass nur jene Wahl, die Bedeutung für die Person hat, ihre Individualität hervorkehrt und Entwicklungsmöglichkeiten bietet, die Autonomie fördert. Bedeutungslose Entscheidungen spielen in Bezug auf die Autonomie keine Rolle. Brandenburg betont, dass im Alltag älterer pflegebedürftiger Menschen Entscheidungen bezüglich der Auswahl der Kleidung, Entscheidungen über die Nahrungsaufnahme, der sinnvollen Betätigung und das Annehmen von Unterstützung an Bedeutung gewinnen. Die zentrale Frage, die sich in diesem Zusammenhang stellt, ist, ob das Leben in einer geriatrischen Einrichtung so gestaltet ist, dass sich pflegebedürftige Menschen in ihrem „So-Sein-Wollen" wiederkennen können oder ob es nur durch Belanglosigkeiten und Passivität geprägt ist. (Vgl. Brandenburg 2005, S. 42)

4.5

AUTONOMIE IM WERTEHORIZONT

Noch einmal hervorgehoben werden soll hier, dass starke Wertungen keineswegs als Akte der Wahlentscheidung eines aus jedem Kontext herausgelösten Subjekts, welches völlig frei über seine Existenz zu entscheiden vermag, betrachtet werden können. Vielmehr sind diese auf horizontaler Ebene immer auf die soziale Sprachgemeinschaft und auf vertikaler Ebene auf die eigene Lebensgeschichte rückbezogen (vgl. Honneth 1988, S. 305f.). Daraus ergibt sich, dass jede Kalkulation von Handlungspräferenzen ihrerseits in einen Rahmen übergreifender Wertsetzungen eingebunden ist, durch den vorgängig festgelegt ist, was sich dem Handelnden als Entscheidungsmöglichkeiten überhaupt aufdrängt (vgl. Taylor 1988, S. 27ff.).

Diese Einsichten machen deutlich, dass starke Wertungen nicht selbst wieder auf einer radikalen Wahl gründen, wie es von Sartre oder der angelsächsischen Schule der Moralphilosophie behauptet wird. Um seine eigene Position klar zu machen, greift Taylor (vgl. ebda., S. 29ff.) Sartres berühmtes Beispiel jenes jungen Mannes auf, der zwischen den Alternativen wählen muss, seine kranke Mutter zu pflegen oder sich der Resistance anzuschließen. Sartre (vgl. 1947) stellt in seinem Aufsatz „Ist der Existentialismus ein Humanismus?" die Behauptung auf, dass weder auf der Grundlage der Vernunft noch unter Berufung auf irgendeine Art übergreifender Erwägungen zwischen den beiden starken Ansprüchen die moralische Loyalität entschieden werden kann. Sartre geht davon aus, dass sich die menschliche Existenz vor dem Hintergrund von existenziellen Entwürfen vollzieht, zu denen sich der Mensch immer wieder aufs Neue entschließen muss. Solche Seinsentwürfe teilen den evaluativen Charakter, den Taylor den starken Wertungen zuspricht, denn auch sie sind auf das Gesamte der individuellen Existenz bezogen. Im Rahmen der Ontologie Sartres wird das Hervorbringen von existentiellen Entwürfen aber als „radikale Wahl" verstanden. Taylor bringt nun gegen Sartre ein, dass dieser ohne eine Theorie zu starken Wertungen überhaupt nicht klarmachen kann, warum der junge Mann überhaupt in ein moralisches Dilemma geraten ist. Da der Akteur der radikalen Wahl bar jedes Werthorizonts und zudem Herr über seine Werte ist, könnte er das Banalste zu einem moralischen Konflikt erheben, beispielsweise ob er Eis essen solle oder nicht. Dann kann der junge Mann ebenso das Dilemma – Mutter oder Resistance – jederzeit auflösen, indem er einen der beiden Ansprüche für überholt erklärt. Sartres Beispiel wird erst dann plausibel, wenn davon ausgegangen wird, dass der junge Franzose, der sich in dem beschriebenen Dilemma befindet, die beiden konkurrierenden Ansprüche und deren zugrunde liegende Wertungen bereits als gut bzw. richtig anerkannt hat. Die radikale Wahl, die Sartres Begründung seiner Theorie der Selbstwahl bildet, bezieht sich gerade nicht auf die willkürliche Wahl der moralischen Ansprüche selbst, sondern ausschließlich auf die Entscheidung zwischen konkurrierenden Ansprüchen, die beide als berechtigt anerkannt werden. (Vgl. Taylor 1988, S. 28ff.)

Innerhalb der Theorie der radikalen Wahl entscheidet und handelt der Akteur aber nicht aufgrund bestimmter grundlegender Entscheidungen. Hypothetisch hat der junge Mann in Sartres Beispiel im Augenblick der Wahl keinen Werthorizont. Nach der Auffassung Taylors wäre er damit ohne Identität, er wäre „eine Art ausdehnungsloser Punkt, ein bloßer Sprung ins Leere" (ebda., S. 38). Das sartresche Subjekt der radikalen Wahl stellt für Taylor eine

> „weitere Manifestation jener immer wiederkehrenden Figur [dar], die unsere Kultur zu realisieren trachtet – das entkörperte Ego, das Subjekt, das alles Sein objektivieren kann, einschließlich seines eigenen Seins, und das in radikaler Freiheit wählen kann. Aber dieses Versprechen des totalen Selbstbesitzes bedeutet in Wahrheit den totalen Selbstverlust." (ebda.)

Wenn es stimmt, dass sich das Subjekt erst vor dem Horizont bereits vollzogener Wertsetzungen versteht, die ihrerseits in einem kulturellen, sozialen und sprachlichen Rahmen eingebettet sind, so ist die Verfügungsgewalt von Subjekten über sich selbst nicht in dem Ausmaß gegeben, wie es in manchen philosophischen Theorien behauptet wird. Denn die Sprache liegt wie die Intersubjektivität dem Selbst immer schon voraus und ermöglicht diesem bestimmte Erfahrungsweisen, schließt aber manche auch aus. Diese Einsichten deuten darauf hin, dass sich Subjekte nie vollständig kontrollieren oder auch nur durchschauen können. Sie bedeuten aber nicht, dass es ausgeschlossen ist, dass sich eine Person bis zu einem bestimmten Ausmaß aus diesen Grenzen der sozialen und kulturellen Verwobenheit befreien kann.

Aus den bisherigen Ausführungen geht deutlich hervor, dass sich Sinn und Bedeutung personaler Autonomie im Sinne einer generellen Selbstbestimmung darüber, wie jemand sein Leben leben will (Rössler 2003, S. 330), nur im Zusammenhang mit dem

So-sein-Wollen der jeweiligen Person explizieren lassen. In Hinsicht auf diese ethisch-existentielle Frage wird Autonomie bzw. Selbstbestimmung nach Rössler beschreibbar als

> *„ein bestimmtes Verhältnis der Person zu dem, was sie wählt und zu dem, wie sie wählt, also zu Gegenstand und Modus der Wahl. Frei im Sinne von selbstbestimmt, das wird auf diese Weise begründet, ist ein Verhalten, eine Wahl, die ‚ich' gewählt habe, in reflektierter Entscheidung darüber, ob dies (diese Option, dieses Leben) tatsächlich das ist, was ich will, ob dieses tatsächlich die Weise ist, wie ich leben will."* (ebda.)

Um diese Projekte, die auf „starken Wertungen" beruhen, auch verfolgen zu können, ist ein positiv gewertetes Selbstverständnis der Person vorausgesetzt. Das bedeutet, dass für die jeweilige Person Autonomie einen Wert darstellen muss, der mit anderen Wertungen wie Selbstachtung, Identität sowie Respekt vor sich und den anderen verbunden ist. Wohl zu Recht argumentiert Rössler hier, dass eine Person, um sich als Ganzes, als selbstbestimmt zu betrachten, Autonomie als Habitus, als schätzenswerte Haltung, erworben haben muss. „Denn nur wenn Autonomie gleichsam habituell von sich und anderen geschätzt wird, ist es auch möglich, sich im Ganzen als autonome Person zu verstehen und in einzelnen Situationen autonom zu handeln." (ebda., S. 347)

Nun ist es so, dass Ziele und Projekte, also Lebenspläne, welche für das Selbstverständnis einer Person konstitutiv sind, keinen kontextlosen, sich „ohne Hintergrund gesetzgebendem Wesen angehören, sondern [...] sich im Zusammenhang mit den Projekten und Gefühlen anderer entwickeln" (Roughley 1996 S. 263f.). Im Hinblick auf Authentizität und Identifikation eines Wunsches als Voraussetzung von Autonomie wird nach Rössler nun Intersubjektivität dort relevant, wo eine Person im alltäglichen Leben mit Wunsch-, Handlungs-, und Entscheidungskonflikten konfrontiert ist. Die dann geforderten Entscheidungsprozesse werden eben typischerweise nicht in Einsamkeit ausgefochten, sondern sind auch immer intersubjektiv. Wir überlegen meist mit anderen, in Auseinandersetzung mit ihren Erwartungen und Ansichten, was wir selbst wollen und als welche Person wir uns verstehen. Dieser Aspekt ist insofern von Bedeutung, als wir in solchen Situationen, in denen wir grundsätzliche Fragen unseres Lebens beratschlagen, uns auch immer „im Lichte der Reaktionen und Interpretationen von diesen Anderen" interpretieren. Damit ist die Authentizität einer solchen Selbstinterpretation auch abhängig von „der authentischen Reaktion und Interpretation jener Anderen". (Vgl. Rössler 2003, S. 337.)

Autonomie kann keineswegs als Wesenseigenschaft betrachtet werden, welche den Menschen ein Leben lang begleitet. Autonomie ist vielmehr ein Prozess, der auf geistiger, seelischer und körperlicher Ebene ständig erarbeitet werden muss (vgl. Heimerl und Berlach-Pobitzer 2000, S. 113). Da Autonomie erworben werden muss, sind schon in der frühen Kindheit soziale Beziehungen notwendig, die es dem Kind ermöglichen, Selbstachtung, Selbstvertrauen, Selbstwertgefühl zu entwickeln, denn nur so kann es gelingen, selbstbestimmt in einem besonderen Lebenslauf aufzugehen. Soll sich Autonomie als Habitus herausbilden, ist die Person auf gelungene intime Beziehungen, die von liebevoller Anerkennung getragen sind, angewiesen, aber auch darauf, dass ihr vermittelt wird, Autonomie bei sich und anderen zu schätzen (vgl. Rössler 2003, S. 347). Wie bereits im Zusammenhang mit den Auswirkungen fehlender Anerkennung angesprochen wurde (s. Kap. 3.2.3), kann eine repressive Sozialisation zu einem Selbstkonzept von Abhängigkeit und Minderwertigkeit führen, das eindeutig Autonomie verhindert.

Damit ist ein weiterer Aspekt externer Voraussetzungen für Autonomie angesprochen: dass nämlich für ein unverzerrtes Selbstverständnis eines selbstbestimmten Individuums jene Lebensverhältnisse unabdingbar sind, die es ihm erlauben, auf die Anerkennungsformen der Liebe und Fürsorge, der Solidarität der Gemeinschaft sowie des moralischen Respekts zu bauen. Auch Rössler betrachtet die Formen der Anerkennung als konstitutiv für die Ausbildung eines nicht-manipulativen Selbstverständnisses. Aus diesem Blickwinkel ist ein nicht-autonomes Leben jenes, das unter Bedingungen gelebt wird, die von systematischer Repression, Manipulation und Täuschung geprägt sind, welche beinahe zwangsläufig dazu führen, dass sich eine Person über ihre Möglichkeiten, Wünsche, Ziele und Erwartungen eine falsche Meinung bildet. Zwar beeinflusst der Werthorizont einer Gemeinschaft die Wünsche, Überzeugungen und Selbstbilder einer Person, aus der rein normativen Perspektive gesehen dürfen dabei aber keine direkt intendierten Manipulationen und Repressionen im Spiel sein, um von Selbstbestimmung sprechen zu können. (Vgl. ebda., S. 350.)

Den Sinn der Freiheitsrechte, verstanden als das Recht auf freie Entfaltung der Persönlichkeit, sieht Luhmann in der Gewährleistung jenes Handlungsspielraums, die dem Einzelnen die Möglichkeit geben, „sich selbst nicht nur als veranlasste Handlungsserie, sondern als identische Persönlichkeit zu begreifen" und sich so als „selbstbewusste individuelle Einheit darstellen zu können" (Luhmann 1999, S. 78f.). Aspekte wie die Verfügung über Aufenthalt, Haltung und Ausdruck des eigenen Körpers, Glaubens- und Meinungsfreiheit, Freiheiten der Kontaktaufnahme, des Besitzes und der politischen Mitwirkung fungieren als Garantie von Ausdrucksmöglichkeiten der Persönlichkeit. Insofern sie die „symbolisch-expressiven Komponenten" des freien Handelns schützen, sind sie auf „das allgemeine Recht der freien Persönlichkeitsentfaltung zurückbezogen" (ebda.).

Wird einer Person durch Missachtung, Diskriminierung und Demütigung dieser Freiraum genommen und damit verunmöglicht, dass diese ihre Selbstachtung aufrechterhalten kann, so wird damit auch die Menschenwürde verletzt. Das kann beispielsweise dann der Fall sein, wenn ein Mensch durch verdinglichende Prozesse auf den Stand eines Dinges degradiert wird, wenn er fast ausschließlich als Körper existiert. Gerade alte und hochbetagte Menschen gehören jener Personengruppe an, die oft durch herabwürdigende und diskriminierende Zuschreibungen stigmatisiert werden. Damit besteht die Gefahr, dass sie in die Lage versetzt werden, die Verwirklichung ihrer Identität aufzugeben. Stereotype Altersbilder und Vorurteile sind oftmals für autonomieverhindernde Strukturen verantwortlich. So weist beispielsweise Nühlen-Graab darauf hin, dass die Alterstheorie des Disengagements deshalb so schnell so großen Anklang gefunden hat, weil sie einem weit verbreiteten Vorurteil entsprach und für die Praxis sehr bequem war (vgl. 1990 S. 78). Um dem unterstellten Ruhebedürfnis nachzukommen, wurden Altersheime an den Stadtrand verlegt, alte Menschen wurden damit aus dem sozialen Raum verbannt und konnten am gesellschaftlichen Leben kaum mehr teilhaben. MacIntyre macht kritisch darauf aufmerksam, dass durch die Annahme, dass Menschen mit unterschiedlichsten Beeinträchtigungen naturgegeben nur eine sehr begrenzte Menge an Möglichkeiten hätten, verschleiert wird, dass der Umgang mit den Hindernissen „nicht nur von den individuellen Ressourcen der Behinderten [abhängt], sondern auch von den Hilfestellungen anderer, deren Versagen darin liegen mag, sich künftige Möglichkeiten auszudenken" (MacIntyre 2001, S. 90).

Damit die Verwirklichung von Freiheit tatsächlich möglich wird, ist ein kritisches Bewusstsein für jede Form formeller und informeller Machtausübung vonnöten, welche sich normativ besetzter Bilder wie beispielsweise von „Weiblichkeit" und „Männlichkeit", vom Alter oder kultureller Zuschreibungen bedient (vgl. Pauer-Studer 2005, S. 198). Aus dem Letztgesagten geht aber ebenso hervor, dass Autonomie über die Fähigkeiten und Einstellungen des Subjekts hinausgeht. Damit von einer Person gesagt werden kann, dass sie ein autonomes Leben führt, ist ein Zusammenspiel von objektiven und subjektiven Bedingungen vorausgesetzt, welche bestimmte gesellschaftliche Strukturen, Rechte und Verhaltensweisen beinhalten. (Vgl. Rössler 2003, S. 347.)

4.6

Privatheit als grundlegender Bestandteil der Autonomie

Mit der Privatsphäre soll ein weiterer Aspekt angesprochen werden, der als grundlegender Bestandteil individueller Autonomie betrachtet wird. Im Alltag wird das Vorhandensein einer Privatsphäre von den meisten Menschen als selbstverständlich hingenommen. In allen Gesellschaften und Lebensstilen findet sich die Anforderung des Respekts vor der Privatsphäre, auch wenn es im Hinblick darauf, wie diese aussehen soll, kulturelle Unterschiede gibt. In den westlichen Industrienationen wird sie besonders hoch gehalten und ist in unterschiedlichen Gesetzen wie der Europäischen Menschenrechtskonvention, aber auch auf nationaler Ebene rechtlich verankert. Nun ist die Privatsphäre ein äußerst komplexes Phänomen, dem im Zusammenleben unterschiedliche Bedeutungen und Funktionen zukommen. So ist ein wesentliches Charakteristikum unserer Vorstellung der Person, dass sie einen nur ihr selbst zugehörigen

Bereich, eine Privatheit, ein Für-sich-Sein besitzt. Was geschützt werden muss, sind unsere intensivsten Gefühle, unser Sinn der Identität und Integrität, unsere sexuellen Wünsche und Erlebnisse. Die Wahrung der Privatsphäre soll in diesem Zusammenhang verhindern, dass „das Ganze der Persönlichkeit" sichtbar wird und anderen zur Bewertung offen steht. (Vgl. Simmel 1983, S. 175.) Simmel spricht davon, dass um jeden Menschen eine „ideelle Sphäre" liegt, die sich in verschiedene Richtungen ausdehnt und verschiedenen Personen gegenüber ungleich groß ist (vgl. 1992, S. 396). Das Eindringen in diese ideelle Sphäre bedeutet den Persönlichkeitswert der Person zu beschädigen. Hier kommt dem Schamgefühl die wichtige Bedeutung zu, tatsächlichen Beschämungen zuvorzukommen. Scham fungiert als unverzichtbare Wächterin der Innerlichkeit, als eine Wächterin, der die Funktion zukommt, den Kern unserer Identität zu schützen (vgl. Wurmser 2007, S. 73f.). Simmel streicht in seinem Aufsatz „Psychologie der Diskretion" hervor, dass nicht nur das Eindringen in die seelische Privatheit eine „Lädierung des Ichs in seinem Zentrum" hervorruft, sondern auch der Eingriff in das materielle Eigentum, welches eine Ausdehnung des Ichs darstellt, als eine „Vergewaltigung der Persönlichkeit" empfunden wird (Simmel 1983, S. 152).

Als weiterer Aspekt nennt Huss, die sich in ihrer Interventionsstudie mit dem Phänomen der Privatsphäre auseinandergesetzt hat, die Rückzugsmöglichkeit, welche gegeben sein muss, um die eigenen Erfahrungen zu reflektieren und sich so emotional entlasten und erholen zu können. Zudem gewährt die Privatsphäre den Schutz, den Menschen brauchen, um sich jemandem anvertrauen zu können. Einen derartigen Schutz erwarten sich Personen auch, wenn sie professionellen Rat einholen. Bezugnehmend auf Westin (1967) und Schuster (1976) führt Huss unterschiedliche Stadien und Aspekte des Erfahrens von Privatsphäre aus: Die höchste Form der Einhaltung der Privatsphäre stellt das Alleinsein dar, wenn die Person sich völlig unbeobachtet wissen kann. Das zweite Stadium ist die Intimität, die notwendig ist, um das grundlegende Bedürfnis nach zwischenmenschlicher Beziehung zu befriedigen. Sie ermöglicht es, dass zwei oder mehrere Personen eine offene und enge Beziehung zueinander unterhalten. Die Anonymität in der Öffentlichkeit, als nächstes Stadium, gibt uns die Möglichkeit, dass wir uns im öffentlichen Raum bewegen, ohne erkannt zu werden. Die subtilste Form der Privatsphäre stellt die Zurückhaltung dar, als ein psychologisches Hindernis, unerwünschte Ereignisse abzuwenden. Zudem lässt sich noch die Privatsphäre des Lebensstils ausmachen, welche die unterschiedlichen Vorlieben bezüglich unseres Alltagslebens umfasst. Mit dieser Privatsphäre der Persönlichkeit spricht die Autorin den Aspekt an, der weiter oben schon als Dimension der „ideellen Sphäre" beschrieben wurde. (Vgl. 2008, S. 15f.)

Huss beschreibt Territorialität in Bezugnahme auf Hayter (1981) als individuelle Kontrolle über einen bestimmten Bereich oder Besitz, dem vier unterschiedliche Funktionen zukommen: Sicherheit, Behauptung der Privatsphäre, Autonomie und Identitätsbewahrung (vgl. 2008, S. 19). Alle vier Funktionen sind gleichermaßen wichtig für das Wohlbefinden einer Person. Goffman unterscheidet Territorien nach ihrer Art der Organisation: Einige von ihnen sind ortsgebunden wie beispielsweise Häuser,

Eigentumswohnungen, Landbesitz usw., deren Anspruch oftmals rechtlich geschützt ist. Andere Terriotorien sind „situationell", die einen Bestandteil der ortsgebunden Ausstattung darstellen, wie beispielsweise Mietverhältnisse, Tische im Restaurant, das Zimmer oder Bett in einem Pflegeheim. Schließlich nennt er noch „egozentrische Reservate", dessen Zentrum das Individuum ist, welches das Territorium beansprucht. Der kleinstmögliche Raum und dabei die reinste Form egozentrischer Territorialität bildet nach Goffman die Haut, die als Hülle den Körper schützend umgibt, und im geringen Abstand dazu die Kleider, welche die Haut bedecken. (Vgl. Goffmann., S. 67.) Auch das Recht einer Person, über ein gewisses Maß an Kontrolle darüber zu verfügen, wer sie wann zu einem Gespräch auffordern kann, sowie das Recht, nicht durch das Einmischen oder das Mithören anderer Personen behelligt zu werden, gehören zu den egozentrischen Territorien des Selbst (vgl. ebda., S. 69). Für die unterschiedlichen Formen der Territorialität gilt, dass der Umfang der Reservate je nach Macht und Rang bei gleich bleibendem Schauplatz sehr unterschiedlich sein kann: „Je höher der soziale Status eines Individuums ist, desto größer ist der Umfang der Territorien des Selbst und die Kontrolle über deren Grenzen hinaus" (ebda., S. 70), merkt Goffman in diesem Zusammenhang an. Die unterschiedlichen Formen der Reservate weisen dabei gruppenspezifische und kulturelle Unterschiede auf. Allesamt sind sie von zentraler Bedeutung für die Auffassung des Individuums, und zwar von „jenem Teil seiner selbst, mit dem es seine positiven Gefühle identifiziert" (ebda., S. 94). Wichtig in diesem Zusammenhang ist die Rolle, die einem Individuum bezüglich seines Anspruchs auf Einflussnahme zugestanden wird. Territorien des Selbst dienen nach Goffman dem Aufrechterhalten von Achtung und Respekt durch das Vermeiden von „In-Berührung-Kommen". Dies verlangt gleichzeitig von dem Individuum entsprechendes Engagement, dass dem beanspruchten Territorium Beachtung geschenkt wird. (Vgl. ebda., S. 95.)

In Bezugnahme auf Altman (1975, 1977) nennt Huss unterschiedliche Mechanismen, die Menschen anwenden, um ihre Privatsphäre zu verteidigen: physischer Rückzug, der Aufbau psychologischer Barrieren, verbale und nonverbale Zeichen, umweltbezogene Verhaltensweisen sowie kulturspezifische Gewohnheiten (vgl. 2008, S. 16f.). Diese Maßnahmen werden eingesetzt, wenn das angestrebte und das erreichte Maß von Privatsphäre im Ungleichgewicht sind. Um eine angemessene Balance zu erreichen, kann das Individuum aber auch das Ziel umdefinieren.

Pflegebedürftigkeit ist zwangsläufig mit intimen Köperberührungen durch Pflegepersonen sowie dem Eindringen in den persönlichen Raum der betroffenen Menschen verbunden. Unterschiedliche Forschungsergebnisse zeigen, dass Menschen in diesen Situationen solche Überschreitungen dann nicht als Eingriffe wahrnehmen, wenn sie das Gefühl haben, dass ihnen damit geholfen wird. Es „gibt also einen durch die professionelle Rolle legitimierten Zugang zum Patienten" (ebda., S. 24). Huss merkt kritisch an, dass im Gesundheitswesen die Tendenz zu beobachten ist, dass solche Vorgänge verallgemeinert werden und in anderen Zusammenhängen ebenfalls als gerechtfertigt angesehen werden, wo sie durchaus nicht am Platz sind. Huss nennt Beispiele aus dem Krankenhaus, die auch in Pflegeheimen durchaus üblich sind: Toilettentüren nicht zu schließen, überflüssige Entblößungen, die Anwesenheit von Reinigungspersonal bei intimen Verrichtungen, wie Toilettengang, oder die intime Annäherung an einen pflegebedürftigen Menschen ohne begründende Kommunikation (vgl. ebda.).

Zusammenfassend lässt sich festhalten, dass die Privatsphäre unterschiedliche Territorien des Selbst umfasst, die dem Aufrechterhalten von Achtung und Respekt vor der jeweiligen Person dienen. Das Wissen um diese Territorien und der Respekt vor der Privatsphäre durch professionelle HelferInnen können dazu beitragen, dass die pflegebedürftige Person trotz Abhängigkeit die Kontrolle über sich selbst behalten kann und nicht das Gefühl hat, ausgeliefert zu sein.

4.7

SELBSTBESTIMMUNG IM ALTER – EINE KOMPLEXE SOZIAL- UND RECHTSPOLITISCHE AUFGABE

Die bisherigen Ausführungen haben deutlich gemacht, dass Selbstbestimmung dann realisiert werden kann, wenn gewisse objektive und subjektive Bedingungen gegeben sind, wozu Anerkennungsverhältnisse gehören, die frei von systematischer Repression, Manipulation und Täuschung sind, sowie auch rechtliche Bestimmungen. Im Hinblick auf das Alter nennt der Medizinsoziologe Ferber folgende materielle, soziale und persönliche Aspekte, welche die Selbstbestimmung in diesem Lebensabschnitt nachhaltig bestimmen (vgl. Ferber 2006, S. 22f.):

* die Höhe und die Art des Einkommens

* den gesicherten Zugang zu sozialen Dienstleistungen, wobei der Krankenhilfe und Pflege eine bedeutende Rolle zukommt.

* Unterstützende partner- und verwandtschaftliche oder freundschaftliche Beziehungen sind maßgebliche und bisher oft unterschätzte Faktoren, welche die Möglichkeiten der Selbstbestimmung im Alter positiv beeinflussen.

* Auch die Gesundheit und die Fähigkeit zu Eigenverantwortung und Selbsthilfe haben diesbezüglich eine hohe Bedeutung, doch gerade diese Aspekte sind oft durch krankhafte Prozesse im Alter gefährdet.

Der Autor weist darauf hin, dass die von ihm benannten Ressourcen mit den Ergebnissen der Forschung zur Lebenslage konvergieren (vgl. ebda., S. 23). Was die „soziale Kompetenz" als wichtigen Aspekt der Selbstbestimmung betrifft, so merkt Ferber an, dass diese gerade bei älteren Menschen desto häufiger angezweifelt wird, je mehr sie auf öffentliche Leistungen angewiesen sind. Dies ist auch dann der Fall, wenn es sich lediglich um Schwierigkeiten handelt, die durch die mangelnde Vertrautheit mit den gerade aktuellen Formen des Kundenmanagements bedingt sind (vgl. ebda., S. 24). In diesem Zusammenhang konstatiert der Rechts- und Kriminalsoziologe Pilgram, dass in unseren westlichen Industriegesellschaften das Alltagsleben an Komplexität zunimmt, womit die geistigen und psychischen Anforderungen zu dessen Bewältigung steigen (vgl. 2006, S. 202). Diese Komplexitätszunahme bewirkt, dass Menschen auch nur mit geringfügigen Beeinträchtigungen und Störungen leicht „ihre soziale Funktionsfähigkeit" verlieren.

Insgesamt sind alte Menschen als Teilgruppe der Bevölkerung dadurch definiert, „dass sie in ihrem Einkommen und in den wesentlichen Dienstleistungen für Pflege und Gesundheit von der öffentlichen Daseinsvorsorge abhängig sind" (Ferber 2006, S. 25). Wenn sich also die Ressourcen der sozialen Sicherung verringern, schrumpft gleichzeitig der Handlungsspielraum der Selbstbestimmung alter Menschen.

Grundsätzlich gelten Selbstbestimmung und Privatautonomie in Österreich als anerkannte Grundprinzipien des Rechts. Explizit verankert im österreichischen Verfassungsrecht ist das individuelle Selbstbestimmungsrecht der Person verstanden als „Schutz vor Eingriffen in die eigene Gestaltung der Lebensverhältnisse" jedoch nicht (Ganner 2005, S. 52ff.). Der Rechtswissenschaftler Ganner weist darauf hin, dass daraus jedoch nicht geschlossen werden kann, dass Privatautonomie keinen verfassungsrechtlichen Schutz genießt.

„Vielmehr stellen die Regelungen über das Zivilrechtswesen auch die verfassungsrechtliche Grundlage für die Privatautonomie dar, weil sie ein wesentliches, dem Zivilrecht immanentes Prinzip ist. Neben den allgemeinen Grundlagen führen einige verfassungsrechtliche Normen den Schutz der Privatautonomie konkret aus." (ebda., S. 59)

Zentrale Bestimmungen zum Selbstbestimmungsrecht sind bereits im Art 8 der Europäischen Menschenrechtskonvention (EMRK) enthalten, der das Recht auf Achtung des Privat- und Familienlebens garantiert, aus dem insgesamt das Recht auf individuelle Selbstbestimmung abzuleiten ist. „Unter Privatleben ist dabei eine geschützte nichtöffentliche Sphäre (Privatsphäre) zu verstehen, in der eine Person ihr Leben nach ihrer Wahl lebt und ihre Persönlichkeit entwickeln kann." (ebda., S. 53) Als wesentliche Elemente der Privatsphäre gelten körperliche Integrität und geistige Gesundheit, der Name, die geschlechtliche Ausrichtung sowie das Sexualleben. Des Weiteren schützt dieses Grundrecht die Wohnung sowie sämtliche Korrespondenz und beinhaltet ebenso das „Recht auf informationelle Selbstbestimmung" (ebda.). Diese Ansprüche sind für den Bereich der stationären Langzeitpflege von Bedeutung: „Mehrbettzimmer und jederzeitiger Zutritt des Personals – auch zu den Einzelzimmern – die mangelhafte Rücksichtnahme auf die Intimsphäre, die allfällige Nichtbeachtung des Briefgeheimnisses und die Weitergabe von zumeist sensiblen Daten – können hier unzulässige Eingriffe in Art 8 EMRK darstellen." (ebda.) Durch die Bestimmungen des Art 8 der EMRK ist der Staat nicht nur verpflichtet in diese Rechte nicht einzugreifen, sondern er muss auch im Sinne positiver Gewährleistungspflichten Regelungen schaffen, die den Betroffenen die Möglichkeit bieten, sich gegen derartige Eingriffe zu schützen (vgl. ebda.).

Art 8 der EMRK räumt Personen auch das Recht ein, solchen Aktivitäten nachzugehen, die für den Berechtigten gefährlich oder gar schädlich sind. Eingriffe in das Recht der Selbstbestimmung im Privatrecht bedürfen demnach auch einer Rechtfertigung nach Art 8 Abs 2 der EMRK, wenn sie dem Schutz der Betroffenen dienen, womit jedoch eine gewisse Konkurrenz zu Art 2 der EMRK besteht, welcher das Recht auf Leben schützt. Auch diesbezüglich ist der Staat zur positiven Gewährleistung verpflichtet. Diese Schutzpflicht umfasst insbesondere das öffentliche Gesundheitswesen. Eine weitere Gewährleistungspflicht ergibt sich aus Art 3 der EMRK, wonach der Staat sicherzustellen hat, „dass niemand, weder von staatlichen Organen noch von anderen Privatpersonen, unmenschlich oder erniedrigend behandelt wird" (ebda., S. 53f.). Vor Beschränkungen der Bewegungsfreiheit schützt Art 5 der EMRK, der auch detailliert bestimmt, in welchen Fällen Bewegungseinschränkungen und Freiheitsentziehungen gerechtfertigt sind (ebda., S. 54). Darüber hinaus ist in der österreichischen Rechtsordnung kein besonderer Schutz alter Menschen vorgesehen, sieht man von dem verfassungsrechtlichen Gleichheitsgrundsatz ab, welcher ein allgemeines, und damit auch für das Alter geltendes Diskriminierungsverbot enthält (vgl. ebda., S. 79). Eine explizite Schutzbestimmung für ältere Menschen findet sich allerdings in der Charta der Grundrechte der Europäischen Union, wo es im Artikel 25 bezüglich der Rechte alter Menschen heißt: „[D]ie Union anerkennt und achtet das Recht älterer Menschen auf ein würdiges und unabhängiges Leben und auf Teilnahme am sozialen und kulturellen Leben." (ebda.)

Unabhängig von der EMRK wird die Selbstbestimmung auf nationaler Ebene in Österreich von den wirtschaftlichen Grundrechten der Art 5 und 6 des Staatsgrundgesetzes und einer Reihe weiterer Verfassungsbestimmungen abgeleitet, wie beispielsweise dem Recht auf Freiheit des Aufenthalts und des Wohnsitzes, dem Schutz der persönlichen Freiheit usw. (vgl. ebda.).

Der Rechtwissenschaftler Martin Schauer nennt konkret das Sachwalterrecht, das Heimvertragsrecht, das Heimaufenthaltsgesetz und die Patientenverfügung als wichtige Instrumente, welche aus seiner Sicht dazu beitragen können, die Würde und Selbstbestimmung alter Menschen zu sichern (vgl. Schauer 2006, S. 38). Er vertritt die Ansicht, dass die Versorgungsvollmacht des Sachwalterrechts insofern positiv zu bewerten ist, als diese die Selbstbestimmung der Betroffenen stärkt. Das Heimvertragsrecht wirkt sich fördernd auf die Würde des alten Menschen aus, da dieses für vertragliche Transparenz der Rechtslage sorgt und damit die Selbstbestimmung und Kalkulierbarkeit des eigenen Handelns unterstützt. „Es konkretisiert den Schutz der Persönlichkeit mit Bezug auf die Lebenssituation des alten Menschen im Heim. Es institutionalisiert durch das Rechtsinstitut der Vertrauensperson die Unterstützung des hilfsbedürftigen Menschen." (ebda., S. 50) Allgemeine Persönlichkeitsrechte sind gemäß gewisser Bestimmungen des Konsumentenschutzgesetzes in den Heimvertrag aufzunehmen. Diese umfassen beispielsweise das Recht auf Entfaltung der Persönlichkeit, auf anständige Begegnung, auf Selbstbestimmung und auf eine Privat- und Intimsphäre (vgl. Ganner 2006, S. 141). Zusätzlich werden als diesbezüglich noch wichtige Rechte jenes auf

Verkehr mit der Außenwelt, auf Besuch durch Angehörige und Bekannte, das Recht auf Gleichbehandlung und das Recht auf persönliche Kleidung und eigene Einrichtungsgegenstände genannt.

Das in § 1 des Heimaufenthaltsgesetzes enthaltene Bekenntnis zur Achtung und Wahrung der Menschenwürde wird durch den Inhalt des Gesetzes bestätigt und ist im Weiteren daraufhin angelegt, die Freiheit des Menschen zu schützen. Eingriffe zum „Schutz noch höherwertiger Rechtsgüter sind nur nach Maßgabe eines komplexen Systems materieller Zulässigkeitsschranken und nachprüfbarer Kontrolle zu gestatten." (Schauer 2006, S. 52) Auch die Schaffung eines eigenen Patientenverfügungsgesetzes, in dem die Voraussetzungen und die Rechtsfolgen von Patientenverfügungen geregelt werden, gibt nach Schauer Anlass zu „einigem Optimismus" (ebda., S. 58). Im Hinblick auf Selbstbestimmung und Rechtssicherheit wäre nach seiner Meinung dann viel gewonnen, wenn es tatsächlich gelingen würde, wenn ein erheblicher Teil der Patientenverfügung nach ärztlicher Aufklärung und schriftlicher Dokumentation errichtet werden würde.

Der „Patientencharta", welche eine 15a-Vereinbarung nach der Bundesverfassung zwischen Bund und Ländern darstellt, kommt aus der Sicht Ganners insofern nur eine geringe Bedeutung bezüglich der Wahrung der PatientInnenautonomie zu, als sich daraus keine unmittelbare Anwendbarkeit für PatientInnen, HeimbewohnerInnen, ÄrztInnen oder Pflegepersonen ergibt. Verpflichtungen entstehen lediglich für entsprechende Gebietskörperschaften, welche die Vereinbarungen getroffen haben oder ihr später beigetreten sind (vgl. Ganner 2005, S. 254).

Schon aus der knappen Darstellung der notwendigen Ressourcen und rechtlichen Instrumente, welche die Autonomie und Würde alter Menschen sicherstellen sollen, geht hervor, dass es sich dabei um eine komplexe rechtspolitische Aufgabe handelt (vgl. Ferber 2006, 19ff.), die drüber hinaus Fragen der Verteilungsgerechtigkeit berührt. Doch wie die Auffächerung des Autonomiegedankens gezeigt hat, sind Aspekte der Gerechtigkeit nicht die einzige ethische Schnittmenge, welche mit Selbstbestimmung im Zusammenhang steht. Mit Tugendhat wurde dargestellt, dass gerade in der Kranken- und Altersversorgung der Autonomiegedanke nicht auf das negative und positive Recht reduziert werden kann (vgl. 1998, S. 59). Das Argument, welches bereits im Zusammenhang mit der Selbstachtung eingebracht wurde, nämlich dass ihre Sicherstellung nicht alleine durch das Zusprechen formaler Rechte gewährleistet werden kann, gilt ebenso für die Selbstbestimmung. Dazu kommt, dass es gerade im Falle der Pflegebedürftigkeit oder bei schweren terminalen Krankheiten eine besondere Unterstützung der Fähigkeit zur Autonomie braucht. Im Folgenden soll erörtert werden, inwiefern aus der Sicht der Gerontologie das klassische liberale Autonomiekonzept in der geriatrischen Langzeitpflege zu kurz greift und welches Verständnis von Autonomie die konkreten Lebensbedingungen alter Menschen in Institutionen berücksichtigt und damit für die Pflege- und Betreuungskräfte handlungsleitend sein könnte.

4.8
AUTONOMIE IM KONTEXT GERIATRISCHER LANGZEITPFLEGE

Der Sozialwissenschaftler und Gerontologe Brandenburg spricht sich für die Notwendigkeit eines spezifischen Begriffs der Autonomie für die Langzeitpflege aus, da die klassischen liberalen Autonomiekonzepte die Lebensrealität alter Menschen nur sehr bedingt berücksichtigen. Er kritisiert die liberalistische Freiheitskonzeption in dreierlei Hinsicht: Diese geht von einer atomistischen und rationalistischen Freiheitskonzeption aus und verfehlt damit die Lebensbedingungen alter Menschen in Institutionen. Pflegerische Interventionen und die Organisation der Betreuung stellen in vielfältiger Weise, wie etwa durch rechtliche, institutionelle und organisatorische Regelungen, Eingriffe in die personale Autonomie, Selbstbestimmung und Wahlfreiheit dar. Für Brandenburg ist in diesem Zusammenhang die entscheidende Frage, „ob und inwieweit diese Einflussnahme der Langzeitpflege individuelle Wünsche und Prioritäten so weit zurückdrängt, dass sie nicht mehr realisierbar sind" (Brandenburg 2005, S. 42). Autonomiefördernd wären hingegen solche Einrichtungen, die BewohnerInnen/KlientInnen an Entscheidungen beteiligen, sie dazu ermuntern, ihre eigenen Vorstellungen und Wünsche umzusetzen sowie pflegebedürftige Menschen in den Interaktionen und Beziehungen mit Verwandten und FreundInnen zu unterstützen. Ein weiterer Kritikpunkt, den Brandenburg anbringt, richtet sich dahingehend, dass klassische Autonomiekonzepte die Heterogenität älterer und alter Menschen nicht berücksichtigen. Diese unterscheiden sich jedoch hinsichtlich ihres Gesundheitszustandes, ihrer Biographie, ihrer Interessen, Lebenspläne und Lebensziele. Das abstrakte Autonomiekonzept unterstellt jedem Menschen dasselbe Bedürfnis und ignoriert, dass manche Menschen nicht nur die Durchführung, sondern auch die Entscheidung relevanter Fragen ihres täglichen Lebens an andere Personen delegieren möchten. Der dritte Einwand richtet sich dahingehend, dass klassische Autonomiekonzepte stark auf ethisch-existentielle Entscheidungen fokussieren, welche nach Brandenburg jedoch in dieser Lebenssituation oftmals sekundär sind. Vielmehr geht es um Alltagsentscheidungen, wie die Wahl der Kleidung, der MitbewohnerIn im Zimmer oder ähnliches. (Vgl. ebda.)

Eines der zentralen Ziele in der Pflege gilt dem Erhalten, Fördern oder Wiedererlangen von Selbstbestimmung und Wohlbefinden der pflegebedürftigen Personen in ihren Aktivitäten des Lebens und in ihrem Umgang mit existentiellen Erfahrungen. Die Differenzierung, die der amerikanische Gerontologe Collopy zwischen verschiedenen

Dimensionen von Autonomie im Alter einführt (1988, S. 10ff.), kann hilfreich sein, die Komplexität und Individualität einer Pflege- und Betreuungssituation zu erkennen und diese autonomiefördernd zu gestalten.

Kompetente bzw. inkompetente Autonomie unterscheidet sich danach, ob eine Person dazu in der Lage ist, zweckgerichtete, informierte und rationale Entscheidungen zu treffen oder ob ihr die Fähigkeit dafür fehlt (vgl. Collopy 1988 in Brandenburg 2005, S. 37). Hier lässt sich mit Rössler einbringen, dass Autonomie nicht an einen „starken Begriff" von Rationalität gebunden werden muss (vgl. Rössler 2003, S. 333). Die Gründe, einen bestimmten Wunsch handlungswirksam werden zu lassen, müssen für andere nicht im gleichem Ausmaß nachvollziehbar sein, denn es fließen immer auch Erfahrungen, Gefühle und soziale Prägungen sowie eingegangene Verpflichtungen mit ein, die für Außenstehende nicht immer plausibel und nachvollziehbar erscheinen.

Erinnert sei an den Aspekt der mit Ferber eingebracht wurde (s. Kap. 4.7), nämlich dass an der Entscheidungsfähigkeit einer Person umso mehr gezweifelt wird, je höher ihr Pflegebedarf ist (vgl. 2006, S. 23). Entscheidungen werden auch dann häufig infrage gestellt, wenn der von der älteren Person getroffene Entschluss für die Umgebung unbequem ist und beispielsweise die Routine einer Langzeiteinrichtung stört (vgl. Brandenburg 2005, S. 37). Andererseits dürfen unvernünftige Entscheidungen, die dem alten Menschen schaden können, nicht einfach als Ausdruck seiner Autonomie verstanden werden und zu pflegerischem oder ärztlichem Nichtstun führen. In solchen Fällen muss die Kompetenz älterer Menschen durch ein sorgfältiges Assessment überprüft und festgestellt werden, ob zum Beispiel kognitive Veränderungen vorliegen, die zu Störungen der Gedächtnisleistung und Fehlurteilen geführt haben. (Vgl. ebda.)

Eine weitere Unterscheidung, die Collopy trifft, spricht die oben genannte Dimension des „So-Sein-Wollens" einer Person an: Stehen Entscheidung im Einklang mit der Persönlichkeit, den Werten und der Lebensgeschichte der betroffenen Person, dann spricht Collopy von authentischer Autonomie. Nicht-authentische Autonomie meint solche Beschlüsse, die mit dem Charakter und dem Selbstverständnis eines Menschen unvereinbar scheinen. Überprüft werden muss unter diesem Aspekt, ob die veränderte Sichtweise, auf Grund derer eine scheinbar nicht authentische Entscheidung getroffen wurde, durch eine gewandelte Einstellung aufgrund veränderter Lebensumstände hervorgerufen wurde oder beispielsweise aufgrund einer psychischen Erkrankung wie einer Depression oder einer beginnenden Demenz (vgl. Collopy 1988, S. 14).

Als dritten Aspekt nennt Collopy die unmittelbare und längerfristige Autonomie. Gemeint sind Entscheidungen, die eine aktuelle Situation betreffen, bzw. solche, deren Auswirkungen in die Zukunft reichen (vgl. ebda., S. 15). Ethische und pflegefachliche Konflikte treten beispielsweise dann auf, wenn ein älterer Mensch seine Entscheidungen nur aufgrund einer kurzfristigen Perspektive trifft und die langfristigen Folgen seiner Wahl außer Acht lässt. Damit ist möglicherweise seine Selbständigkeit in Zukunft gefährdet, was wiederum beträchtliche Auswirkungen auf seine Autonomie haben kann. Ein Beispiel dafür wäre das Ablehnen von physiotherapeutischen Übungen nach einer Operation oder einem Schlaganfall, wodurch die Mobilität in der Zukunft gefährdet sein kann (vgl. Brandenburg 2005, S. 36ff.).

Autonomie sollte idealerweise aus Entscheidungs- und Ausführungsautonomie bestehen, die Collopy ebenfalls als Polaritäten anführt (vgl. 1988, S. 11). Häufig sind aber nicht beide Autonomien gegeben. Personen können beispielsweise kognitiv dazu in der Lage sein, Entscheidungen zu treffen, aber aufgrund ihrer Pflegebedürftigkeit nicht die Fähigkeit besitzen, diese Entscheidungen auch in die Tat umzusetzen. Wird Autonomie nur als Ausführungsautonomie verstanden, erhalten pflegebedürftige ältere Menschen einen nicht-autonomen Status. Deshalb sieht er es als ethisch bedenklich an, nicht zwischen Entscheidungs- und Ausführungsautonomie zu unterscheiden. Vom ethischen Standpunkt aus ist es notwendig die Entscheidungsautonomie zu schützen, wenn die Fähigkeit getroffene Entscheidungen physisch auszuführen verloren gegangen ist, da ältere Menschen aufgrund ihrer Gebrechlichkeit Gefahr laufen, äußerem Zwang ausgeliefert zu sein.

Collopy unterscheidet weiters zwischen direkter versus delegierter Autonomie. Im Rahmen delegierter Autonomie akzeptieren Menschen, dass ihre Entscheidungen von anderen getroffen und ausgeführt werden. Wenn man diese Unterscheidung nicht macht, kann Autonomie einseitig nur als direkte Autonomie verstanden werden. Das Delegieren von Entscheidungen wird dann gleichgesetzt mit dem völligen Aufgeben der Autonomie. Das würde bedeuten, dass alte Menschen allen Versuchen, ihnen Entscheidungen oder Tätigkeiten abzunehmen, widerstehen müssten, damit sie weiterhin als autonom gelten. Wenn delegierte Autonomie als gültige Form der Autonomie gesehen wird, werden alte Menschen als gleichberechtigte PartnerInnen anerkannt, die in Entscheidungsprozesse miteinbezogen werden, und die Pflegenden werden zu wahren StellvertreterInnen der Gepflegten (vgl. ebda., S. 12). Schwierigkeiten tauchen dort auf, wo diese Bedürfnisse Entscheidungen zu delegieren von den Pflegenden und ÄrztInnen falsch verstanden werden und daraufhin beispielsweise Medikamente verordnet werden, ohne die BewohnerInnen darüber aufzuklären, oder „Badetage" abgehalten werden ohne zu überprüfen, ob tatsächlich alle BewohnerInnen dieser Maßnahme zustimmen. Delegierte Autonomie schließt auf jeden Fall mit ein, dass die pflegebedürftigen Menschen über medizinische und pflegerische Maßnahmen aufgeklärt und in Entscheidungsprozesse miteinbezogen werden. Brandenburg plädiert dafür, dass Institutionen sich Klarheit darüber verschaffen und genau darlegen sollen, welche Aktivitäten von den BewohnerInnen delegiert werden und welche nicht (vgl. Brandenburg 2002, S. 379).

Als letzter Punkt soll mit Brandenburg eingebracht werden, der sich auf eine Studie von Baltes und Wahl bezieht, dass neben dem Bedürfnis, sich als selbstbestimmte Person sehen zu können mit zunehmender Pflegebedürftigkeit das Erleben von Sicherheit eine wesentlich bedeutendere Rolle einnimmt (vgl. Baltes und Wahl 1992 in Brandenburg 2005, S. 45).

5

ZUSAMMENFASSUNG DER THEORETISCHEN ÜBERLEGUNGEN

In der vorangegangen Analyse wurde versucht, die Begriffe Menschenwürde und Autonomie zu konturieren und sie im Zusammenhang mit dem Alter zu konkretisieren. Der Geltungsbereich des hier vorgeschlagenen Würdeverständnisses umfasst nun mehr als Kants Subjekt einer moralisch praktischen Vernunft, indem es berücksichtigt, dass es nicht der reine abstrakte Wille ist, in dem sich die Würde realisieren kann, sondern dass es des Leibes bedarf, der dem Menschen als soziale und kommunikative Verankerung in der intersubjektiven Welt dient. Zwar zentriert sich auch die hier vorgeschlagene Konzeption auf den Aspekt der Selbstachtung, allerdings werden andere Vorannahmen getroffen, als Kant sie bestimmt hat. Als Ausgangspunkt moralischer Rücksichtnahme wird nicht die Vernunftfähigkeit des Menschen bestimmt, sondern es wird, wie Butler vorschlägt, von einer geteilten Verletzlichkeit, einer gemeinsamen Körperlichkeit und einem geteilten Risiko ausgegangen (vgl. 2003, S. 99f.). Mit der Menschenwürde verbunden ist ein moralischer Anspruch auf solche Lebensverhältnisse und solche Weisen der Behandlung, die es einer Person ermöglichen, an einem akzeptablen Bild ihres Selbst festzuhalten, was der Bewahrung ihrer Selbstachtung entspricht. Die praktische Grundnorm, die diesen moralischen Anspruch rechtfertigt, welcher sich aus der Verletzlichkeit ergibt, die in den Strukturbedingungen personaler Identität angelegt und auch empirisch feststellbar ist, lautet dann: „Beachte, daß die Anderen bedürftige Menschen sind, wie Du selbst, und handle demgemäß!" (Kamlah 1973, S. 95) Nur wenn die Person Achtung und Anerkennung im Sinne von Wertschätzung durch andere erfährt, kann sie personale Identität aufbauen. Werden ihr diese Anerkennungsformen vorenthalten, wird es der betroffenen Person schwer fallen, ein positives Selbstbild zu bewahren. In diesen Situationen ist die Menschenwürde gefährdet. Faktisch verletzt wird sie dann, wenn es dem Opfer verunmöglicht wird, ein akzeptables Selbstbild aufrechtzuerhalten, wenn durch erniedrigende Umstände oder Verhaltensweisen von Personen ein Leben in Selbstachtung unwahrscheinlich wird. Auch hier geht das in dieser Arbeit vorgeschlagene Würdeverständnis über die Kantische Konzeption hinaus. Denn die moralischen Ansprüche, die sich daraus ergeben, umfassen nicht nur die Wahrung der moralischen Autonomie einer Person wie bei Kant, sondern zielen auf eine umfassendere Sicherung ihrer personalen Identität ab. Die Sicherstellung der Selbstachtung muss dabei über den Rechtskontext hinausreichen, da mangelnde Anerkennung heute weniger auf der Tatsache ungleicher formaler Rechte beruht, sondern vielmehr darauf, dass die Möglichkeiten zur Identitätsbehauptung durch inkorporierte soziale Normen wie Leistungsfähigkeit, Jugendlichkeit, Unversehrtheit für jene Menschen, die über diese Attribute nicht verfügen, sehr beschränkt sind. (Vgl. Rösner 2007, S. 39f.)

Wird Menschenwürde in diesem Sinne gefasst, so bleibt die Frage, inwiefern auch Embryonen, geistig behinderte Menschen oder Demenzkranke in deren AdressatInnenkreis fallen. In dieser Hinsicht scheint die hier vorgeschlagene Würdekonzeption gegenüber der transzendentalen Begründung Kants nichts an Terrain hinzugewonnen zu haben. Doch das ist keineswegs so.

So wie Kant die Fähigkeit sich selbst das Gesetz zum sittlichen Handeln als ein universelles menschliches Potential, das allen Menschen gemeinsam ist, als das Moment begreift, welches uns die Achtung von jedermann sichert, ohne dass es an die aktuelle Realisierung geknüpft wäre, so wird auch hier ein Potential behauptet, nämlich jenes, eine eigene individuelle Identität hervorzubringen, deren besonderer Kern die Selbstachtung ist.

Dabei gilt es zu beachten, so wurde mit Volker Gerhardt argumentiert, dass der Mensch auch unter den moralischen Konditionen der Selbstachtung ein Naturwesen bleibt (vgl. 2002, S. 425). Das Phänomen der Würde ist keineswegs nur beiläufig leiblicher Natur, vielmehr muss die innere Werthaltung der Selbstachtung als Würde nach außen verkörpert werden und fände ohne kultivierbare Naturseite der Person keinen Gegenstand. Personale Identität realisiert sich durch ihren Leib, wobei dieser nicht nur das Vehikel einer transzendentalen Vernunft ist, sondern selbst als lebendiger und sichtbarer Träger der Würde fungiert (vgl. Fuchs 2008, S. 113f.). Der menschliche Körper ist von Anfang an von seiner organischen Struktur her so angelegt, dass er diese personale Identität überhaupt erst ermöglicht. Diese Anlage bezieht die Körperkontrolle, die Beherrschung der Affekte ebenso mit ein, wie das Erlernen mannigfaltiger Handlungsweisen und vieles mehr. Dargestellt wurde ebenso, dass der Leib auf interpersonale Beziehung angelegt ist, beispielsweise in der dem Kleinkind schon möglichen Nachahmung der Mimik anderer, durch das biologisch verankerte Bindungssystem, der Fähigkeit des Spracherwerbs und damit verbunden der Befähigung zur Perspektivenübernahme und zur Selbstreflexion (vgl. ebda., S. 115). Fuchs verwendet in diesem Zusammenhang den Begriff der leiblichen Vernunft, die sich durch die Durchdrungenheit von Organischem und Psychischem auszeichnet und sich gleichermaßen in Leiblichem wie auch in seelisch geistigen Leistungen realisiert (vgl. ebda.). Insofern lässt sich mit dieser Argumentation Kants Würdekonzeption mit seiner dualistischen Spaltung zwischen intelligiblem und empirischem Ich ein Würdeverständnis einer verkörperten Selbstachtung entgegenstellen. Noch in einem weiteren Aspekt kann über Kant hinausgegangen werden: Er beinhaltet den Gedanken, dass die leibliche Existenz der Person über eine Zeitgestalt verfügt, welche das Sein der Person nicht auf begrenzte Phasen autonomer

Selbstbestimmung und voll entfalteter Selbstachtung beschränkt, sondern in ihr ganzes Leben einbettet. Gilt der Schutz der Selbstachtung in der leiblichen Verankerung, dann gilt dieser Schutzanspruch auch vom Anfang bis zum Ende des Lebens (vgl. Gerhardt 2002, S. 425). Indem Selbstachtung in diesem Sinne im Naturzustand belassen wird, ist ein Kriterium gewonnen, das sich auf den ganzen Menschen als verletzliches Wesen bezieht, das auch dann nicht rechtlos wird, wenn es seine kognitiven Fähigkeiten verliert (vgl. ebda.). In diesem Zusammenhang bringt Gerhardt bezüglich des Schutzes von Embryonen das zusätzliche Argument ein, dass es der Mensch als zur Selbstachtung fähiges Individuum nicht hinnehmen kann, „dass mit dem, woraus es hervorgeht, verächtlich oder gleichgültig umgegangen wird" (ebda.).

Der moralische Anspruch auf solche Lebensverhältnisse und solche Weisen der Behandlung, die ein Leben in Selbstachtung ermöglichen, bleibt damit auch dann bestehen, wenn die Person nicht in der Lage ist dieses aktuell zu realisieren. Neben der Verwobenheit von Selbstachtung und Leiblichkeit muss dieser moralische Anspruch auch deshalb aufrecht bleiben, weil die Fähigkeit zur Selbstachtung ein graduelles Phänomen ist (vgl. Schaber 2003, S. 127). Es ist nicht möglich, die Frage eindeutig zu beantworten, ab wann ein Mensch diese Eigenschaft im erforderlichen Ausmaß besitzt. Aus anerkennungstheoretischer sowie aus entwicklungspsychologischer Perspektive wird ein Kind nur dann ein unverzerrtes Selbstverständnis ausbilden können, wenn ihm Liebe und Wertschätzung entgegengebracht wird. Vielleicht kann es eine Erniedrigung oder Demütigung als solche selbst nicht bemerken, doch können auch sehr frühe Ereignisse wie Missbrauchserfahrungen oder schwere Vernachlässigung den Aufbau eines akzeptablen Selbstbildes verhindern und das heranwachsende Kind in der Möglichkeit in einem selbstbestimmten Lebenslauf aufzugehen schwer behindern. In Bezug auf alte Menschen ist diesbezüglich aus der gerontologischen Forschung bekannt, dass auch das Selbstwertgefühl des demenzkranken Menschen von den Reaktionen seiner Umwelt abhängt. Alle Personen, die am Pflegeprozess beteiligt sind, haben mit ihrem Verhalten, ihren Erwartungen und Zuschreibungen einen bedeutenden Einfluss auf das Identitäts- und Kompetenzerleben der Demenzkranken. Wird diesen von der Umwelt signalisiert, sie würden nichts mehr verstehen und wären zu nichts mehr fähig, dann werden die Verwirrten diese Einschätzung irgendwann als wahr annehmen. Klie weist darauf hin, dass Pflege- und Betreuungspersonen durch ein respektvolles Verhalten einen wesentlichen Betrag zur Identitätsbewahrung und zur Stabilisierung des Selbstwertgefühls beitragen können (vgl. 2002, S. 60). Selbst Menschen mit schweren kognitiven Einschränkungen protestieren, wenn es an lebensförderlichen und würdeherstellenden Rahmenbedingungen fehlt, durch unterschiedliche Verhaltensauffälligkeiten gegen ihr soziales Sterben (vgl. Gröning 2001, S. 67).

An dieser Stelle lässt sich mit Baumann noch ein weiterer Vorschlag einbringen, wie man die Menschenwürde jener Personen betrachten sollte, die eine Erniedrigung selbst nicht bemerken können: Wir identifizieren uns mit anderen, was impliziert, dass zwar manche Personen die ihnen entgegengebrachte Demütigung nicht selbst bemerken können, dass es aber andere Personen gibt, die diese stellvertretend für sie empfinden können (vgl. 2003, S. 30). Demzufolge betrifft Menschenwürde nicht nur das, was wir tatsächlich bemerken und fühlen können, sondern sie ist objektiver, als man zunächst annehmen könnte.

Auch wenn die hier vorgeschlagene Bedürfniskonzeption der Menschenwürde nicht durch die Fähigkeit zur moralischen Autonomie begründet wird, so kommt ihr doch auch in diesem Denkansatz eine hohe Bedeutung zu: Damit die innere Werthaltung der Selbstachtung nach außen dargestellt werden kann, bedarf es eines gewissen Ausmaßes an Freiheit. Zudem muss bedacht werden, dass das Selbstverständnis, eine selbstbestimmte Person zu sein, vom moralischen Gefühl der Selbstachtung motiviert und begleitet wird. Auf der anderen Seite erzeugt dieses Selbstverständnis den Wunsch, für diese Fähigkeiten auch geschätzt zu werden. Sinn und Bedeutung personaler Autonomie stehen damit in einem engen Zusammenhang mit der Frage nach dem So-sein-wollen der jeweiligen Person, der Frage danach, welchen Lebensplan sie verfolgt und wie sie diesen verwirklichen will. Ein reines Möglichkeitskonzept von Freiheit, wie es verschiedene negative Freiheitsideen liefern, greift insofern zu kurz, als es übersieht, dass es manchen Personengruppen nicht nur an Gelegenheit fehlt, ihre Selbstbestimmung zu realisieren, sondern diese auf direkte Weise auf Unterstützung angewiesen sind. Um selbstbestimmt leben zu können, bedarf es immer eines Zusammenspiels subjektiver und objektiver Bedingungen. Zu den subjektiven Faktoren gehören beispielsweise die Fähigkeit, Ziele und Projekte überhaupt auszubilden, sich gegenüber den eigenen Wünschen kritisch verhalten zu können sowie Autonomie als Habitus, als schätzenswerte Haltung. Beispiele für objektive Bedingungen sind gesellschaftliche Bedingungen, die frei von systematischer Repression, Manipulation und Täuschung sind sowie der Respekt der Privatsphäre der Person. Da gerade die Gruppe der älteren Menschen in der nachberuflichen Phase ihres Lebens und insbesondere bei Pflegebedürftigkeit von der öffentlichen Daseinsvorsorge abhängig sind, bestimmen die von der Gesellschaft zur Verfügung gestellten Ressourcen den Handlungsspielraum der älteren Menschen nachhaltig. Die Sicherstellung der Selbstbestimmung in dieser Lebenslage stellt damit eine komplexe rechts- und sozialpolitische Aufgabe dar und bedarf über den Rechtskontext hinausgehend gerade im Falle der Pflegebedürftigkeit einer besonderen Unterstützung der Fähigkeit der Autonomie dieser Menschen.

Der Bedeutungskomplex des hier vorgeschlagenen Würdeverständnisses umfasst elementare Bedingungen der personalen Identität in ihrer leiblichen Verfasstheit, wozu die ethisch existentiellen Werthaltungen der Selbstachtung sowie der Selbstbestimmung gehören und die dafür notwendigen sozialen Anerkennungsformen der Achtung und Wertschätzung. Um den in dieser Würdekonzeption beinhaltenden Gestaltungsauftrag und die intendierte Schutzfunktion für den Bereich der geriatrischen Langzeitpflege weiter auszudifferenzieren, soll nun im Folgenden eine in der Wissenschaft und öffentlichen Debatte gleichsam vernachlässigte Perspektive aufgenommen werden: die der pflegebedürftigen alten Menschen und deren Angehörigen. Anhand der in der vorliegenden Forschungsarbeit durchgeführten Interviews mit dieser Personengruppe wird dargestellt, wie pflegebedürftige alte Menschen und deren Angehörige die Möglichkeit der Selbstbestimmung im Kontext der Langzeitpflege erleben, welche Aspekte ihnen im Bezug auf Autonomie besonders wichtig sind und was nach ihrem Empfinden zur Bewahrung der Würde wichtig ist.

6

Einleitung zur empirischen Untersuchung

Nach der theoretischen Analyse der Begriffe Würde und Autonomie bildet nun im Folgenden die Sichtweise von institutionell gepflegten alten Menschen und deren Angehörigen den Ausgangspunkt der weiteren Konkretisierung und Ausdifferenzierung der Begriffe.

Wie bereits in der Einleitung dargelegt, konnte das Datenmaterial im Rahmen des gleichnamigen Forschungsprojekts *„Würde und Autonomie im Kontext geriatrischer Langzeitpflege"* gewonnen werden, das die Autorin im Zeitraum von Dezember 2008 bis Dezember 2010 gemeinsam mit Patricia Kacetel durchgeführt hat. Das Projekt stand unter der Leitung von Peter Kampits, gefördert wurde es vom Ministerium für Wissenschaft und Forschung. Das Forschungsvorhaben wurde durch eine Reflexionsgruppe begleitet, die aus erfahrenen EntscheidungsträgerInnen im Bereich der geriatrischen Langzeitpflege und einem Bewohnervertreter bestand sowie einer Angehörigen einer demenzkranken Person, die sich in institutioneller Langzeitpflege befindet. Der regelmäßige Austausch mit dieser Gruppe diente der Versicherung, bei den relevanten Problemen der Praxis anzusetzen und die gewonnen Ergebnisse wieder praxistauglich aufzubereiten. Die TeilnehmerInnen der Reflexionsgruppe nahmen aber ebenso eine zentrale Rolle ein, wenn es darum ging, das Forschungsfeld zugänglich zu machen.

Die zentralen Fragen, auf die im Rahmen dieser empirischen Arbeit fokussiert wird, lauten: Wie erleben pflegebedürftige Menschen ihre Möglichkeiten, über ihr Leben selbst zu bestimmen? Was bedeutet Würde für Menschen, die professionelle Hilfe in Anspruch nehmen und was trägt zur Bewahrung dieser Würde bei? In den Gesprächen mit den Angehörigen nimmt die Antizipation des eigenen Alters, möglicher Pflegebedürftigkeit und der damit verbundenen Abhängigkeit eine besonders wichtige Rolle ein. Damit wird eine weitere Perspektive auf das Themenfeld der Würde und Autonomie in der geriatrischen Langzeitpflege eröffnet, nämlich welche Vorstellungen, Erwartungen oder auch Befürchtungen jene Personen haben, die mit der Situation der Pflegebedürftigkeit und institutionellen Versorgung als Angehörige zwar eng vertraut sind, aber selbst nicht in dieser Lage sind.

Ein Anliegen des Projekts ist es, auch die transkulturelle Perspektive zu berücksichtigen, immerhin leben in Österreich rund eine Million Menschen nicht-österreichischer Herkunft. Auch wenn ältere pflegebedürftige Menschen mit Migrationshintergrund aus den ehemaligen „Gastarbeiterländern" heute noch nicht in einem repräsentativen Ausmaß institutionell gepflegt und betreut werden, ist heute schon die zwingende Frage zu stellen, welche Vorstellungen und Bedürfnisse diese Menschen im Hinblick auf eine würdevolle und selbstbestimmte Pflege und Betreuung im institutionellen Kontext haben. Eine Perspektivenerweiterung ist mit dieser Fragestellung insofern zu erwarten, als die InterviewpartnerIn mit Migrationshintergrund eventuell unter Bedingungen bezüglich Einkommen, Wohnraum, Gesundheit, Bildung und rechtlicher Sicherheit lebt, welche die Mehrheitsbevölkerung nicht teilt.

Bevor nun die Sichtweisen der pflegebedürftigen Menschen und deren Angehöriger dargelegt werden, soll im Folgenden auf methodologische, methodische und forschungsethische Aspekte und Überlegungen eingegangen sowie das praktische Vorgehen des Erhebungsprozesses offengelegt werden. Zu Beginn werden die Positionen und die zugrunde liegenden Basisüberlegungen der quantitativen und qualitativen Sozialforschung einander gegenübergestellt und begründet, inwiefern für diese Forschungsarbeit ein qualitativer Zugang angemessen ist. Danach werden die für die Gesprächsführung gewählte Form des „episodischen Interviews" sowie die Entwicklung und Handhabung des Interviewleitfadens beschrieben. Anschließend wird dargelegt, welche Überlegungen dem Feldzugang vorangestellt wurden und wie die Durchführung der Erhebung tatsächlich verlaufen ist. Darauf folgt die soziodemographische Beschreibung der ProbandInnen sowie des Auswertungsprozesses.

6.1

Methodologische und methodische Aspekte

Empirische Sozialforschung beschäftigt sich mit dem systematischen Erfassen und Deuten sozialer Tatbestände mit dem Ziel, neue Erkenntnisse zu gewinnen (vgl. Atteslander 2000, S. 3f.). Mit den Begriffen empirisch und systematisch wird ausgesagt, dass theoretische Annahmen an spezifischen Wirklichkeiten überprüft werden und zwar in der Form, dass der gesamte Forschungsverlauf bestimmten Kriterien der Wissenschaftlichkeit genügt. Bis etwa Mitte der sechziger Jahre bestand innerhalb der empirischen Sozialforschung dahingehend Übereinstimmung, dass sich ihre Qualität daran bemisst, inwieweit sie sich den von den Naturwissenschaften übernommenen Qualitäten annäherte (vgl. Lamnek 1993, S. 6). Dieser Forschungsansatz ist von folgender Grundannahme getragen:

„Menschen unterscheiden sich aufgrund biologischer, psychologischer und sozialer Merkmale voneinander. Indem man eines oder mehrere dieser Merkmale auswählt, um sie zu unterscheiden, erfasst man ‚Ausschnitte' eines Menschen. Man möchte damit ein möglichst unabhängiges Bild der Merkmale erhalten, die erforscht werden sollen. Daher versucht man diese Merkmale einzeln zu betrachten, d.h. man beobachtet nichts als diese Merkmale. Auf diese Weise soll ein möglichst ‚reines' Bild von den Merkmalen gewonnen werden. Man geht davon aus, dass Wahrheit ‚objektive Wirklichkeit' ist, die mit den Sinnen erfasst und gemessen werden kann." (Mayer 2002, S. 69)

Gemäß diesem Paradigma geht es um allgemeine Gesetzmäßigkeiten, welche die Erklärungen, Prognosen sowie technische Anweisungen möglich machen. Diese Methode ist dadurch zu charakterisieren, dass sie Vorgänge aus ihrem Zusammenhang herauslöst, also isoliert und einzeln bearbeitet. Die durch Experiment und Beobachtung gewonnenen Erfahrungen werden mathematisiert. Die Reproduzierbarkeit der Ergebnisse durch Wiederholung von Beobachtungen und Experiment ist dabei ein wesentliches Gütekriterium (vgl. Lamnek 1993, S. 14). Dies wiederum verlangt nach standardisierten Methoden und eine größtmögliche Distanz zwischen ForscherInnen und Beforschten. Denn in diesem Ansatz gilt Objektivität der Daten als weiteres zentrales Qualitätsmerkmal. Erforscht wird, was zuvor durch theoretische Überlegungen festgelegt wurde (vgl. Mayer 2002, S. 70). Dieser theoriegeleitete Ausgangspunkt bedingt, dass im quantitativen Forschungsansatz nur solche Informationen aus dem Forschungsfeld aufgenommen werden, die aufgrund der vorformulierten Hypothesen und standardisierten Erhebungsinstrumente nicht durch das methodische Filtersystem abgesiebt wurden (vgl. Lamnek 1993, S. 22). Zusammenfassend können folgende Grundprinzipien genannt werden, die diesen Forschungsansatz charakterisieren: Deduktion, theorieprüfend, ursachenbestimmend, erklärend, nomothetisch, theoriegeleitet, Objektivität, Standardisierung. (Vgl. Mayer 2002, S. 70.)

Gegenüber dieser Grundposition der quantitativen Forschung und den dahinter liegenden wissenschaftstheoretischen Überlegungen wurde insbesondere von VertreterInnen der kritisch-dialektischen Gesellschaftstheorie, aber auch aus dem Bereich der analytischen Wissenschaftstheorie Kritik eingebracht. Mit Lamnek, der Bezug auf Gritler (vgl. 1984, S. 26) nimmt, lassen sich folgende Hauptargumente anführen, die sich gegen eine naturwissenschaftlich ausgerichtete Soziologie formulieren lassen (vgl. Lamnek 1993, S. 7):

- Soziale Phänomene beruhen auf den Interpretationen der Einzelnen einer sozialen Gruppe, sie existieren nicht außerhalb des Individuums.

- Ebenso lassen sich soziale Tatsachen nicht vordergründig „objektiv" identifizieren. Sie müssen je nach Situation als soziale Handlung von ihrem Bedeutungsgehalt innerhalb eines bestimmten Kontextes interpretiert werden.

- Soziales Handeln kann mittels „quantitativer" Messungen und den ihnen zugrunde liegenden Erhebungsmethoden nicht wirklich erfasst werden. Mit diesen Erhebungstechniken werden diverse Fragestellungen beschönigt oder verschleiert. Bedeutungen werden häufig den Handelnden unterstellt, die eher die der ForscherInnen sind.

- Das Anliegen der Hypothesenüberprüfung kann dazu führen, dass den Untersuchten eine von ihnen nicht geteilte Meinung oder Absicht suggeriert oder aufoktroyiert wird.

Die Kritik an der naturwissenschaftlich positivistisch ausgerichteten empirischen Sozialforschung ist vor allem durch die philosophische Hermeneutik Gadamers, durch die phänomenologisch begründete Lebensweltanalyse von Husserl und Schütz, den symbolischen Interaktionismus beispielsweise von Mead sowie durch die Ethnomethodologie und deren Vertretern Winch und Cicourel geprägt. Die auf diesen Positionen beruhende qualitative Sozialforschung ist durch Begriffe wie Kommunikation, Verstehen, Subjekt und Lebenswelt gekennzeichnet (vgl. ebda., S. 21).

Bezugnehmend auf Ausführungen von Flick lassen sich die Gemeinsamkeiten dieser unterschiedlichen theoretischen Positionen als eine Art Schnittmenge zusammenfassen (vgl. 2002, S. 49f.):

- Insofern als Verstehen als Erkenntnisprinzip gilt, zielt qualitative Forschung darauf ab, das zu untersuchende Phänomen bzw. Geschehen von innen heraus zu verstehen: „Verstanden werden soll die Sicht eines Subjekts (oder mehrerer Subjekte), der Ablauf einer Situation (Gespräche, Diskurse, Abläufe) oder die auf eine Situation zutreffenden kulturellen bzw. sozialen Regeln." (ebda.) Dabei hängt es von der zugrunde gelegten theoretischen Position ab, wie dieses Verstehen methodisch realisiert wird.

- Zweites gemeinsames Kennzeichen ist, dass die Fallrekonstruktion der Ansatzpunkt ist, von dem aus eine Typologie entwickelt wird. Wieder hängt es von der theoretischen Position der ForscherIn ab, was dabei als Fall verstanden wird. Das kann das Subjekt und seine Sicht sein, eine zeitlich und örtlich umgrenzte Interaktion oder ein spezifisch sozialer oder kultureller Kontext, in welchem sich das Geschehen entfaltet.

- Als weitere Grundposition der qualitativen Sozialforschung gilt die Überlegung, dass die zu untersuchende Wirklichkeit nicht vorgegeben ist, sondern vielmehr von unterschiedlichen Instanzen konstruiert wird. „Subjekte konstruieren über ihre Sicht auf ein bestimmtes Phänomen einen Ausschnitt ihrer Wirklichkeit; in Gesprächen und Diskursen werden Phänomene interaktiv hergestellt und Wirklichkeit darüber konstruiert." (ebda.) Auch hier ist die theoretische Position dafür bestimmend, welche Instanz für diese Konstruktionen als zentral angesehen wird.

- Als weitere Schnittmenge der unterschiedlichen Positionen gilt, dass Texte die Grundlage von Rekonstruktionen und Interpretationen darstellen:

  „Die Sicht des Subjekts wird als seine subjektive Theorie rekonstruiert bzw. formuliert, ein Interaktionsablauf wird aufgezeichnet und transkribiert. Rekonstruktionen von latenten Sinnstrukturen können nur an Texten in der notwendigen Ausführlichkeit vorgenommen werden." (ebda., S. 50)

Um die Kennzeichen der qualitativen Sozialforschung zu vervollständigen, werden hier mit Flick und Lamnek noch folgende Aspekte hinzugefügt:

- Die Gegenstandsangemessenheit von Methoden und Theorien kann als übergeordnetes Gütekriterium angesehen werden, das über die wissenschaftstheoretischen

Positionen hinweg Anerkennung findet. Lamnek, der sich auf Kreckel (vgl. 1975) bezieht, bezeichnet wissenschaftliche Begriffe, Theorien und Methoden dann als angemessen, wenn sie dem Erkenntnisziel der ForscherIn und den empirischen Gegebenheiten gerecht werden (vgl. 1993, S. 262). Ergänzend sei hier hinzugefügt, dass jeweiliges Forschungsvorhaben, das nach empirisch ausgerichteter „Wahrheit" strebt, ausdrücklich ethisch gutes und rechtlich richtiges Verhalten der ForscherInnen erfordert (vgl. Schnell 2006, S. 71).

• Perspektiven der Beteiligten und ihre Vielschichtigkeit: „Qualitative Forschung berücksichtigt, dass die auf den Gegenstand bezogenen Sicht- und Handlungsweisen im Feld sich schon deshalb unterscheiden, weil damit unterschiedliche subjektive Perspektiven und soziale Hintergründe verknüpft sind." (Flick 2002, S. 19)

• Da anders als beim quantitativen Forschungsansatz bei den qualitativen Methoden die Kommunikation der ForscherIn mit dem jeweiligen Feld und den Beteiligten expliziter Bestandteil der Erkenntnis bildet, gilt die Reflexivität der ForscherIn und der Forschung hier als zentrales Prinzip. Kommunikation wird in diesem Ansatz nicht als Störvariable gesehen, sondern die Subjektivität von ForscherIn und beforschter Person wird zum zentralen Bestandteil des Forschungsprozesses. (Vgl. ebda., S. 19.)

• Kennzeichnend für den qualitativen Forschungsansatz ist, dass er nicht auf einem einheitlichen theoretischen und methodischen Verständnis beruht. „Dieses Spektrum unterschiedlicher Ansätze ist das Ergebnis verschiedener Entwicklungslinien in der Geschichte qualitativer Forschung, die teils parallel, teils phasenweise nacheinander verlaufen sind." (ebda., S. 20)

Mit Mayer lassen sich die Grundprinzipien der qualitativen Sozialforschung nun folgendermaßen charakterisieren: In diesem Ansatz wird induktiv vorgegangen, er ist nicht auf die Überprüfung von Hypothesen angelegt, sondern vielmehr theoriebildend. Dabei wird interpretativ und ideographisch vorgegangen, wobei sich die Beschreibung auf das Relevanzsystem der Betroffenen bezieht. Das bedeutet, dass der Verlauf und der Inhalt weitgehend von der Sicht der Betroffenen bestimmt werden. Dabei besteht der Anspruch, die Phänomene möglichst ganzheitlich und aus subjektiver Sicht zu erfahren und zu verstehen. Das Vorgehen muss damit anders als in der quantitativen Sozialforschung von Offenheit und Flexibilität gegenüber dem Untersuchungsgegenstand, der Theoriebildung und der Methodik sein (vgl. Mayer 2002, S. 72f.). Obwohl dieser Ansatz, wie gesagt, nicht das vorrangige Ziel verfolgt, Hypothesen zu überprüfen, bedeutet das jedoch entgegen einem verbreiteten Missverständnis keinesfalls, dass nicht auch in die qualitative Methode theoretisches Vorwissen miteinfließt (vgl. Flick 2002, S. 13).

Aufgrund der wissenschaftstheoretischen Grundannahmen und Zielsetzungen des qualitativen Forschungsansatzes können die Gütekriterien, die für einen an der Naturwissenschaft orientierten Ansatz gelten, nämlich Objektivität, Validität und Reliabilität, nicht einfach übertragen werden. Zwar weichen die Gütekriterien, die für die qualitative Sozialforschung von unterschiedlichen VertreterInnen formuliert wurden, voneinander ab, doch sie beruhen im Kern auf gleichen Grundaussagen. (Vgl. Mayer 2002, S. 79.) Die Gütekriterien, an denen sich die nachfolgende Untersuchung ausrichtet, können mit Liehr et al. wie folgt benannt werden:

- *Glaubwürdigkeit* meint die Korrektheit der Befunde aus der Sicht der TeilnehmerInnen und weiterer Mitglieder der Disziplin. Bei diesem Gütekriterium geht es darum, ob die ForscherIn „richtig" interpretiert hat, ob sie damit das getroffen hat, was sie Untersuchten meinten.

- Hinter dem Kriterium der *Folgerichtigkeit* steht die Frage, ob die Arbeit der ForscherIn von der Forschungsfrage bis zur Auswertung nachvollziehbar ist. Das Prüfkriterium ist hier eine möglichst genaue Verfahrensdokumentation.

- Mit *Angemessenheit* ist hier die Genauigkeit gemeint, mit welcher die Wirklichkeit der Untersuchten wiedergegeben wird. Diese muss so weitreichend beschrieben werden, dass die LeserInnen beurteilen können, inwiefern das Gelesene für ihre praktische Arbeit von Bedeutung ist.

- Das Gütekriterium der *Übereinstimmung* ist dann erreicht, wenn die Ergebnisse zeigen, dass die zuvor genannten drei Prinzipien beachtet wurden. (Vgl. Liehr et al. 1996 in Mayer 2002, S. 81.)

Das im Theorieteil dargelegte Verständnis der personalen Identität gründet mitunter auf den Einsichten der Phänomenologie sowie des sozialen Interaktionismus, sodass es nur folgerichtig sein kann, auch einen Ansatz zu wählen, der auf den gleichen Grundüberlegungen basiert. Aber auch der entfaltete Gedanke, dass Menschenwürde in der Verfasstheit der sozialen Welt angelegt ist, also in sozialen Beziehungen hergestellt wird, und die Forschungsfragen, in denen es um Erleben und Bedeutung von Selbstbestimmung und Würde geht, legen einen qualitativen Zugang für die im Forschungsvorhaben geplante Untersuchung nahe.

Wie schon im Zusammenhang mit der Gegenstandsangemessenheit von Methoden und Theorien angesprochen wurde, schließt jedes Forschungsvorhaben, welches nach empirisch ausgerichteter „Wahrheit" strebt, „ethisch gutes" und „rechtlich richtiges" Verhalten der ForscherInnen nicht nur ein, sondern erfordert es ausdrücklich. Im vorliegenden Forschungsprojekt wird von dem Grundgedanken ausgegangen, dass der Suche nach einer empirisch fundierten und empirisch revidierbaren Wahrheit und auch der ermittelten Wahrheit ethische Aspekte inhärent sind (vgl. Schnell 2006, S. 71). Ethik kann als Ausdruck der Achtung des Menschen vor dem Menschen betrachtet werden. Diese konkretisiert sich im respektvollen Umgang miteinander und darin, welchen Schutz wir einander zukommen lassen (vgl. ebda.). Ein Projekt, das die Wahrung der Menschenwürde und der Autonomie zum zentralen Thema hat, muss sich selbst in der Konzeption des Vorgehens von forschungsethischen Überlegungen leiten lassen. Damit entsteht der Anspruch zu reflektieren, wie die Würde und die Autonomie in den einzelnen Schritten des Forschungsprozesses für alle beteiligten Personen gewahrt werden kann. In der nun folgenden Beschreibung der Prozessschritte sollen die damit verbunden ethischen Überlegungen thematisiert werden.

6.2

ASPEKTE DES EPISODISCHEN INTERVIEWS

Für die Gesprächsführung wurde die Form des „episodischen Interviews" in Anlehnung an Flick gewählt (vgl. Flick 2002, S. 158ff.). Der Ausgangspunkt für das episodische Interview stellt nach Flick die Annahme dar, dass die Erfahrungen, die Menschen hinsichtlich eines bestimmten Gegenstandsbereichs machen, in zweierlei Form abgespeichert und erinnert werden: als narrativ-episodisches Wissen und als semantisches Wissen (vgl. ebda.). Die erste Form ist erfahrungsnah und bezogen auf konkrete Situationen organisiert, die zweite Form des Wissens enthält davon abstrahierte, verallgemeinerte Annahmen und Zusammenhänge (vgl. ebda., S. 159). Den Vorteil dieser Form der Interviewführung, die beide Wissensformen erfragt, sieht Flick darin, dass diese Raum für kontextbezogene Darstellungen gibt, die Erfahrungen und ihren Entstehungskontext unmittelbarer enthalten als andere Darstellungsformen (vgl. ebda.). Damit werden Prozesse der Wirklichkeitskonstruktion besser verdeutlicht als bei Annäherungen, die nur auf „abstrakte Begriffe und Antworten im engeren Sinn abzielen" (ebda.). Da in diesem Projekt von einem Würdeverständnis ausgegangen wird, das auf dem Gedanken aufbaut, dass Würde in der Beziehung, in der Interaktion entsteht, erscheint diese Form der Interviewführung dem Gegenstand der Befragung angemessen. Ein Kernpunkt der Interviewführung besteht damit in der Aufforderung zum Erzählen von Situationen (z.B. „Können Sie ein Beispiel aus Ihrem Alltag hier im Pflegeheim erzählen, wie sich für Sie ein respektvoller Umgang bei der Durchführung von Pflegehandlungen zeigt?"). Den zweiten großen Komplex neben solchen Aufforderungen zum Erzählen bilden Fragen nach subjektiven Definitionen (z.B. „Was verbinden Sie persönlich mit dem Wort Würde?") sowie nach abstrakteren Zusammenhängen (z.B. „Warum glauben Sie, wird im Zusammenhang mit dem Alter so viel über die Würde gesprochen?"). Mit dieser Form der Interviewführung sollen beide Bestandteile des Wissens, also die gestalthaften und mit affektiven Bewertungen „gewürzten" Erinnerungen sowie das analytische und rationale Wissen über die Gegenstandsbereiche Menschenwürde und Autonomie erfasst werden (vgl. Flick 2002, S. 159). Um die affektive Bewertung der erzählten Situation zu konkretisieren, wurde zum einen danach gefragt, wie wichtig ein bestimmter, im Interview angesprochener Aspekt für die GesprächspartnerIn ist (z.B. „Wie wichtig ist es für Sie, selbst zu entscheiden, mit wem Sie beim Essen an einem Tisch sitzen?"). Zum anderen ging es darum, mit welchen Gefühlen bestimmte Situationen verbunden sind (z.B. „Mit welchen Gefühlen ist es verbunden, von den Pflegepersonen gewürdigt/nicht gewürdigt zu werden?").

6.3

ENTWICKLUNG UND HANDHABUNG DES INTERVIEWLEITFADENS

Den theoretischen Hintergrund der Leitfadenentwicklung bildete die vorangegangene philosophische Analyse zu den Themenbereichen Würde und Autonomie. Die sich daraus ergebenden Aspekte wurden mit psychologischen Dimensionen der „Support-Säulen der Identität" (Petzold 1985, S. 143) kombiniert. Petzold geht von einem Verständnis der Identität aus, das sich mit dem dieser Forschungsarbeit zugrunde liegenden Identitätskonzept gut verbinden lässt:

> „Identität wird definiert als Zusammenwirken von Leib und Kontext im Zeitkontinuum. Die Synergie von Identifizierungen, Identitätszuschreibungen und Identifikationen, Identitätsübernahmen machen die ‚ganze' Identität aus. (Der Mensch erkennt sich in seinem Wahrnehmen und Handeln als der, der er ist, und wird von anderen Menschen seines relevanten Kontextes erkannt.)" (ebda.)

Wie in der philosophischen Analyse dargelegt wurde, ist das Gefühl der eigenen Würde mit dem der Integrität ebenso eng verschwistert wie mit den persönlichen Idealen und dem Selbstbegriff, hier besonders mit dem Körperselbst. Gleichzeitig ist das Gefühl der Würde sozial darauf bezogen, wie man den anderen begegnet und die anderen uns begegnen. Die von Petzold beschriebenen Identitätsbereiche bilden eine hilfreiche Konkretisierung der philosophischen Aspekte personaler Identität und erleichtern die Aufbereitung für die empirische Untersuchung. Die einzelnen Themenbereiche, die sich daraus ergaben, umfassen folgende Dimensionen:

- Körper/Leib: Die Leiblichkeit zählt auch Petzold zu den zentralen Grundlagen unserer Identität (vgl. 1982, S. 175). In diesen Bereich gehört alles, was mit der Leiblichkeit zu tun hat, wie beispielsweise das Erleben leiblicher Integrität, Gesundheit, sich in seiner Haut wohl fühlen und die Zufriedenheit mit dem eigenen Aussehen. Aspekte, die zu diesem Bereich befragt wurden, waren beispielsweise entscheiden zu können, wie die GesprächspartnerIn anderen Menschen gegenübertreten will: Auswahl der Kleider, aber auch andere Aspekte wie Körperpflege, Essen usw.

- Soziale Netzwerke: Durch soziale Beziehungen werde ich identifiziert, erhalte ich Identität, trage dabei aber auch zur Identität anderer bei (vgl. Petzold 1985, S. 144). Diese Dimension ist auch in Bezug auf Würde wesentlich, insofern hier von einem Konzept ausgegangen wird, dass diese in der Beziehung entsteht.

- Petzold streicht hervor, dass materielle Sicherheit, Besitz und die ökologische Eingebundenheit der Person die Möglichkeit der Identifikation geben (vgl. 1982, S. 175). Zu diesem Bereich wurden beispielsweise Fragen danach gestellt, wie die Möglichkeiten gestaltet sind, das eigene Geld zu verwalten, nach dem erlebten Umgang mit Privatsachen von Seiten der Pflegekräfte, Möglichkeiten der Gestaltung der Zimmer usw.

- Arbeit und Leistung sind ebenfalls konstitutive Aspekte der personalen Identität. Im konkreten Tun erkennt und verwirklicht sich die Person, wird ihr die Möglichkeit der Identifikation gegeben. (Vgl. ebda.) Tätig-Sein ist damit eine wichtige Facette der Selbstdarstellung und so auch ein Teilaspekt der Würde. Hier stand die Frage nach Möglichkeiten der sinnvollen Betätigung im Vordergrund.

- Werte sind sozial vermittelt, aber ich bekenne mich zu ihnen (vgl. Petzold 1982, S. 175). Zu welchen Werten sich eine Person bekennt, bestimmt ihre ethisch-existentielle Grundorientierung und macht das „So-Sein-Wollen" dieser Person aus. Diese ethisch-existentielle Grundorientierung ist zum einen, wie bereits in Kapitel 3.2.2 beschrieben wurde, mit Selbstverpflichtungen verbunden, zum anderen markiert sie aber auch eine Grenze, deren Überschreiten die Beschädigung der Integrität und Würde der Person bedeuten kann. In dieser Dimension wurde beispielsweise danach gefragt, ob die InterviewpartnerInnen den Eindruck haben, dass die betreuenden Personen würdigen, was ihr als pflegebedürftiger Person wichtig ist.

- Da in dieser Arbeit davon ausgegangen wird, dass die Menschenwürde in den Sachverhalten der sozialen Welt fundiert ist und damit der Anerkennung fundamentale Bedeutung zukommt, wurde über Petzold hinausgehend noch danach gefragt, wie die InterviewpartnerInnen den Umgang mit alten Menschen in unserer Gesellschaft wahrnehmen.

Gefragt wurde danach, wie die InterviewpartnerInnen ihren Entscheidungs- und Handlungsspielraum in diesen Dimensionen erleben, wie wichtig ihnen diese sind und welche Zusammenhänge sich aus ihrer Sicht mit der Würde herstellen lassen.

Aus forschungsethischer Sicht gilt es hier zu berücksichtigen, dass es beim Nachdenken und Erzählen über das Wahrnehmen von Würdeverletzungen oder mangelnder Selbstbestimmung zu einem Dissonanzerleben seitens der InterviewpartnerInnen kommen kann. Die betroffenen pflegebedürftigen Personen können ihre Situation kaum verändern, die befragten Angehörigen hadern möglicherweise mit Gewissensbissen. Für die Interviewsituation bedeutet das, dass die Interviewerinnen die aktuelle Befindlichkeit der ProbandInnen im Auge behalten müssen. Aber nicht nur alte, pflegebedürftige Menschen gehören einem vulnerablen Personenkreis an, auch MigrantInnen sind Teil einer stigmatisierten Gruppe, „die ständig Rassismen und Diskriminierungen ausgesetzt ist" (Domenig 2001, S. 147). Ausgehend von einer Ethik, die sich dem transkulturellen Paradigma verpflichtet fühlt, ist abgesehen von einer kultursensiblen Befragung darauf zu achten, dass jede einseitige Fokussierung der Kultur sowohl bei der Leitfadenerstellung als auch bei der Datenauswertung zu vermeiden ist. Um das Gespräch möglichst nach den Bedürfnissen der GesprächspartnerInnen zu organisieren, wurde auch mit Bildern gearbeitet. Diese ermöglichten eine Reihung der Themen, je nach den Bedürfnissen der Befragten, und sollten die Assoziationen zu den Themenbereichen unterstützen.

Da in diesem Forschungsvorhaben bereits ein fest umrissenes Konzept von Menschenwürde vorliegt, stellt sich die Frage, inwiefern hier dem Prinzip der Offenheit Rechnung getragen wird. Dazu ist zu sagen, dass es in dieser Untersuchung nicht darum geht, mittels der Alltagserfahrungen der Befragten eine neue Theorie der Würde aufzustellen, vielmehr wird das Ziel angestrebt, mit Hilfe der Aussagen der Befragten die Begriffe der Autonomie und der Würde für den Kontext der geriatrischen Langzeitpflege weiter auszudifferenzieren. Dem Prinzip der Offenheit wird in der vorliegenden Untersuchung insofern Rechnung getragen, als die Definitionen von Würde und Autonomie sowie der Bedeutungszusammenhang mit den konkreten Lebenssituationen von den Befragten selbst hergestellt wurde. Außerdem lag die subjektive Ebene der Interpretation darüber, durch welche Symbole und Vorgänge die Würde in konkreten Alltagssituationen zum Ausdruck gebracht wird, im Vordergrund.

6.4
Vorangestellte Überlegungen zum Forschungszugang

Da eine möglichst weite Streuung der InterviewpartnerInnen erreicht werden sollte, war geplant, die Befragung sowohl im ländlichen als auch im urbanen Raum sowie in unterschiedlichen Bundesländern durchzuführen. Insgesamt sollten 20 Personen befragt werden, davon 16 pflegebedürftige Personen und vier Angehörige. Obwohl in Österreich die meisten pflegebedürftigen Menschen zuhause gepflegt und betreut werden, war geplant, dass der Großteil der Gespräche mit HeimbewohnerInnen geführt wird.

In dieser Phase des Forschungsprozesses nahmen die TeilnehmerInnen der Reflexionsgruppe eine zentrale Rolle ein. Sie motivierten die MitarbeiterInnen in ihren Organisationen zur Zusammenarbeit und vermittelten unser Anliegen an die jeweiligen Stationsleitungen. Ein Informationsschreiben, das die TeilnehmerInnen der Reflexionsgruppe an die jeweiligen Stationen weiterleiteten, sollte zur Klarheit bezüglich der Projektanliegen und der Kriterien der Auswahl der InterviewpartnerInnen verhelfen. Die möglichen InterviewpartnerInnen sollten nicht besachwaltet, nicht von kognitiven Beeinträchtigungen betroffen und in einem psychisch und physisch stabilen Zustand sein. Des Weiteren sollte der Heimeintritt mindestens ein halbes Jahr zurückliegen, weil ein Umzug ins Pflegeheim für viele Menschen mit Schwierigkeiten verbunden ist und angenommen wurde, dass das Interview in dieser Situation eine weitere Belastung darstellt. Prinzipiell hat im Rahmen der Studie keine Vorauswahl der InterviewpartnerInnen hinsichtlich des Alters stattgefunden. Ausgeschlossen wurden lediglich junge Erwachsene mit chronischen Erkrankungen (z.B. Multiple Sklerose), die sich in professioneller Langzeitbetreuung befinden, da der Fokus der Untersuchung auf geriatrischer Langzeitbetreuung liegt.

Im Zusammenhang mit Menschenrechten und Menschenwürde stellt die informierte Zustimmung der InterviewpartnerInnen einen wichtigen Aspekt dar. Diesem Kriterium sollte im Projekt insofern Rechnung getragen werden als

* die potentiellen InterviewpartnerInnen durch ein verständliches Schreiben über das Vorhaben informiert werden, das im Vorfeld mit den TeilnehmerInnen der Reflexionsgruppe abzusprechen war.

* Wenn die Angesprochenen zu einem Gespräch bereit waren, sollte ein für sie günstiger Termin von den betreuenden Pflegekräften mit der Interviewerin vereinbart werden. Wenn die InterviewparternInnen wollten, sollten sie auch die Gelegenheit haben, sich selbst einen Termin zu vereinbaren.

Des Weiteren wurde von den ForscherInnen angeboten, persönliche Gespräche mit Pflegedienstleitung, Stationsleitung und Pflegeteam zu führen, damit eventuell bestehende Ängste oder Vorbehalte seitens der Pflege- und Betreuungspersonen angesprochen werden konnten. Was das Interview mit einer pflegebedürftigen Person mit Migrationshintergrund aus einem ehemaligen „Gastarbeiterland" betraf, sollte eine Interviewerin gefunden werden, die sowohl über Erfahrung im Feld verfügt als auch die gleiche Muttersprache spricht wie die Gesprächspartnerin. Geplant war des Weiteren, dass die Gespräche nicht länger als eine Stunde dauern sollten, um die ProbandInnen nicht zu sehr zu belasten.

Die Menschenwürde und die Menschenrechte verbieten, dass ein Mensch völlig und entgegen seines Wissens instrumentalisiert wird. Im Forschungsprozess geht es diesbezüglich darum, wie der Forscher, die Forscherin den ProbandInnen gegenübertritt und situativ Anteil an ihnen nimmt. Um eine gewisse Reziprozität herzustellen, sollten die InterviewpartnerInnen als Dank für ihre Gesprächsbereitschaft ein kleines Geschenk überreicht bekommen. Geplant wurde ebenfalls eine auf die ProbandInnen zugeschnittene „Forschungszeitschrift" anzufertigen, um sie über die Ergebnisse der Studie zu informieren.

6.5

DURCHFÜHRUNG DER ERHEBUNG

Der Zugang zum Forschungsfeld erfolgte im Raum Wien über die TeilnehmerInnen der Reflexionsgruppe, die eine Verbindung zu den Pflegedienstleitungen der jeweiligen Einrichtungen herstellten. Diese Leitungskräfte luden entweder selbst GesprächspartnerInnen ein, informierten sie über unser Vorhaben und vermittelten die Terminvereinbarung oder sie delegierten diese Aufgaben an die jeweiligen Stationsleitungen. Mit den Angehörigen und den pflegebedürftigen Personen, die zuhause gepflegt und betreut werden, wurde direkt ein Termin mit der Interviewerin vereinbart. Da sich die Streuung der Befragung über mehrere Bundesländer erstreckte, wurde ein Großteil der Kontakte zu den Einrichtungen von den ProjektmitarbeiterInnen selbst hergestellt. Dies gestaltete sich in einigen Fällen als etwas schwieriger, da den angesprochenen Institutionen der Organisationsaufwand zu groß erschien oder sie schon in anderen Projekten involviert waren. Möglicherweise gab es auch ein gewisses Maß an Misstrauen, weil ihnen das Projekt und die ProjektmitarbeiterInnen nicht vertraut waren. Im Großen und Ganzen wurde aber von Seiten der Leitungskräfte und der beteiligten MitarbeiterInnen der Einrichtungen sowohl dem Projektvorhaben als auch den InterviewerInnen ein großer Vertrauensvorschuss gewährt. Auch die Organisation der Interviews hat in allen stattgefundenen Fällen reibungslos funktioniert. Da es aufgrund einer nicht absehbaren Verschlechterung des Allgemeinzustandes nicht sicher ist, ob ein vereinbartes Gespräch auch wirklich zustande kommt, wurden von den vermittelnden Personen mehrere potentielle InterviewpartnerInnen angesprochen. Das hatte zur Folge, dass mehr Gespräche geführt wurden, als ursprünglich geplant war. Eine der interviewten Gesprächsparterinnen, die aufgrund eines Zeitungsartikels auf das Projekt aufmerksam geworden ist, hat von sich aus Verbindung mit uns aufgenommen und mitgeteilt, dass auch ihre pflegebedürftige Angehörige gerne ein Interview geben möchte.

Um Kontakte zu InterviewpartnerInnen mit Migrationshintergrund herzustellen, wurde vorerst versucht, mit der Islamischen Glaubensgemeinschaft sowie mit dem Psychosozialen Zentrum ESRA, in welchem jüdische MigrantInnen und deren Familien betreut werden, Kontakt aufzunehmen. Der Versuch der Kontaktaufnahme mit der Islamischen Glaubensgemeinschaft blieb erfolglos. Mit dem Psychosozialen Zentrum ESRA fand ein persönliches Gespräch statt, doch aufgrund von Ressourcenproblemen seitens des Vereins konnten keine GesprächspartnerInnen vermittelt werden. Das liegt unter anderem auch daran, dass viele Personen, die von ESRA betreut werden, unter traumatischen Erlebnissen leiden und für die Auswahl einer InterviewpartnerIn das gesamte Betreuungsteam des Vereins miteinbezogen werden sollte. Diese Vorgangsweise, welche die Vulnerabilität der potentiellen GesprächspartnerInnen in einem hohen Maße berücksichtigt, steht auch im Einklang mit den forschungsethischen Ansprüchen des Projekts, konnte aber im zur Verfügung stehenden Zeitraum seitens der Institution nicht organisiert werden. Ein weiterer Versuch eine Person mit Migrationshintergrund für ein Gespräch zu gewinnen, erfolgte durch die Kontaktaufnahme mit der MigrantInnenberatungsstelle des Fonds Soziales Wien. Dort erhielt das Projektvorhaben breite Unterstützung, indem sowohl eine GesprächspartnerIn vermittelt wurde als auch eine Interviewerin, die aufgrund ihrer Beratungstätigkeit und ihrer Sprachkompetenz (Muttersprache Türkisch) das Interview in der geteilten Herkunftssprache führen konnte. Für das Interview, das mit der Gesprächspartnerin mit türkischem Migrationshintergrund geführt wurde, ist der Interviewleitfaden von der Interviewerin übersetzt worden. Um diese Übersetzung vorzubereiten, wurde der Interviewerin der theoretische Hintergrund, auf dem der Leitfaden aufbaut, in einem persönlichen Gespräch dargelegt.

Wie oben beschrieben, erfolgte die Auswahl der GesprächspartnerInnen zum großen Teil über die Leitungskräfte beziehungsweise über die jeweiligen Stationsschwestern. Obwohl vereinbart war, dass der Heimeintritt mehr als ein halbes Jahr zurückliegen sollte, wurden insgesamt vier InterwiewpartnerInnen vermittelt, deren Einzug ins Heim weniger als sechs Monate zurücklag. Für die GesprächspartnerInnen stellte dieser Umstand jedoch kein Problem dar. Die InterviewpartnerInnen wurden zu Beginn des Gesprächs darüber aufgeklärt, dass sie das Interview jederzeit unterbrechen können, wenn es für sie zu belastend wird, was aber von keiner ProbandIn genutzt wurde.

Der Begriff Würde wird im Alltag selten verwendet, entsprechend schwierig war es für manche der InterviewpartnerInnen, ihn zu definieren und ihn in Verbindung mit anderen Begriffen zu bringen, die mit Würde in einem Bedeutungszusammenhang stehen oder ihn mit konkreten Lebenssituationen zu verknüpfen. Dabei zeigen die personenbezogenen Daten, dass es weder eine Frage des Bildungsstands ist, ob den GesprächspartnerInnen der Umgang mit dem Begriff Würde schwerer oder leichter fällt noch mit dem Grad der Pflegebedürftigkeit.

Die für die Interviewführung geplante Zeit von einer Stunde bis eineinhalb Stunden konnte grundsätzlich eingehalten werden. Einige InterviewpartnerInnen waren jedoch von sich aus sehr interessiert daran, sehr ausführliche Schilderungen ihrer Situation zu geben, womit die Gespräche auch länger dauerten. Mit mündlicher Zustimmung der Interviewten wurden die Gespräche auf Tonband aufgezeichnet. Einige der ProbandInnen hatten auch noch nach dem Abschalten des Aufnahmegerätes das Bedürfnis sich weiter zu unterhalten und z.B. über Tagespolitik, Gartenarbeit oder Enkelkinder zu sprechen. Im Sinne der Reziprozität wurde diesem Wunsch auch entsprochen.

Das Interview wurde unterbrochen, wenn eine fremde Person das Zimmer betrat. Der Gesprächspartnerin mit türkischem Migrationshintergrund wurde jede Frage sowohl in türkischer Sprache als auch in deutscher Sprache gestellt und es blieb ihr überlassen, in der Sprache zu antworten, in welcher sie wollte. Zumeist antwortete die Interviewpartnerin in türkischer Sprache. In manchen Gesprächspassagen wechselte sie die Sprache und auf manche Fragen ging sie spontan in deutscher Sprache ein.

Zum Abschluss des Gesprächs wurden die InterviewpartnerInnen gefragt, wie sie das Gespräch empfunden haben. Oftmals wurde geantwortet im Sinne von „angenehmer als ich befürchtet hab" (PP2, 525)[1]. Die Befürchtungen wurden dahingehend geäußert, nach etwas gefragt zu werden, worüber sie keine Auskunft geben könnten. Als InterviewerInnen wurde ich dann oftmals gefragt, ob ich mit ihren Antworten zufrieden wäre. Der Großteil der Befragten äußerte, dass das Gespräch auch für sie sehr interessant war. Eine der GesprächspartnerInnen drückte ihre Zufriedenheit so aus:

> Hat mich auch sehr gefreut, dass man mal ein bissel tiefer schürfen kann. Nicht nur so blabla und „was gibt's denn heute zu essen?" und „wie ist das Wetter heute" und „heut ist es heiß" und „ich war schon im Garten". Das sind die alltäglichen Gespräche, die einmal ja, zweimal ja, aber dann ist es fad. Wo man ein bissel nachdenken muss, und ja, es hat mich sehr interessiert. (PP6, 428)

6.6

SOZIODEMOGRAPHISCHE BESCHREIBUNG DER INTERVIEWPARTNERINNEN

Im Rahmen dieser empirischen Untersuchung wurden 25 Interviews durchgeführt, wobei es sich bei dieser Personengruppe um 5 Männer und 20 Frauen handelt. Die überwiegende Mehrheit der befragten InterviewpartnerInnen sind römisch-katholischen Glaubens. Ohne Bekenntnis zu sein, geben fünf Personen an. Drei Personen sind evangelisch und eine Person ist islamischen Glaubens. Die Interviews wurden sowohl mit pflegebedürftigen Menschen (18) als auch mit Angehörigen von pflegebedürftigen Menschen (7) geführt. In zwei Fällen stehen die befragte pflegebedürftige Person und die befragte Angehörige in einem Familienverhältnis. In 16 Fällen wurden die zugehörigen Angehörigen nicht befragt. Die Auswertung hinsichtlich Unterbringungsart,

---

[1] An den verwendeten Buchstaben der Codierung lässt sich erkennen, ob es sich um Aussagen von Gepflegten oder von Angehörigen handelt und ob die pflegebedürftige Person zuhause gepflegt und betreut wird. Der erste Buchstabe weist die Interviewerin aus, der zweite (P) steht für die Person, die institutionell gepflegt wird. Steht als zweiter Buchstabe ein „A", so bedeutet das, dass es sich um eine Aussage einer Angehörigen handelt. Ist in der Buchstabenkombination zudem ein „H" enthalten, so wird die pflegebedürftige Person bzw. Angehörige zuhause gepflegt und betreut.

Betreuungsort, Pflegegeldstufe, Trägereinrichtung, und Zimmerbelegung bezieht sich demnach auf Aussagen zu 23 pflegebedürftigen Menschen.

Für die Studie ist vor allem auch die Altersstruktur der Befragten von Interesse. Das eigene Selbstverständnis ist immer in den Werthorizont der Gesellschaft eingebettet. Damit einhergehend sind Erfahrungshintergründe, Lebensentwürfe und persönliche Zielsetzungen möglicherweise unterschiedlich.

Alter	Befragte Angehörige	Befragte pflegebedürftige Personen
40 bis 49	2 Personen	-
50 bis 59	3 Personen	1 Person
60 bis 69	2 Personen	1 Person
70 bis 79	-	6 Personen
80 bis 89	-	9 Personen
90 bis 99	-	1 Person

Tab. 1

Die befragten pflegebedürftigen Personen werden in fünf Bundesländern betreut. Die überwiegende Mehrheit der betreffenden Personen lebt in Wien. Wie schon in der Einleitung dieser Arbeit erwähnt, wird der Großteil der pflegebedürftigen Menschen in Österreich zuhause gepflegt und betreut. Im Rahmen dieser Forschungsarbeit wurden jedoch mehr Gespräche mit pflegebedürftigen Personen geführt, die sich in stationärer Langzeitpflege befinden. Weil aus nicht absehbaren gesundheitlichen Veränderungen nie ganz sicher ist, ob ein Gespräch zustande kommt, wurden bei den stationär ge-pflegten Personen zumeist zwei BewohnerInnen oder eine BewohnerIn und eine An-gehörige gefragt, ob sie bereit wären, ein Gespräch zu führen. Da es jedoch zu keinen ungeplanten Zwischenfällen kam, sind auch mehr Interviews zustande gekommen, als ursprünglich geplant war.

In welchem Ausmaß die befragten pflegebedürftigen Personen auf Unterstützung angewiesen sind, oder jene um die es bei den Gesprächen mit den Angehörigen ging, lässt sich grob an der Pflegegeldstufe erkennen, welche ihnen zugesprochen wurde. Von den Personen, auf die sich die Angaben hier beziehen, haben vier Anspruch auf Pflegegeld in Höhe der Stufe drei, was einen Pflegebedarf von mehr als 120 Stunden monatlich entspricht. Zehn Personen erhalten Pflegegeld in der Höhe der Stufe vier und haben damit einen Pflegebedarf von mehr als 160 Stunden im Monat. Sechs

Personen haben einen durchschnittlichen Pflegebedarf von mehr als 180 Stunden und befinden sich somit in der Stufe fünf. Zwei Personen sind BezieherInnen der Pflegegeldstufe sechs. Diese Personen haben einen Pflegebedarf von mehr als durchschnittlich 180 Stunden im Monat, wobei noch zusätzlich unkoordinierbare Betreuungsmaßnahmen erforderlich sind, welche regelmäßig während des Tages aber auch während der Nacht zu erbringen sind. (Vgl. BPGG § 4, 2009.) Eine Person die stationäre Betreuung in Anspruch nimmt, bezieht kein Pflegegeld. Drei Personen, auf die sich die Interviews beziehen und zuhause mit professioneller Unterstützung gepflegt werden, nehmen Pflegegeld in Höhe der Stufe fünf in Anspruch, eine in Höhe der Stufe sechs und eine in Höhe der Stufe drei. Um der Frage nachzugehen, ob die Gruppe derer, auf die sich die Daten beziehen, repräsentativ in der Verteilung ist, verglichen mit österreichischen Durchschnittsdaten zur Pflege und Betreuung, wird auf die Daten des Berichts *„Hochaltrigkeit in Österreich"* zurückgegriffen, der vom Bundesministerium für Soziales und Konsumentenschutz 2008 herausgegeben wurde. Allerdings wird von den AutorInnen dieses Berichts immer wieder auf die mangelnde und uneinheitliche Datenlage hingewiesen. Was den Bezug von Pflegegeld betrifft, so gibt Scholta an, dass mehr als die Hälfte der hochbetagten Menschen (52,22%) Pflegegeldstufe 1-2 beziehen, was einem Betreuungsbedarf von 120 Stunden im Monat entspricht (vgl. 2008, S. 391). Die Gruppe der PflegegeldbezieherInnen der Stufe 5 und 7 ist bei den über 81-Jährigen nicht größer als bei den 41 bis 61-Jährigen. Hochaltrige Menschen mit hohen Pflegegeldeinstufungen nehmen am häufigsten organisierte Hilfe und Betreuung einer Langzeiteinrichtung in Anspruch.

Von den stationär betreuten InterviewpartnerInnen leben 2 in Zweibettzimmern und 16 Personen in Einbettzimmern. Sieben der pflegebedürftigen Menschen, auf die sich die Interviews beziehen, werden von öffentlichen Trägerorganisationen gepflegt und betreut, 16 Personen von privaten Institutionen. Ob die Art der Trägereinrichtungen, die Bettenzahlen sowie die Ausstattung mit Ein- oder Mehrbettzimmern repräsentativ für die österreichische Situation sind, kann aufgrund der vorhandenen Datenlage nicht gesagt werden.

6.7

AUSWERTUNGSPROZESS

In dieser Phase des Forschungsprozesses kommt in ethischer Hinsicht dem Datenschutz große Bedeutung zu. Das Institut für Philosophie verfügt über verschließbare Büros, sodass die Sicherheit der Daten gewährleistet ist. Da die Interviews nicht personenbezogen gespeichert wurden, können die Forschungsdaten über die Projektlaufzeit hinaus aufbewahrt werden und stehen für eine mögliche Sekundäranalyse oder eine Zweitverwertung in Replikationsstudien zur Verfügung.

Den Beginn der Auswertungsphase stellte die Transkription und Codierung der Interviews dar, was von den MitarbeiterInnen des genannten Projekts selbst durchgeführt wurde. Dieser Prozess ist zwar sehr aufwändig und zeitraubend, bietet jedoch eine gute Möglichkeit, sich mit den Inhalten vertraut zu machen (vgl. Mayer 2002, S. 164). Bei der Transkription wurden die Aussagen der Befragten nach Notwendigkeit ins Schriftdeutsche übertragen, um das anschließende Lesen und Bearbeiten der Interviews zu erleichtern. Kommentiert wurden die Transkripte in Anlehnung an das System von Kallmeyer und Schütze (vgl. Mayer 2002, S. 164).

Die überwiegend in türkischer Sprache geführte Befragung wurde von der Interviewerin zuerst in der Originalsprache transkribiert. Anschließend wurde der Text gemeinsam mit der Verfasserin dieser Arbeit ins Deutsche übersetzt, d.h. die Interviewerin führte die Übersetzung durch und die Projektmitarbeiterin brachte diese Übersetzung in schriftliche Form. Anschließend wurde abgeglichen, ob das, was die Projektmitarbeiterin zu Papier gebracht hat, tatsächlich den Aussagen der Interviewten entspricht. Das Problem, dass jeder Prozess der Verschriftlichung zwangsläufig auch eine Informationsreduktion beinhaltet, stellt sich dann, wenn in eine andere Sprache übersetzt wird, noch zwingender. Durch die zwischen Interviewerin und Projektmitarbeiterin vorgenommene kommunikative Validierung wurde versucht, den Informationsverlust und die Verfremdung möglichst gering zu halten.

Um im Rahmen eines reduktiven Verfahrens Kategorien zu bilden, wurde eine Analyse nach den Fragen des Interviewleitfadens vorgenommen (vgl. Mayer 2002, S. 168). Diese Vorgehensweise wurde gewählt, da sich die Auswertung an einem definierten Rahmen – nämlich der philosophischen Analyse der Begriffe Würde und Autonomie – orientierte, den es durch die empirische Untersuchung auszufüllen galt. Für neue Aspekte, die in den Interviews zur Sprache kamen, wurden neue Kategorien gebildet. Das im Projekt angewandte Verfahren lässt sich mit Mayer folgendermaßen beschreiben:

- Im ersten Schritt werden aus den thematischen Feldern Hauptkategorien gebildet.
- Danach erfolgt ein Vertrautmachen mit dem Datenmaterial.
- Anschließend werden den gebildeten Hauptkategorien Aussagen aus dem Text zugeordnet und gekennzeichnet.
- Für neue Aspekte wird das Kategoriesystem erweitert und Unterkategorien werden gebildet. (Vgl. ebda.)

Mit der Phase der Ausdifferenzierung und des Herstellens von Verknüpfungen und Beziehungen zwischen den Kategorien beginnt der interpretative Prozess der Auswertung. Da aus den genannten Schwierigkeiten nur ein Interview mit einer Person aus den ehemaligen „Gastarbeiterländern" geführt werden konnte, sind diese Aussagen nicht verallgemeinerbar. Aber sie können kontrastierend dort eingebracht werden, wo die InterviewpartnerIn Aspekte zur Sprache bringt, die aus Lebenserfahrungen entspringen, welche die anderen befragten Personen nicht teilen. Ebenso wird mit den Aussagen der Angehörigen verfahren, welche sich wiederum in einer anderen Lebenssituation befinden und darüber hinaus einer anderen Generation angehören als die pflegebedürftigen Menschen.

7

WÜRDE UND AUTONOMIE AUS DER SICHT PFLEGEBEDÜRFTIGER MENSCHEN UND IHRER ANGEHÖRIGEN

Nach der zusammenfassenden Darstellung der philosophischen Analyse und der Offenlegung des methodischen und praktischen Vorgehens der Studie sollen nun die Perspektiven pflegebedürftiger Menschen und deren Angehörigen beleuchtet werden. Zu Beginn wird sich der Frage gewidmet, inwiefern Würde und Autonomie im Alter aus der Sicht der ProbandInnen gefährdet sind (s. Kap. 7.1). Danach erfolgt eine Darstellung der Dimensionen von Würde und deren Zusammenhang mit Autonomie. Hier geht es allgemein darum, welches Bild der Würde die Befragten zeichnen und welche Bedeutung Würde für die GesprächspartnerInnen in ihrer Lebenssituation einnimmt, wie sie gewahrt oder verletzt wird sowie um den Zusammenhang von Würde und Autonomie (s. Kap. 7.2). Welche Konzepte und Vorstellungen von Selbstbestimmung sich aus den Gesprächen ergeben und welche Bedingungen aus der Sicht der Befragten erfüllt werden müssen, um das Gefühl zu haben, über Selbstbestimmung zu verfügen, wird im darauf folgenden Kapitel behandelt (s. Kap. 7.3). Im Anschluss daran wird ausgehend von den Sichtweisen der Interviewten die Bedeutung von Würde und Autonomie entlang der Dimensionen der Supportsäulen der Identität dargelegt (s. Kap. 7.4).

An dieser Stelle sei noch einmal betont, dass es nicht das Ziel der Studie ist, ausgehend von den Alltagstheorien der Befragten die Prinzipien Autonomie und Menschenwürde normativ neu zu füllen. Vielmehr ist es die Absicht, durch die Darstellung der Sichtweisen der InterviewpartnerInnen, welche durch wissenschaftliche Argumentation erläutert und ergänzt werden, die abstrakten Begriffe der Würde und Autonomie mit real erfahrbaren Inhalten zu füllen und sie so einer wirklichkeitsnahen und problembezogenen Auseinandersetzung innerhalb des Kontextes der Langzeitpflege zugänglich zu machen.

7.1

Bedrohung der Würde und Autonomie im Alter

Besonders die befragten Angehörigen nehmen zur Frage, inwiefern die Würde alter Menschen bedroht ist, ausführlich Stellung. Sie sprechen den Mangel unserer Gesellschaft an, Menschen für das Schicksal, alt zu werden, nicht ausreichend zu sozialisieren:

> *Darum ist es ganz, ganz wichtig, dass man schon in der Schule, nicht in der Volksschule, aber dann in den höheren Schulen, dass die Jugend integriert mit dem Altwerden, mit dem Altwerden, nicht aber mit dem Älterwerden. Man sagt ja auch, du machst eine Ausbildung für dein Leben und das bedeutet ja auch Altwerden. Und das würde ich na bei 14-Jährigen vielleicht nicht aber bei 15-, 16-Jährigen schon, die sind ja schon Wähler, österreichische Wähler und als österreichischer Wähler hat man auch zu wissen, was hab ich für Ansprüche, wenn ich älter bin, wie wird das sein, wie wird das sein, wenn ich krank bin, das ist meines Erachtens nach sehr wichtig. (DA4, 36)*

Obwohl die demographischen Veränderungen schon seit über dreißig Jahren bekannt sind, wurde auf gesellschaftspolitischer Ebene verabsäumt, Rahmenbedingungen für ein selbstbestimmtes und würdevolles Leben im Alter zu schaffen.

> *Da ist sehr viel versäumt worden um mit dem Alter zu leben. Der alte Mensch selber tut sich schon schwer und nicht erst ein junger Mensch. Und da ist sehr viel versäumt worden, von der Politik glaube ich, da ist wirklich viel verabsäumt worden. Das ist ziemlich hart jetzt. (DAH2, 132)*

> *Weil wir reden jetzt von der Betreuung alter Leute, und da haben wir vor dreißig Jahren schon gewusst, wie man anfangen müsste und haben relativ wenig weitergebracht. Ich sag nicht nichts, aber nicht die Welt. Es hätte eigentlich in einem reichen Land wie Österreich wesentlich mehr passieren können, können müssen hätten sollen. (PA2, 255)*

Aus theoretischer Sicht sind diese Versäumnisse dadurch erklärbar, dass unsere Gesellschaft dazu neigt, das Wissen um die Realität der Körperlichkeit, der Gebrechlichkeit und die damit verbundene Abhängigkeit, wie sie beim alten Menschen augenscheinlich wird, öffentlich zu verdrängen. Das Bild vom alten kranken Menschen wird als unvereinbar mit den von der Gesellschaft hochgehaltenen Werten wie Unabhängigkeit, Jugendlichkeit, Nützlichkeit, Leistungsfähigkeit und Produktivität angesehen (vgl. Pfabigan 2008, S. 41). Dieses gesellschaftliche Leitbild des Menschen wird von den befragten Angehörigen immer wieder thematisiert:

Weil Ältere keine Leistung eigentlich mehr erbringen können, daher stellt sich die Frage, welche Wertigkeit Ältere in unserer Gesellschaft haben. In anderen Kulturen ist das vielleicht ganz anders, da wird das Alter mehr wertgeschätzt. Ich bin mir nicht sicher, ob sich bei uns die Werte nicht verändert haben, dass mehr so das Leistungsprinzip im Mittelpunkt steht. Was wiederum eigentlich im Widerspruch dazu steht, was die Medizin leistet, Leben erhalten um jeden Preis. Ist das würdevoll? Also da frage ich mich schon auch, wenn so Lebensverlängerung, dann müssen auch die Rahmenbedingungen entsprechend sein, sei das jetzt mit Biomedizinisch etc. Also, das müsste irgendwie gewährleistet sein. (DA3, 6)

Und der Medienwahn, die Jugend, die Barbiepuppen-Aktion, Ops, das fällt ja alles rein. Ich will nicht alt werden, jeder andere soll alt werden. Gesund alt werden, das ist natürlich schön, aber der Großteil wird nicht gesund alt. Das ist dann mühsam. Eine bittere Erfahrung, durch diesen Jugendwahn. (DAH2, 140)

Die Befragten problematisieren die Widersprüchlichkeiten, die sich in unserer Gesellschaft im Bezug auf das Alter stellen: Einerseits werden die Menschen älter und sollen länger im Arbeitsprozess stehen, andererseits werden dort nur die „jungen fitten und flotten gewünscht" (DA3, 575). Dabei erscheint die Zuweisung, wann man als alt zu gelten hat, sehr willkürlich:

Man weiß eigentlich nicht genau, ab wann man eigentlich alt ist. Eine Friseurin mit 30 ist eigentlich schon alt. Das ist eigentlich eine Definitionsfrage. Ist man jetzt eigentlich mit 50 plus alt, oder eben erst mit 60 oder mit 70, das wird oft auch individuell sein, schätze ich. (DA3, 577)

Simone de Beauvoir spricht in ihrem Buch „Das Alter" die Identitätskrise an, die sich einstellen kann, wenn eine Personen mit derartigen Fremdzuschreibungen konfrontiert wird: „Der gealterte Mensch fühlt sich alt auf Grund der anderen, ohne entscheidende Veränderungen erfahren zu haben; innerlich ist er nicht einverstanden mit dem Etikett, mit dem man ihn versehen hat – er weiß nicht mehr, wer er ist." (Beauvoir 1979, S. 374f.) Fallen Menschen aufgrund ihres Alters aus dem Produktionsprozess heraus, werden ihnen die Attribute der Nutzlosigkeit und des Störfaktors zugeschrieben. Eine der befragten Angehörigen, die knapp vor ihrer Pensionierung steht, spricht an, dass sie das schon in ihrer jetzigen Situation wahrnimmt:

Nutzlos, störend, aufhaltend (lacht). Ich mein, das fangt ja an mich schon zu treffen jetzt. Fang ich eigentlich schon an zu merken jetzt, und ich bin eigentlich noch nicht in der nutzlosen Rente-Phase, sondern in der nutzlosen Büroarbeits-Phase. (PA2, 228)

Ein weiterer Aspekt, der im Zusammenhang mit der Bedrohung der Würde im Alter angesprochen wird, ist die von den Befragten wahrgenommene zunehmende Entsolidarisierung der Gesellschaft, die sich für sie in einem vorrangigen Streben nach materiellen Gütern zeigt und auch darin, dass nur materieller Erfolg gewürdigt wird, sowie in einem „gegeneinander Aufhetzen" (DAH2, 11) der Generationen:

Ein Generationenkonflikt, der ist unmöglich. Da ist vieles schief gegangen. Was Pension betrifft, ihr nehmt es weg und wir haben es bezahlt. Jeder hat die Verpflichtung auf den anderen in Zukunft oder jetzt seins dazu tun, damit die Gesellschaft überhaupt funktionieren kann. Da ist schon vor 20, 30 Jahren etwas schief gegangen. Da ist nichts gesetzt worden, sie haben nicht an die Überalterung der Gesellschaft geglaubt. Aber die ist jetzt da und natürlich ist es jetzt schwierig damit umzugehen. (DAH2, 134)

Viel Geld, Karriere gemacht, einen Namen gemacht... ja, wahrscheinlich denken viele ein Haus besitzen. Es geht da eigentlich um materielle Erfolge im weitesten Sinn aller Art. Also, wenn nicht reich, dann wenigstens Professor. Es ist eine lange Entwicklung der Entsolidarisierung auch, die nicht nur Alte betrifft. (PA2, 248)

Dieser „Jugendwahn" – „die lassen 20-Jährige Antifaltencremes anpreisen" –, die ausschließlich auf Gewinnmaximierung ausgerichtete Werthaltung der Gesellschaft, die Menschen nur als Mehrwertproduzenten sieht und die alten Menschen, die aus dem Produktionsprozess herausfallen, das Stigma des „Negativpostens" aufbürdet, sind für eine der befragten Angehörigen Gründe, warum sie sich „absolut gegen die Freigabe der Sterbehilfe" (PA1, 113) ausspricht:

Weil ich bin völlig überzeugt davon, dass das dann sehr schnell eine Aufforderung wird. In dem Moment, wo sie dann pflegebedürftig werden, nahe legt, ob das nicht eine Möglichkeit wäre. Also ich halte das nicht für ausgeschlossen. (PA1, 119)

Die GesprächspartnerIn mit türkischem Migrationshintergrund spricht den Aspekt an, dass ein würdevolles und selbstbestimmtes Altern auf gut funktionierende soziale Dienstleistungen angewiesen ist. Aus ihrer Sicht stellt sich das Problem, dass gerade ältere MigrantInnen zu wenig Wissen über soziale Dienste und entsprechende Anspruchsvoraussetzungen haben. Der oftmals niedrige Bildungsstand und auch Sprachprobleme älterer, ehemaliger „GastarbeiterInnen" erschweren den Zugang zu Informationen. Aus ihrer Sicht kann diese Personengruppe mit Foldern oder Broschüren nicht erreicht werden. Mangelndes Wissen bezüglich möglicher Hilfen und Unterstützungsleistungen führt dazu, dass diese alten Menschen „sich nicht sicher eingebunden fühlen vom Staat" (CAH1, 70). Konkret als entwürdigend empfindet diese Gesprächspartnerin den oft respektlosen Umgang der jungen Menschen gegenüber der älteren Generation. Dieses achtlose Verhalten bemerkt sie verstärkt gegenüber jenen Menschen, die augenscheinlich migrantischen Hintergrund haben:

Die türkischen Leute, die anders angezogen sind, werden wie Dreck behandelt. Zum Beispiel ich sehe türkische Frauen oder Männer, die im Park sind. Weil sie aus unterschiedlichen Kulturen kommen, haben sie ein anderes Benehmen und unterschiedliche Kleider, diese Menschen. Zum Beispiel die junge Generation, wenn sie diese Menschen anschauen wie letzten Dreck, und wenn sie das Gesicht verziehen. Die österreichischen Jugendlichen, die machen das aber nicht nur gegenüber den türkischen Leuten, sondern auch gegenüber ihren eigenen. Das hat mit der Würde viel zu tun, wenn sie mich so behandeln, würde das meinen Stolz verletzen und ich würde mich so unwürdig fühlen. (CAH1, 515)

Ein weiteres Thema, das im Zusammenhang mit der Bedrohung der Würde im Alter angesprochen wird, sind die zahlreichen Verluste, die alte Menschen auf verschiedenen Ebenen erleiden. Dabei geht es um den Verlust des Status und des damit verbundenen Ansehens, wie er oben bereits angesprochen wurde. Ein Gesprächspartner drückt diesen wahrgenommenen Statusverlust sehr drastisch aus: *„Weil wennst du älter bist, dann pfeift sich kein Hund mehr darum. Na sicher, da schert sich kein Hund mehr darum, da lasst dich jeder links liegen."* (DP3, 5) Die früheren Rollen und der berufliche Status, welche die soziale Anerkennung sicherstellen konnten, gehören der Vergangenheit an und werden mit dem Einzug ins Pflegeheim oftmals nicht mehr akzeptiert:

> *Wissen Sie, weil man eben beruflich in einer besonderen Position gestanden ist. Sie wissen, als Lehrerin hat man eine gewisse Position, nicht? Und überhaupt, sagen wir, bei Kindern „Die Frau Lehrerin, die Frau Lehrerin!" Es tut einem irgendwie, tut einem das wohl, nicht? Und dann aber „Wööäh", nicht? Das ist also sozusagen meine Würde.* (PP6, 350)

Thematisiert wird ebenso, dass im Alter immer wieder wichtige und wertvolle Bezugspersonen und Unterstützungsstrukturen unwiederbringlich verloren gehen.

> *Ich glaube, man ist im Alter sehr alleine. Das Schwierige im Alter, glaube ich, ist, man bekommt irgendwie mit, dass man nach und nach eigentlich alles verliert. Es bleibt immer weniger, die Welt wird immer kleiner und es gibt keine Unterstützungsstrukturen mehr. Es gibt niemanden mehr, mit dem ich mich vernetzen kann, es gibt keine Netzwerke. Ich bin so quasi sehr auf mich allein gestellt. Ich habe vielleicht keinen Partner mehr. Wer schaut dann wirklich noch auf mich? Das ist so die Sorge.* (DA3, 18)

Ist eine Person jung und gesund und nagt sie nicht am Existenzminimum, so kann sie um ihre Würde kämpfen (vgl. PA1, 496). Sobald es jedoch zu Einbußen der körperlichen und kognitiven Funktionsfähigkeiten kommt, *„da kann man die Würde sehr schnell verletzen oder sich sehr schnell verletzt fühlen"* (PA1, 501).

Aus der Sicht der psychoanalytisch orientierten Gerontologie verändern Verluste nicht nur die Person selbst, sondern auch das Bild, welches andere von ihr haben, da Verluste die Verwundbarkeit einer Person öffentlich kenntlich machen. Das ist vor allem dann der Fall, wenn eine Person auf öffentliche Unterstützungsleistungen zurückgreift (vgl. Gröning 2001, S. 47). Zwar sind Verluste dem Lebenslauf immanent, doch individuell und gesellschaftlich haben sie entgegengesetzte Bedeutung. „Sie sind hier Ausdruck eines Mangels, und durch die Gleichsetzung von Ehre und Würde in der modernen Gesellschaft berühren sie die Würde der Person." (ebda., S. 57) Die Selbstkultivierung und Leibbeherrschung nimmt eine zentrale Bedeutung für die personale Würde ein. Deshalb sind es vor allem Verluste, die vom Körper ausgehen, welche stark als Bedrohung der Personenwürde wahrgenommen werden, denn sie machen das Tierhafte im Menschen kenntlich (vgl. ebda.). Mangelnde Körperbeherrschung wird häufig nicht nur als unehrenhaft, sondern auch als beschämend empfunden. Gilt der jugendliche Körper „quasi als Visitenkarte eines leistungsfähigen Ichs", der durchaus auch zur Schau gestellt werden kann, so stellt sich ein Schamgefühl dann ein, wenn der Körper nichts mehr „weiter als Natur ist". Mit dem Verlust der körperlichen Souveränität, dem Hervortreten des Naturhaften, ist auch der gesellschaftliche Status der betroffenen Person gefährdet und als „Unterpfand dieses Status ihre Selbstachtung" (ebda., S. 49).

Eine der befragten Angehörigen spricht das Problem an, dass das Selbstwertgefühl älterer Menschen schon deshalb leidet, weil sie an Autonomie verlieren und in die Situation geraten „nur mehr Konsumierende" (CAH1, 19) zu sein und keine gesellschaftlich anerkannte Leistung mehr erbringen können.

> Und wenn sie noch dazu diese Menschen so behandeln, als wären sie unbrauchbare Dinge, dann werden sie das Gefühl bekommen, meine Zeit ist gekommen und ich muss sterben, sie wollen sterben, weil ihre Würde verletzt wurde. (CAH1, 22)

Allen optimistischen Altersbildern zum Trotz bedeutet das Alter aus der Sicht der psychoanalytisch orientierten Gerontologie auch immer eine Bedrohung der Integrität der Person, da das Selbstbild der alternden Person und die Eigenanforderungen des Ich-Ideals und des Über-Ichs, nämlich fleißig, nützlich und selbständig zu sein (und für Frauen gilt hier noch dazu das Gebot der Schönheit), auseinander fallen. Aus dieser Perspektive stellt dies ein narzisstisches Trauma dar, „weil es eine Wiederholung des Kastrationstraumas [...] ist, d.h. der Erfahrung und des Gefühls verstümmelt, schmutzig und hässlich zu sein" (Gröning 2001, S. 41). Das Ich-Ideal und das Über-Ich beginnen das Ich zu verachten, worauf das Ich wiederum mit Angst und Scham reagiert, da dieses vom eigenen Ich-Ideal bzw. Über-Ich geliebt werden will. Das Auseinanderfallen des inneren Bildes und des tatsächlichen (Eben-) Bildes kann aber auch zur Folge haben, dass der Kontakt zum realen Selbstbild verloren geht, es kommt zur Störung des Identitätsgefühls, zum Gefühl der Selbstentfremdung (vgl. ebda.).

So wertvoll die Hinweise der psychoanalytisch orientierten Gerontologie auch sind, so darf nicht übersehen werden, dass die Bilder des idealen Selbst, welche eine bedeutende Komponente des Über-Ichs darstellen (vgl. Wurmser 2007, S. 134), von den Idealen der Kultur, Subkultur, Familie und der Genese des Individuums gespeist werden. Damit drängt sich die Frage auf, ob die Veränderungen, die sich mit dem Alter einstellen, als ebenso traumatisch wahrgenommen würden, wenn andere Rollenanforderungen und Rollenerwartungen an alte Menschen gestellt würden. Eine Aussage einer Angehörigen, die ein halbes Jahr in Afghanistan verbracht hat, weist in diese Richtung:

> Ganz anders hab ich das in Afghanistan erlebt, wo die alten Leute wirklich noch Respektspersonen sind. Ich mein, ich will dem jetzt nicht bruchlos das Wort reden, aber ein Stückl was hat's schon. Dort waren die grauen Haare hilfreich. Und ich denk mir, eine Mischung wäre schon gescheit. Das gibt's nämlich überhaupt nicht mehr. So den Respekt vor jemandem, der Erfahrungen hat oder der Ihnen was erzählen kann. Nein, da hat sich die Gesellschaft woanders hin entwickelt, das ist nicht nur bei den Alten. (PA2, 240)

Eine weitere Bedrohung der Würde im Alter wird in der zunehmenden Abhängigkeit von der Unterstützung anderer gesehen, da diese Lebenssituationen stets mit der Gefahr verbunden sind, dass den Hilfebedürftigen das Recht auf Selbstbestimmung abgesprochen wird.

> In dem Moment, wo man pflegebedürftiger wird oder betreuungsbedürftiger oder Sachen nicht mehr selbst machen kann, wird man bevormundet und zum Kindergartenkind, und das ist spürbar, hörbar, merkbar. Und da ist das, was wir, wir setzen Würde mit Selbstbestimmtheit gleich und die ist jedenfalls weg. Bestenfalls lässt jemand zu, dass

Sie eine Meinung haben. Das ist schon anständig, dass Sie aber ein Recht drauf haben, das ist nimmermehr wirklich. (PA2, 3)

Gesellschaftliche Werthaltungen und Rahmenbedingungen wirken sich selbstverständlich auch auf den Bereich der Altenpflege und die dort Handelnden aus: In der geriatrischen Langzeitpflege werden Menschen betreut, die nicht nur ein Problem haben, sondern aus der Sicht der Restgesellschaft selbst als Problem wahrgenommen werden, da sie sich als LeistungsempfängerInnen, die keine Gegenleistung erbringen können, nicht mehr in den Produktionsprozess einordnen lassen. Somit sind nicht primär die Bedürfnisse der pflegebedürftigen Menschen bestimmend, sondern diejenigen des ökonomischen Systems (vgl. Pfabigan 2008, S. 39). Die Vermutung liegt nahe, dass die „ökonomische Wertlosigkeit" hochaltriger Menschen der Grund dafür ist, dass insbesondere in der geriatrischen Langzeitpflege die Ressourcenausstattung sehr knapp bemessen ist. Gesellschaftliche Werthaltungen wirken sich darüber hinaus insofern auf den Bereich der geriatrischen Langzeitpflege aus, als auch Pflege- und Betreuungspersonen alte Menschen in einer Weise wahrnehmen, wie es ihrer eigenen Sozialisierung entspricht. Diese subjektive Wirklichkeitskonstruktion der Pflegekräfte wird natürlich auch vom gesellschaftlichen Altersbild beeinflusst.

Der Statusverlust, der mit dem Ausscheiden aus dem Produktionsprozess verbunden ist, wird durch den Verlust der körperlichen und kognitiven Funktionsfähigkeit noch weiter vertieft. Dazu kommt, dass Situationen der Schwäche und Hilflosigkeit stets so etwas wie Macht und Hierarchie implizieren. Pflegebedürftige Menschen leben sowohl im familiären Bereich als auch in Institutionen in einem Verhältnis der Abhängigkeit von anderen Personen und den jeweiligen strukturellen Vorgaben. Sie befinden sich letztlich immer in der schwächeren Position als jene Personen, auf deren Hilfe, Unterstützung und Wohlwollen sie angewiesen sind. Der unreflektierte Umgang mit alten Menschen innerhalb der in der institutionellen Langzeitpflege genuin angelegten Machtasymmetrien stellt eine weitere Bedrohung der Würde pflegebedürftiger Menschen dar: *„Na es tun sich manche ihre niedersten Instinkte, das ist ja wie beim Bundesheer. Der hat die Macht und die kann er ausüben und manche können mit Macht nicht umgehen."* (DPH9, 116).

Die mannigfaltigen und facettenreichen Auswirkungen der Machtasymmetrien sowie die unterschiedlichen Formen des Umgangs mit Macht, werden in dieser Studie noch durch konkrete Situationsbeschreibungen der GesprächspartnerInnen sichtbar gemacht. Auf einer etwas allgemeineren Ebene wird von jenen Angehörigen, die das Thema der Macht ansprechen, vor allem die Infantilisierung des Umgangs problematisiert, der sich beispielsweise in einer spezifischen Ansprache der BewohnerInnen zeigt sowie in der Aufsicht über sie und dem Verbot jeglicher Risiken. Die ungleiche Machtverteilung zeigt sich für sie aber auch im Überhören und Übersehen von BewohnerInnen-/KlientInnenbedürfnissen durch die Pflege- und Betreuungspersonen sowie im Wartenlassen der BewohnerInnen/KlientInnen. Aus der Perspektive der Befragten, die sich in diesem Zusammenhang äußern, sind sich die Pflege- und Betreuungspersonen häufig dessen gar nicht bewusst, dass derartige Gesten als demütigend und entwürdigend wahrgenommen werden können:

> *Wenn man Menschen warten lässt, obwohl kein Grund besteht, wenn man sie auf später vertröstet. So nicht ernst nimmt, oder so Macht demonstriert, so wie „jetzt nicht Frau Müller, später hab ich Zeit" und später kommt nie. Das hat mit Würde zu tun, sehr stark sogar. Weil das ja meist in einer Form passiert, wo derjenige seine Würde nicht herstellen kann. Nämlich wo dir gesagt wird, jetzt nicht, dann stehst du da mit deinem Wunsch, der nicht erfüllt wird und dir nicht gesagt wird, warum er nicht erfüllt wird, und auch nicht gesagt wird, wann er erfüllt wird. Ich finde, das ist ziemlich heftig. Ich meine, das macht man mit einem Hund, da sagst du „Platz" und dann sitzt er, und dann wartet er, aber wie viel Würde hat ein Hund? (DA1, 346)*

> *Ich hab die Pflegeheime, und ich red jetzt von guten, nicht von schlechten, sehr stark als Kindergärten erlebt. Und es gibt ja auch Kindergartentanten, die ein bissel Achtung vor ihren Kindern haben, sie sind aber trotzdem die Tanten, das ist klar. Und so ähnlich ist es im Pflegeheim auch. Da werden sie weit über achtzig um dann zu hören, dass sie heute aber brav gegessen haben. Und das ist nicht böse gemeint. Und wahrscheinlich freuen sie sich sogar darüber, weil's ein Lob ist. Nicht mich missverstehen, nur sie sind kein Kind und sie haben eigentlich nicht brav zu sein (lacht). Und das ist aber ein Problem, das sehr, sehr schwierig aufzulösen ist und wo ich auch nicht im Kopf wüsste, wie man das auflösen kann. Man kann sich sensibilisieren dafür, kann ein bissel aufpassen, aber auflösen wüsst' ich's eigentlich nicht. (PA2, 37)*

Dass die mangelhafte Personalausstattung in Institutionen, im Sinne schlecht ausgebildeter oder fehlender Pflege- und Betreuungspersonen, dazu führen kann, dass die Würde pflegebedürftiger Menschen bedroht ist, wird sowohl von Angehörigen als auch von befragten pflegebedürftigen Personen angesprochen. Eine der pflegebedürftigen GesprächspartnerInnen, die im Interview von einschneidenden negativen Erfahrungen berichtet, die sie im Pflegeheim gemacht hat, ist der Auffassung, dass Pflegepersonen es deshalb an Respekt und Achtung fehlen lassen,

> *„weil sie das gar nicht lernen. Sie machen jetzt den Schnell-Schnell-Kurs. Das sind einige, die ein ganz verkehrtes Leben gehabt haben, die aber schnell den Kurs machen, alles Mögliche machen sie, also da kommen sie unter, weil sie gebraucht werden." (DP10, 435)*

Aus dem Blickwinkel einer befragten Angehörigen stellt sich das Problem ähnlich dar:

> *Ich will das jetzt gar nicht bösartig auslegen, die Situation ist halt so: Da sind auf der einen Seite viele pflegebedürftige Menschen und auf der anderen Seite viel weniger Menschen, die kompetent sind, diese Leute zu betreuen. Und auf Grund dessen, auf dem Spannungsfeld und den Problemen, die die Leute haben, die pflegen, ihre Sorge zuhause, ja alles Mögliche, das spielt ja alles eine Rolle. (DA1, 388)*

Für diese Sprecherin ist die oftmals fehlende Kompetenz nicht der alleinige Faktor, der dazu führt, dass die Würde alter Menschen in der geriatrischen Langzeitpflege in Gefahr ist. Auch die dünne Personaldecke und die dadurch bedingten hohen Arbeitsanforderungen tragen das Ihre dazu bei:

Aber je weniger Betreuende das sind, umso größer ist die Gefahr, dass Menschen der Würde beraubt werden. Jetzt will ich aber niemand unterstellen, dass jemand das absichtlich macht, viele werden gar nicht wissen, dass das, was Sie gerade gesagt haben, die Würde des anderen verletzt. (DA1, 393)

Eine der interviewten Angehörigen, die aus beruflichen Gründen viele Einblicke in die Problemstellungen der häuslichen Betreuungssituation hat und deren Mutter zuhause mit professioneller Unterstützung gepflegt wird, spricht die Schwierigkeiten an, die sich in diesem Setting im Hinblick auf die Wahrung der Würde im Alter stellen. Angehörige übernehmen oftmals die Pflege, ohne wirklich zu wissen, was sie erwartet:

Die wissen gar nicht, worauf sie sich da einlassen. Immer wieder, die Leute werden nach Hause geschickt, die Angehörigen werden gefragt, ob sie sie nehmen, keiner will sie ins Heim stecken, eh klar, das schlechte Gewissen, das wird schon oft benützt, ausgenützt und dann zuhause ist dann das große Erwachen. (DAH2, 93)

Die Angehörige, die die Pflege und Betreuung ihrer demenzkranken Mutter mit Unterstützung eines Pflegedienstes übernommen hat, teilt diese Erfahrungen: Pflegenden Angehörigen fehlt zumeist die Erfahrung im Umgang mit Demenzerkrankten, das Wissen um die Beschaffung notwendiger Ressourcen für Pflege- und Betreuung zuhause. Aus ihrer Sicht wäre es notwendig, sich früher auf diese Situation einzustellen, wobei jedoch die Schwierigkeit besteht, dass man sich kaum vorstellen kann, was auf einen zukommt, wenn Familienangehörige zu pflegen und betreuen sind.

Die familiäre Situation ist durch die hohe Belastung, welche die Versorgung pflegebedürftiger Angehöriger mit sich bringt, oftmals spannungsgeladen. Pflegende Angehörige leisten diese Arbeit häufig nur *„nebenbei"*, gehen noch einem Beruf nach und müssen auch ihre eigene Familie versorgen. Das führt oftmals zur Überforderung der pflegenden Angehörigen und zu Gewaltsituationen – *„da gibt es Hass-Lieben, das ist ganz schlimm"* (DAH2, 71).

Der Blick in die Zukunft des eigenen Älterwerdens stellt anlässlich der mannigfaltigen Bedrohungen der Würde und Selbstbestimmung in diesem Lebensabschnitt für einige der befragten Angehörigen einen Anlass zur Sorge dar:

Mir wäre wichtig, dass sich da noch einiges weiterentwickelt. Natürlich ist die Kopfentwicklung wichtig, dass da auch was passiert, aber wichtig ist auch die emotionale Entwicklung, die ist für mich sogar noch wichtiger. Ich bin in einer Generation, die bald dort sein kann und es tut mir in der Seele weh, was jetzt noch falsch läuft. Da habe ich eigentlich ein bisschen Angst. (DAH2, 831)

Also insofern hab ich Sorge, dass im Hinblick auf diese ganze Entwicklung, Kostenersparnis und so weiter, dass natürlich auch dieser Unterstützungsbereich, Pflegebereich sich verändern wird, aber wahrscheinlich nicht zum positiven, und wenn ich mir so überlege, diese Diskussionen, Roboter sollten Ältere pflegen, also schrecklich. Also das ist würdelos eigentlich. (DA3, 14)

7.1.1

ZUSAMMENFASSUNG

Die vergangenen Ausführungen machen deutlich, dass die Wahrung der Würde und Selbstbestimmung im Alter auf vielfältige Weise bedroht ist. Indem die Gesellschaft den alten Menschen als defizitär stigmatisiert, steht für den alten Menschen in unserer Gesellschaft die Möglichkeit auf dem Spiel, sich in seinem Lebensvollzug auf etwas zu beziehen, dem in der Gesellschaft eine positive Bedeutung beigemessen wird. Diskriminierende und herabwürdigende Fremdzuschreibungen schränken aber auch insofern die Autonomie von betroffenen Personen ein, als die Interpretationsmöglichkeiten der Identitätsbehauptung dieser Menschen enge Grenzen setzen. Damit steht dieser Personengruppe ein geringeres Maß an Freiheit zur Verfügung, sich selbst zu entfalten und ihre Würde nach außen zu präsentieren.

Was hier jedoch nicht behauptet werden soll, ist, dass nicht auch sehr alte Menschen, selbst wenn sie in hohem Maß auf die Unterstützung anderer angewiesen sind, diese herabwürdigenden Zuschreibungen als ungerechtfertigt von sich weisen könnten. Wie dieser Lebensabschnitt bewältigt wird, hängt zwar unter anderem auch davon ab, welches Altersbild eine Gesellschaft prägt und welche Rollenerwartungen an die älteren Menschen gestellt werden. Doch zu diesen „objektiven" Gegebenheiten, zu denen auch der Gesundheitszustand des alten Menschen, der historische Kontext, in den er eingebunden ist, seine finanziellen Ressourcen und Ähnliches zählen, kommt noch maßgeblich hinzu, wie diese Sachverhalte von den jeweils Betroffenen subjektiv interpretiert werden (vgl. Lehr 1979, S. 36). So äußert eine der befragten pflegebedürftigen Personen, dass sie nicht das Gefühl hat, als alter Mensch als „zweitklassig" (PP6, 127) angesehen zu werden. Auch eine andere Gesprächspartnerin hat das Empfinden, dass ihr gerade aufgrund ihres Alters besonderer Respekt entgegengebracht wird: „Ja, ja, dann erst recht, finde ich." (DP11, 154)

7.2

Dimensionen der Würde und der Zusammenhang mit Autonomie

Menschen pflegen bedeutet nicht nur körperlich pflegen
und Essen geben, sondern mit Seele und Geist und mit Gefühl.
Man muss das Gefühl geben, das ist der menschliche Stolz,
menschliche Würde, menschliche Lebensform,
für mich macht das die menschliche Lebensform aus. (CAH1, 460).

In diesem Abschnitt soll dargestellt werden, was die befragten Personen ganz allgemein mit dem Begriff Würde verbinden und was dieser für sie ganz persönlich bedeutet. Darüber hinaus wird der Zusammenhang von Würde und Autonomie aus Sicht der Befragten erläutert. Weiters wird auf die Fragen eingegangen, welche Bedeutung das Gefühl der eigenen Würde für das Selbstverständnis der befragten Personen hat, wie sich die Bedrohung der Würde auf sie auswirkt und inwiefern sie der Ansicht sind, selbst etwas zur Bewahrung ihrer Würde beitragen zu können. Das Ziel dieses Kapitels ist es, jene Voraussetzungen erkennbar zu machen, die eine grundsätzliche Bedingung für die Bewahrung der Würde alter Menschen, die professionell gepflegt und betreut werden, darstellen.

Wie im Vorfeld schon erwähnt, war es für einen kleinen Teil der Befragten schwierig, den Begriff der Würde zu definieren und ihn mit konkreten Lebenssituationen in Verbindung zu setzen. Eine der Angehörigen, die selbst keine Schwierigkeiten hatte, zu beschreiben, wie sich Würde in unterschiedlichen Situationen darstellt und was sie als Missachtung wahrnimmt, versuchte, eine Erklärung dafür zu finden, warum es schwierig ist, konkret auszudrücken, was für sie ganz persönlich der Begriff Würde bedeutet:

Das ist eine schwierige Frage für jemanden, der in einem Land lebt wie Österreich, der in guten finanziellen Verhältnissen lebt, der in einer Umgebung mit Partner und Kindern lebt, da ist Würde wahrscheinlich etwas Alltägliches, was man gar nicht so wahrnimmt, denn wir finden es selbstverständlich, ein Badezimmer zu haben, uns alles zu waschen, es ist alles sauber. Wenn uns etwas nicht gefällt oder nicht mehr gut riecht, wir schmeißen's weg. Ja wir... da ist Würde schon in den einfachsten Dingen einfach selbstverständlich und wenn man die finanziellen Möglichkeiten hat, kann man sich aus unwürdigen Situationen befreien, man kann... also was man so empfindet... das ist eigentlich einfach. Aber in anderen Ländern, in anderen Umgebungen, es gibt sicher auch bei uns genug Menschen, die arm sind, nicht nur, die auch krank sind... Vielleicht kann man da ein bisschen darüber nachdenken und denen einen Teil ihrer Würde zukommen lassen. (DA1, 479)

7.2.1

Geistige und körperliche Funktionstüchtigkeit als Voraussetzung für Würde

Für einige der Befragten hat der Mensch nur dann Würde, wenn er körperlich unversehrt ist, geistige Fähigkeiten und die personale Fähigkeit zur Selbstbestimmung aufweist. Diese Vorstellung von Würde abstrahiert von einer Prozesshaftigkeit. Stattdessen hat der Mensch aus Sicht der Befragten, die diese Konzeption vertreten, nur dann Würde, wenn er sich noch selbst helfen kann und das tun kann, was er selbst für richtig findet (vgl. PP6, 421). Sind körperliche und geistige Integrität nicht mehr gegeben, so ist damit auch ein Verlust der Würde verbunden.

Ich mein, in der Lage, in der wir jetzt sind, kann die Würde nicht mehr immer hochgehalten werden. Man muss viele Abstriche machen. Man ist halt ein Mensch, der nicht mehr vollkommen ist. (DP11, 502)

Diese Vorstellung von Würde entspricht im hohen Ausmaß den gegenwärtigen Wertorientierungen unserer Gesellschaft, in denen Rationalität und Unabhängigkeit sehr hoch geschätzt werden. Indem Autonomie und Selbständigkeit stark betont werden, erscheint die zunehmende Abhängigkeit von anderen, die sich aufgrund chronischer Krankheiten und Multimorbidität einstellt, als entwürdigend.

Wenn jemand mal so alt ist, dass er selber nicht mehr richtig denken kann, dann ist er arm. Wo soll da die Würde herkommen? (DP11, 88)

Ich glaub, für mich ist es auch stark mit Selbständigkeit verbunden. Also wenn ich nicht mehr selber entscheiden oder sagen kann, wie ich in etwa vorgehen will, was auch immer das ist, was ich mir dazu denk. Wenn etwas MIT mir passiert. Das kann auch ganz betreuungsunabhängig sein. Wenn ich krank werd, fühl ich mich ziemlich würdelos. (PA2, 86)

Die kognitiven Fähigkeiten zu verlieren oder aufgrund hoher Pflegebedürftigkeit vollständig von anderen abhängig zu sein, macht Angst und wäre für manche der Befragten ein Grund, sterben zu wollen.

Das ist für mich ein Albtraum, wenn mir so etwas passiert. Ich würde lieber sterben, aber das spielt es meistens ja nicht. Das Schlimmste ist, das ganz abhängig zu sein. Der Großteil der Menschen sind dann abhängig. Für mich ist das ein Albtraum. (DAH2, 55)

Vielleicht habe ich so [die Würde] verloren, dass ich nicht einmal bemerke. (DP1, 180)
*Ja da wäre ich sehr traurig, da würde ich denken, der liebe Gott soll mir nehmen. Weil
das ist furchtbar. So viele sitzen hier, die nur sitzen und schauen und ich habe keine
Ahnung, ob sie denken können, das weiß ich nicht. Ich frage mich oft, was kann denken,
sie können nicht sprechen, nicht essen gar nichts. Und da hab ich Angst.* (DP1, 186)

*Na, ich bitte immer den lieben Gott, dass er mich nicht senil werden lasst, sag ich immer,
lieber sterben lassen.* (PP1, 429)

Eine der befragten Angehörigen thematisiert, dass für sie der Verlust von kognitiven
Fähigkeiten auch zum Verlust der Persönlichkeit führt – *„weil ich bin ja dann auch gar
nicht mehr die, die ich jetzt bin"* –, was für sie gleichzeitig bedeutet, anderen gegenüber
schutzlos ausgeliefert zu sein (vgl. PA2, 414). Diese Situation wird von der Interviewten
mit einer Bedrohung der Würde gleichgesetzt. Aus theoretischer Perspektive werden
bei einem fortschreitenden Persönlichkeitsverlust, wie er sich bei der Demenz einstellt,
das narzisstische Gleichgewicht und das Selbstwertgefühl bedroht (vgl. Kreimer 2004,
S. 21). Angst vor kognitiven Einbußen, wie sie von einigen der GesprächspartnerInnen
geäußert wurde, kann nach Müller-Hegel interpretiert werden als

*„Angst vor der Auflösung des Selbst, der Zerstörung des Geistes im lebenden Leib. Es
ist die Angst vor der Lähmung und Hilflosigkeit, vor der äußersten Fragmentierung. Es
ist die Angst, dem eigenen (im Alter auch immer ungeliebten) Körper und den eigenen
primären Impulsen ausgeliefert zu sein. Sich selbst fremd zu werden geht dabei einher
mit dem Gefühl, von etwas Chaotischem und Anarchistischem überwältigt zu werden.
Dies wiederum ist grauenhaft und unheimlich, dem Ich – also dem Logos – nicht mehr
zugänglich. Was dem Ich nicht zugänglich ist, kann nicht verstanden werden. Was nicht
verstanden werden kann, kann – bei mir und bei anderen – nicht akzeptiert werden und
wird zum Objekt gemacht – also abgewehrt."* (2000, S. 249f.)

Müller-Hegel gibt außerdem den wichtigen Hinweis, dass der Umstand, ob die „Persönlichkeit" erhalten bleibt, maßgeblich von der Beziehungsfähigkeit und Beziehungs-
phantasie der unmittelbaren Umgebung abhängt (vgl. ebda., S. 250).

7.2.2

Achtung und Wertschätzung als Voraussetzungen von Würde

Der Großteil der befragten pflegebedürftigen Personen und Angehörigen entwirft
ein Konzept von Würde, das in sozialen Beziehungen begründet ist und sich in unterschiedlichen Anerkennungsformen wie Achtung, Respekt und Wertschätzung manifestiert. *„Menschen sind Wesen, die durch andere Menschen glücklich werden"* (CAH1, 469),
sagt eine der befragten Angehörigen und weist darüber hinaus ganz im anerkennungs-

theoretischen Sinn darauf hin, wie sehr Menschen auf die zustimmende Reaktion ihrer Mitmenschen angewiesen sind, um sich positiv auf ihr Selbstsein beziehen zu können:

> *Würdigen, würdig zu sein bedeutet für mich, dass ein Mensch vor allem sich selbst würdig fühlt. Aber wenn die anderen Menschen mich mit dieser Perspektive nicht sehen, dann würde ich mich nicht würdig fühlen. Ich meine, das Würdig-Sein ist damit verbunden, wie andere Menschen sie würdigen. Würdig sein, ich glaub persönlich, ich bin ein Mensch und ich möchte von anderen Menschen so behandelt werden, dass ich würdig bin. Wenn sich die Menschen schlecht verhalten und nicht das geben, was ihnen zusteht, das ist keine gute Form sich zu verhalten, das passt nicht zu menschlichem Verhalten und verletzt menschlichen Stolz und das zeigt, das bedeutet, dass der andere nicht als würdig gesehen wird.* (CAH1, 352)

Eine der GesprächspartnerInnen betont, dass dieser respektvolle Umgang nicht nur alle Menschen egal welchen Alters, Geschlechts oder welcher Herkunft einschließt, sondern auch die unterschiedlichen Lebensformen sowie den Umgang mit „unserer Erde" (DAH2, 32).

7.2.2.1

Sich-ernst-genommen-Fühlen

> *Würde bedeutet, dass man einen nicht*
> *für einen Trottel anschaut. Weil sonst nimmt*
> *dich ja keiner ernst,*
> *dann lacht dich jeder aus.* (DP3, 12)

Der Aspekt des Sich-ernst-genommen-Fühlens als wichtiges Moment eines achtenden Umgangs wurde von den GesprächspartnerInnen auf vielfältige Weise und in Bezug auf die unterschiedlichsten Situationen thematisiert. Achtender Umgang mit einem pflegebedürftigen alten Menschen zeigt sich in einem ihn ernst nehmenden Kommunikationsstil. Aus theoretischer Sicht kann das Erleben des Ernst-genommen-Werdens die Selbstachtung einer Person insofern stabilisieren, als es das in der Selbstachtung implizierte Wissen um die Werthaftigkeit seines Person-Seins bestätigt (vgl. Steinforth 2005, S. 110). Solch ein Kommunikationsstil verlangt, auf das Gegenüber einzugehen und dieses nicht hinabzusetzen, indem ihm beispielsweise vermittelt wird: „*Mein Gott, die Alte*" (PP6, 30), wie es eine Gesprächspartnerin ausdrückt und noch hinzufügt: „*Gibt es auch*" (PP6, 31). Eine Angehörige einer demenzkranken Mutter spricht an, dass man in dem Moment, in dem man einen gewissen Grad an Pflegebedürftigkeit erreicht hat, zum „*Kindergartenkind*" wird, „*und das ist spürbar, hörbar, merkbar*" (PA2, 5). Diese Infantilisierung bringt ebenfalls zum Ausdruck, dass dem Gegenüber nicht der Status eines erwachsenen Menschen zugestanden wird, was als Herabsetzung dieser Person gesehen werden muss. Die gleiche Sprecherin betont, wie wichtig ein ernst nehmender Umgang gerade für Menschen mit geistigen oder körperlichen Einschränkungen ist:

> *„Und selbst bei geistiger [Einschränkung] ist immer noch das Gefühl da, wann jemand einen ernst nimmt und wann nicht. Auch wenn der Kopf nicht mehr mitspielt, aber umso stärker tritt hervor das Gefühl, ob es jemand ehrlich meint oder nicht ehrlich meint."* (PA1, 82)

Dass das Gefühl, in der Kommunikation ernst genommen zu werden, und Ehrlichkeit zusammen gehören, wird auch von anderen GesprächspartnerInnen in diesem Zusammenhang eingebracht.

Um ernst genommen zu werden, muss eine Person jedoch auch bereit sein, Kompromisse zu schließen, *„sonst ist man irgendwann auch seine Würde los. Ah, weil total kompromisslos zu sein, weil man dann nicht mehr ernst genommen werden kann."* (DA1, 441) In den Interviews wird auch zur Sprache gebracht, dass ein die Würde achtender und damit ernst nehmender Umgang sowohl Höflichkeit und Takt einbezieht und eine gewisse Zurückhaltung der InteraktionspartnerInnen verlangt. Diese Verhaltensweisen sind Formen der Ehrerbietung als Ausdruck der Würdigung, die eine Person der anderen entweder durch Vermeidungsrituale oder Zuvorkommenheitsrituale erweist (vgl. Goffman 1971, S. 62). Vermeidungsrituale, wie beispielsweise die Zurückhaltung intendieren den Respekt vor dem räumlichen und persönlich-psychischen Territorium einer Person. Sie schützen vor dem „Zunahe-Treten" einer fremden Person. Durch Zuvorkommenheitsrituale wie Höflichkeiten, Komplimente, oder kleine Hilfeleistungen wird die Wertschätzung der EmpfängerIn ausgedrückt. Die so Handelnden zeigen den EmpfängerInnen, dass sie als relevante AkteurInnen betrachtet werden, geschätzt und ernst genommen werden (vgl. ebda., S. 79). Diese Verhaltenspraktiken der Ehrerbietung sind für die Identitätsbewahrung enorm bedeutsam: „Es ist vielleicht wichtig zu erkennen, daß das Selbst zum Teil ein zeremonielles, geheiligtes Objekt ist, das man mit angemessener Sorgfalt behandeln muß." (ebda.) Dort wo zeremonielle Praktiken nicht sorgfältig institutionalisiert sind, wird es schwer sein, ein akzeptables Selbst aufrechtzuerhalten.

Ein Interviewpartner, der ein Jahr in einem Pflegeheim verbracht hat und diesbezüglich schlechte Erfahrungen sowohl mit Pflegepersonen wie auch mit Mitbewohnern gemacht hat, thematisiert den Zusammenhang von sprachlichem Umgang und dem Gefühl der eigenen Würde.

> *Ja sicherlich, sprachlich. Auch im Umgang. Wenn jemand sagt „du Arschloch", das ist doch keine Würde! Halt die Goschen oder irgendwie so in der Tonart. Aber das ist üblich, das lässt sich nicht abstellen, unmöglich.* (DPH9, 50)

Der Philosoph und Pädagoge Thomas Steinforth hebt hervor, dass der Effekt der eigenen Werthaftigkeit wesentlich verstärkt wird, wenn dieses Ernst-Nehmen auch und immer wieder als Gleichbehandlung erfolgt. Ebenso wird der negative Effekt des Nicht-ernst-Nehmens für die Selbstachtung maßgeblich verstärkt, wenn es als Ungleichbehandlung erfahren wird, wenn beispielsweise BewohnerInnen erleben, dass sie weniger ernst genommen werden als die Personen ihrer Umwelt (vgl. Steinforth 2005, S. 110). Ein Gesprächspartner erzählt von einem derartigen Erlebnis und stellt es in Verbindung mit seiner Vorstellung von Würde.

> *Gut, da haben wir ein Problem gehabt, auch Würde bitte, die eine Schwester war extrem nett, von den zweien, die mir herausgeholfen haben und hat gesagt, sie holt gleich die Kollegin und kam in kürzester Zeit zurück: Sie ist beschäftigt. Nach 10 Minuten, als sie wieder vorbeiging, hab ich sie wieder gebeten, sie möge die Kollegin holen und mir helfen, das ging insgesamt 4-mal. Beim vierten Mal kam diese Schwester und hat mich angeschnauzt, was wollen Sie eigentlich, ich hab andere Patienten auch. Da hab ich nur zu ihr gesagt: Bin ich kein Patient?* (DPH8, 66)

Ernst-nehmen als Gleichbehandlung bedeutet für die InterviewpartnerInnen, die diese Kategorie zur Sprache bringen, dass man in einem Gespräch nicht übergangen oder überhaupt übersehen wird. Eine Gesprächspartnerin, die diesbezüglich negative Erfahrungen gemacht hat, hat dies wie folgt ausgedrückt: *„Ja, sagen wir so, wie hier oft... dass sie einen gar so... also links liegen lassen."* (DP10, 819)

Aus theoretischer Sicht kann mit dem Soziologen Sennett eingebracht werden, dass der mangelnde Respekt, der sich beispielsweise im Übersehen-Werden ausdrückt, vielleicht weniger aggressiv erscheint als eine direkte Beleidigung, doch ist es ebenso verletzend, da sich darin ausdrückt, als Mensch zu gelten, dessen Anwesenheit nichts zählt (vgl. 2007, S. 15). Auch der Philosoph Tzvetan Todorov führt in seinem Werk *„Abenteuer des Zusammenlebens"* aus, dass sowohl eine direkte Beleidigung als auch Übersehen-Werden als Demütigung betrachtet werden muss. Und doch ist es in beiden Fällen ein unterschiedliches Gefühl: Die Verwerfung, die sich in der direkten Beleidigung ausdrückt, ist zwar schmerzlich und oftmals schwer zu ertragen, kann aber „weggesteckt" oder „wegdiskutiert" werden. Dagegen macht uns das Gefühl, völlig unbeachtet zu sein, glauben, dass wir von der Liste der Lebenden gestrichen seien, „und das schnürt uns die Kehle zu" (Todorov 1996, S. 102).

Das Gefühl der eigenen Würde steht für die GesprächspartnerInnen damit in einem engen Bedeutungszusammenhang mit dem sich Ernst-genommen-Fühlen, was Be-Achtung voraussetzt, die Anerkennung der Person als Gleiche unter Gleichen sowie Benehmen, Zurückhaltung und Taktgefühl. Werden diese Formen des *„ordentlichen Umgangs"* (DAH2, 40) missachtet, wird die Person nicht ernst genommen, *„dann hat man schon manches Mal das Gefühl, man ist <u>nur irgendwer</u>"* (PP2, 78).

7.2.2.2

Anerkennung der individuellen Person

Nicht nur irgendwer zu sein, sondern als individuelle Person anerkannt, respektiert und auch wertgeschätzt zu werden, und zwar mit all seinen Stärken und Schwächen und in seinem gesamten Gewordensein, wird als weiterer Aspekt eines ernstzunehmenden Umgangs genannt:

> *Würde heißt, dass man mich als Person anerkennt. Dass man mich als die Person, die ich bin, auch wahrnimmt, auch mit meinen nicht so feinen Eigenheiten. Also das würde ich schon ganz stark als Würde bezeichnen. Dass man mich als Person anerkennt, ernst nimmt, ja auch gern hat, aber auch dass man sich mit mir auseinander setzt, sich mit mir auf Auseinandersetzungen einlässt und mich trotz dieser Auseinandersetzungen respektiert.* (DA1, 432)

> *Eine Person mit all ihren Stärken und Schwächen so wahr zu nehmen, wie sie ist. Einfach sie wertschätzend behandeln und sie nicht zuerst einmal an ihren Defiziten festzumachen. So würde ich das definieren.* (DA3, 41)

> *Ja, ganz persönlich ist Würde für mich das achten, was der Mensch ist. Sagen wir, man weiß nicht, was jeder hat mitgemacht und was er, sagen wir, mit kämpfen... Es ist oft das ganze Leben ein Kampf. Und das muss man, sagen wir, auch würdigen.* (DP10, 781)

In seiner Individualität wertgeschätzt zu werden, bedeutet auch *„so angesprochen zu werden, wie ich das gewohnt bin"* (DPH9, 73). Dieser Aspekt, der von den InterviewpartnerInnen im Zusammenhang mit respektvollem Umgang häufig angesprochen wird, ist auch aus theoretischer Sicht von Bedeutung, da der volle Eigenname zu den wichtigsten symbolischen Besitztümern einer Person gehört. Der Verlust des Namens kann nach Goffman eine „erhebliche Verstümmelung des Selbst darstellen" (vgl. Goffman 1973, S. 29). *„Nicht, dass einer nachruft: ‚Hee!' Das g'fallt mir nicht. Ja, is ja wahr, er weiß ja, wie ich heiße."* (PP4, 298) So genannt zu werden, dass man sich als individuelle Person angesprochen fühlt, kann beispielsweise auch heißen, den Vornamen zu verwenden, wie eine Angehörige von ihrer pflegebedürftigen Mutter erzählt:

> *Die will unbedingt „Loisi" genannt werden. Was jetzt schon sehr schwer durchzusetzen ist, weil alle auf dem Familiennamen rennen, aber bei manchen geht's schon, weil manche sagen's dann wirklich.* (PA2, 445)

7.2.3

Fürsorglichkeit als Ausdruck von Würdigung und Respekt

Aus den Aussagen der Befragten geht deutlich hervor, dass Fürsorge als Ausdruck von Würdigung und Respekt gesehen wird: *„Respekt? Na eigentlich eh, dass einem geholfen wird. Weil ich bin noch nicht so weit, dass ich stehn kann und mich unten abwaschen."* (DP4, 37)

Welche Merkmale einer so verstandenen Fürsorge lassen sich nun aus den Aussagen der InterviewpartnerInnen explorieren? Als Ausdruck der Würdigung alter Menschen wird beispielsweise verstanden, dass die Gesellschaft die früheren Leistungen dieser Personen achtet und nun, wo sie hilfsbedürftig sind, *„gute Dienstleistungen"* (CAH1, 311) bereitstellt. Im Pflegeheim willkommen geheißen zu werden als Zeichen der Bedeutung, die man für jene Menschen hat, in deren Obhut man sich begibt, nennt eine andere GesprächspartnerIn als Aspekt einer respektvollen Fürsorge. Diese Geste half ihr über die *„Traurigkeit"* (PA1, 54) hinweg, dass aufgrund ihres Gesundheitszustands eine häusliche Betreuung nicht mehr möglich war, und vermittelte ihr das Gefühl der Sicherheit, ein neues Zuhause gefunden zu haben:

> *Die Möbel, der Tisch war herinnen mit einem Teller Obst. Da hab ich schon eine große Freude gehabt. Und dann hab ich schön langsam begonnen meiner Schwester zu sagen, das bring mit und das bring mit. Ich fühl mich ganz zuhause. Ich hab nicht einmal Sehnsucht nach meiner Wohnung, die ist schon aufgegeben. (DP1, 72)*

Einige Charakteristika einer derartigen Fürsorglichkeit, die von den Befragten als Ausdruck der Würdigung und des Respekts wahrgenommen wird, decken sich mit den bisher genannten Dimensionen der Würde, nämlich dass sich die Person, welche die Empfängerin der Fürsorge ist, prinzipiell als gleichgestellt betrachten kann und dass die notwendige Unterstützung rücksichtsvoll, behutsam und mit Entgegenkommen erbracht wird. Dass einen die Pflege- und Betreuungspersonen nicht spüren lassen, dass „man schon so alt ist", ist nicht nur für die Sprecherin des unten stehenden Zitats ein hervorstechendes Merkmal von Respekt:

> *Weil sie behandeln einem so würdevoll, wenn wir schon von der Würde reden. Ja das ist richtig, Sie behandeln einen, obwohl man schon so ein alter Mensch ist, man kommt sich gar nicht so alt vor. Ich meine, sie behandeln einen so rücksichtsvoll und nett. Also sie lassen einem das nicht spüren, dass man schon so alt ist. Sie sind sehr, behutsam gehen sie vor mit einem. Und das ist schon sehr viel wert. Und dadurch fühlt man sich auch wohl. Ich fühle mich diesbezüglich auch sehr wohl. Sie lassen einem das Alter nicht spüren praktisch. (DP5, 502)*

Diese Gesprächspartnerin nimmt die Pflege- und Betreuungspersonen in ihrer Umgebung ohne Unterschied als sehr fürsorglich wahr. Diese guten Beziehungen ermöglichen der Interviewten ein Gefühl der Sicherheit und Geborgenheit. Diese Sicherheit gewinnt sie auch daraus, dass sich die Pflege- und Betreuungskräfte stets um eine passgenaue Hilfe bemühen:

Ich bekomme eine Tablette gegen die Schmerzen, weil ich hab sehr große Schmerzen, beim Waschen und so. Und da kommen sie immer schon vorher und geben mir die Tablette, damit es mir besser geht. Und da sind sie schon super. (DP5, 205)

Das aktive Anbieten von Hilfe und Unterstützung sowie Großzügigkeit seitens der Pflege- und Betreuungspersonen werden als weitere Merkmale einer würdigenden Fürsorglichkeit genannt:

Na und die Schwestern natürlich. „Wie geht's Ihnen?" Und sehr besorgt. Und das tut einem natürlich wohl, nicht? Wenn sich, wenn man das Gefühl hat, es kümmert sich jemand, nicht? (PP6, 81)

Die Schwestern sind alle großartig. Ich wüsste keine, wo ich sagen müsst, also die könnte schon noch ein bisschen besser werden. Nein, die sind hilfsbereit. Und wenn sie gerufen werden, dann kommen sie. Dass sie nicht immer sofort kommen, liegt daran, dass sie halt wo anders noch beschäftigt sind. Und sie sagen sogar, ich könnte in der Nacht die Glocke betätigen. Ich habs noch, ich glaub, ich habs noch nie gemacht. Oder wars, nein, ich habs noch nie gemacht. Nein, sie sind in jeder Beziehung großzügig und sehr hilfreich. (DP11, 478)

Ein ernstnehmender Umgang im Zusammenhang mit Fürsorglichkeit zeigt sich für die Befragten darin, dass sie nach gesundheitlichen Rückschlägen in ihren Bemühungen, die größtmögliche Selbständigkeit wiederzuerlangen, unterstützt werden. Fachliche Kompetenz, die beinhaltet, dass die Pflegekraft genaue Instruktionen gibt, und das Vermitteln von Zuversicht sind hier gefragt:

Wenn er ihm genaue Anweisungen gibt, „stellen Sie den Fuß so und so. Damit Sie das zusammenbringen", damit er sich heben kann und abbiegen kann, das und „versuchen wir, gehen wir ein paar Schritte", diese Fürsorge, „das schaffen wir schon". (DPH7, 163)

Jetzt sind wir so weit, dass ich mit diesem Menschen durch die ganz Wohnung gehen muss. Ich bin ihm dankbar dafür, ich darf mich nicht in den Rollstuhl setzen. Und das bitte, das würde ich sagen, das ist auch in Würde betreut, in allerhöchster Würde betreut. (DPH8, 158)

Durch Zufall ist dann eine Schwester dort gewesen, die hat sich dann so viel bemüht und hat mir dann angefangen zum Lernen zum Gehen zum Essen und bisschen und so unter die Menschen gehen. Weil es war so, ich habe mir gedacht, das ist das Ende. Dann habe ich mir oft gedacht, wenn das so weiter geht, das ist wirklich nicht sehr fein. Ich hab sie einen Engel genannt die Schwester, die war wirklich sehr lieb. Und da hat es halt immer gesagt, heute machen wird das, und dann sind wir ein paar Schritte gegangen und dann war ich schon wieder müde und dann hat sie gesagt, morgen machen wir wieder weiter. Und so ist das fort gegangen. (DP6, 15)

Aus den Aussagen der Befragten wird deutlich, dass es ganz wesentlicher Elemente der Fürsorge bedarf, damit sich eine Beziehung entfaltet, in der die Würde der pflegebedürftigen Personen zum Ausdruck gebracht werden kann. Gerade die letzten Zitate zeigen auf, dass Fürsorge und Selbstbestimmung weder als nachgeordnete noch als sich gegenseitig ausschließende Konzepte betrachtet werden können, vielmehr bedingen sie sich gegenseitig. Fürsorgliches Handeln, gepaart mit fachlicher Kompetenz, stärkt nicht nur das Vertrauen und die Zuversicht der pflegebedürftigen Menschen, sondern ermöglicht in vielen Fällen, dass diese Personen ihre Selbstbestimmung in gebotenem Maß wahrnehmen können (vgl. Geisler 2004, S. 5). Zudem trägt fürsorgliches Handeln, das von Achtsamkeit geprägt ist, zur Vermeidung von Schamgefühl bei, jenem Affekt, der durch Entblößung, Demütigung und Erniedrigung ausgelöst wird und eine Verletzung der Selbstachtung anzeigt.

7.2.4

DARSTELLUNGSASPEKT VON WÜRDE

Würde wird aus der Sicht der Mehrheit der Befragten in Beziehungen hergestellt, das bedeutet für sie aber auch, dass sie selbst einen Beitrag in unterschiedlichen Formen dazu leisten müssen. Sich aufgrund seines Alters zurückzulehnen, gehen zu lassen und zu verlangen, *„die anderen sollen mich jetzt gefälligst irgendwie wertschätzend behandeln"* (DA3, 65), sind Verhaltensweisen, die für die Befragten nicht dazu beitragen können, ein Klima der gegenseitigen Achtung, des Respekts und der Wertschätzung zu schaffen. Immer wieder wird von den GesprächspartnerInnen hervorgehoben, dass sie auch an sich selbst den Anspruch stellen, jenen Personen, von denen sie gepflegt werden, Formen der Anerkennung entgegenzubringen. Dass diese Umgangsformen auch den MitbewohnerInnen gegenüber angewandt werden sollten, wird von einer Angehörigen zur Sprache gebracht: *„Wenn ich ein Bewohner und Klient bin, dann ist dem Gegenüber die Würde genau so wichtig wie mir. Ich kann den nicht einfach niedermachen."* (DA4, 409) Wie weiter oben schon erwähnt wurde, sehen die Befragten ihren eigenen Beitrag auch darin, dass auch sie als pflegebedürftige Menschen bereit sind, Kompromisse zu schließen und nicht aufgrund ihrer Seniorität auf ihrem Recht beharren. Wenn man sich in einer Weise verhält, die vermittelt, *„ich bin alt und deshalb hab ich Recht"* (DAH2, 413), wird der *„Kontakt zu jungen Menschen sicher schwierig sein"*, betont eine der befragten Angehörigen und fügt hinzu: *„Wie man in den Wald ruft, so kommt's auch heraus."* (DAH2, 417)

Würde hat für die Interviewten aber auch etwas mit dem eigenen Ansehen zu tun, das nach einem würdigen Auftreten verlangt. In diesem Zusammenhang kommt dem Darstellungsaspekt der Würde aus der Sicht der Befragten eine bedeutende Rolle zu. Sich als individuelle Person auszudrücken, kann auf unterschiedliche Weisen bewerkstelligt werden. So wird von einem Interviewten in diesem Zusammenhang vermittelt, dass er gerne als eloquenter Gesprächspartner wahrgenommen wird: *„Die Pflegekräfte können sich mit mir sehr gut unterhalten. Ich habe aufgrund meiner Tätigkeit und meiner Vielgereistheit einen großen Sprach- und Wissenshorizont."* (DPH9, 333) Für eine andere Interviewte ist es beispielsweise wiederum ganz wichtig, anerkannt zu werden für ihre Bemühungen, etwas für die Gemeinschaft beizutragen, indem sie den Garten pflegt und versorgt und sich um MitbewohnerInnen kümmert. Dass diese Bemühungen gesehen und wertgeschätzt werden, macht sie „froh" und stärkt ihre Motivation (DPH10, 508):

> *Eine Schwester hat wohl gesagt zu mir, eine Schwester, die richtige Schwester da ist, die hat mir gesagt: „Frau [Name], Sie sind ein Segen für das Heim!" hat sie gesagt: „Sie greifen an, Sie sind mitfühlend mit den Leuten und so, und Sie schauen auch, dass unten alles…", sagt sie, „das ist eine Freude zum Hereingehen."* (DP10, 502)

Eine weitere Befragte drückt ihren Stolz aus, dass sie aufgrund ihres langen Heimaufenthalts ihre Erfahrungen an neue Pflege- und Betreuungspersonen weitergeben kann: *„weil es kommen auch die Schwestern, die neu sind zu mir, weil ich sagen kann, das ist so und so. Und da haben sie heute so gelacht, weil sie sagen: Sie sind fantastisch, was Sie alles wissen!"* (PP1, 12)

Aber auch für ein ansprechendes Äußeres zu sorgen, sich angemessen und so zu kleiden, wie es der eigenen Identität entspricht, ist für die Befragen ein wesentlicher Aspekt, der zum Gefühl der eigenen Würde beiträgt. *„Man sagt zwar, das ist eine oberflächliche Würde. Die Würde hat man trotzdem, aber für mich gehört das einfach zusammen. Weil das ist ein Teil von mir, das ist ein essenzieller Teil von mir."* (DA1, 331). Sich so zu präsentieren, wie es den eigenen Vorstellungen entspricht, wird auch als Möglichkeit gesehen, beachtet zu werden, und kann auch dadurch zum eigenen Wohlbefinden beitragen, wie von den Befragten immer wieder artikuliert wird. *„Dann sagen alle, das ist sehr hübsch und das passt mir gut, dann bin ich sehr froh, dass man mich anschaut, dass ich gut aussehe, ich habe ein sehr gutes Gefühl."* (DP1, 10)

Der Philosoph Todorov stellt heraus, dass der Kleidung im Streben nach Anerkennung insofern eine besondere Bedeutung zukommt, als diese ein Begegnungsfeld zwischen den Blicken der anderen und meinem Willen darstellt. Kleidung ermöglicht einer Person, sich im Verhältnis zu diesen anderen zu bestimmen. Eine Person wählt ihre Kleider nach Maßgabe der anderen. „Wer dagegen keine Kontrolle mehr über seine Kleidung ausüben kann […], fühlt sich den anderen gegenüber gelähmt, seiner Würde beraubt." (Todorov 1995, S. 96) Auch die Pflegewissenschaftlerin Gröning erläutert in Bezugnahme auf Goffman (1973), dass es zur Identitätsausrüstung der Person gehört, sich selbst entscheiden zu können, wie sie anderen Menschen gegenübertritt. Wird einer Person diese Möglichkeit verwehrt, so wird es ihr schwer fallen, an einem akzeptablen Selbstbild festzuhalten, was einer Erschütterung ihrer Identität gleichkommt.

Die befragte Angehörige, die in der Türkei aufgewachsen und nach ihrer Heirat ihrem Mann nach Österreich gefolgt ist, kann aufgrund ihrer Erfahrungen den Unterschied, ob einem die Freiheit zugestanden wird, selbst entscheiden zu können, wie man anderen gegenübertritt, oder ob einem diese Freiheit verwehrt wird, eindrücklich beschreiben:

> Ich sag es Ihnen ehrlich. Ich möchte Ihnen ehrlich antworten. Ich habe das auch persönlich erlebt. Als geheiratet habe und nach Österreich gekommen bin, mein Mann wollte in der ersten Zeit mein Aussehen total ändern. Er hat mir verboten, das und jenes anzuziehen, du darfst dich nicht schminken, keinen Schmuck tragen, musst ein Kopftuch tragen. Einige Zeit, weil ich in einem anderen Land und ganz allein war, wusste ich nicht, was ich machen soll. Deshalb habe ich viele Sachen akzeptiert. Und das hat meine innere Welt, meinen inneren Frieden mit und meine Liebe zu mir angefangen auszulöschen. Und eben ich habe nein gesagt, ich möchte sein, wie ich sein möchte. Wenn es dir nicht passt, wir können uns trennen. Das habe ich gesagt. Und habe angefangen das anzuziehen, was ich möchte und habe angefangen zu sein, wie ich bin. Natürlich, ich war jung und ein selbstbewusster Mensch, deshalb habe ich das gemacht. (CAH1, 122)

Sich als individuelle Person darzustellen, ist eine Leistung, die von dieser selbst erbracht werden muss, wozu sie aber über ein gewisses Maß an Freiraum und Selbstbestimmungsfähigkeit verfügen muss. Ist eine Person beispielsweise aufgrund des Verlusts von kognitiven Fähigkeiten nicht mehr in der Lage dazu, ist es insbesondere den befragten Angehörigen ein Anliegen, dass eine Vertrauensperson für sie einspringt. Dies betrifft unter anderem eben auch den wichtigen Aspekt, für ein angemessenes Äußeres zu sorgen. Die GesprächspartnerInnen, deren Angehörige an Demenz erkrankt sind, berichten, dass sie diese anwaltschaftliche Funktion übernehmen, auch wenn es schwierig ist, da diese ihnen oftmals eine hohe Interpretationsleistung abverlangt:

> Meine Schwiegermutter war nicht in der Lage selbst zu entscheiden. Zum Beispiel ich habe am Aussehen meiner Schwiegermutter viel geändert. Weil ich wollte, dass sie wieder ein gutes Lebensgefühl und Freude im Leben hat. Damit sie so denken konnte, ich habe ein Aussehen, ich bin ein Mensch, ich habe eine Persönlichkeit. Ich habe ihr Hosen gekauft und sie zum Frisör gebracht. Obwohl meine Schwiegermutter früher das alles nicht wollte, hat sie das glücklich gemacht. Vielleicht merken die Menschen den Unterschied nicht, wie wichtig das Aussehen ist und wie glücklich sie das macht und das ist ein Faktum, warum die Menschen im Leben Halt bekommen und Lebensfreude, das ist ein Schritt. (CAI, 95)

Für die Befragten ist es selbstverständlich, dass alle, so gut sie es vermögen, in unterschiedlicher Weise etwas zu ihrer Würde beitragen müssen. Daran muss man alles setzen, sagt eine der Befragten, die nach einem Schlaganfall auch durch ihr eigenes Zutun, ihre Anstrengungen, ein hohes Maß an Selbständigkeit wiedererlangt hat. Sich nicht gehen zu lassen bedeutet, dass man immer an sich arbeiten muss und „dann ist man eben ein Mensch" (DP6, 267). Ein Gesprächspartner, der aufgrund einer chronischen Krankheit seit vielen Jahren auf die Unterstützung anderer angewiesen ist, spricht an, wie schwierig es oftmals ist und wie viel Kraftanstrengung es benötigt, um das eigene Selbstverständnis als individuelle Person, die Anspruch auf Achtung und Respekt und ein Recht auf Selbstbestimmung hat, zu verteidigen:

Eines möchte ich zu der von Ihnen vorher gestellten Frage, ob man was zur eigenen Würde beitragen muss, sagen. Eine ganze Menge würde ich sagen und das ist schwer, das kann nicht ein jeder. (DPH8, 337)

Ich möchte da jetzt kurz was sagen, zum eigenen Zutun um Würde zu erlangen. Ich bin davon überzeugt, dass man selber eine Menge machen muss, und zwar subjektiv gesehen, man muss jeden Menschen, jeder Heimhilfe, jeder Hilfe zeigen, dass man irgendwo, auch wenn es nicht sichtbar ist, dass man geistige Energie hat. Und sich <u>nicht</u> alles bieten lässt und auf keinen Fall alles hinnimmt, was man gesagt bekommt oder was auch immer. (DPH8, 349)

7.2.5

ZUSAMMENHANG VON SELBSTACHTUNG UND SCHAM

Ein negatives Gefühl, das in den Interviews im Zusammenhang mit der Bedrohung der Würde implizit und explizit zur Sprache gebracht wurde, ist die Scham. Aus theoretischer Sicht ist Scham der zentrale Affekt des Schutzes vor Entblößung, Demütigung und Erniedrigung, also auch vor der Entwürdigung. Zugleich ist es der Affekt, der eine solche Entblößung und Entwürdigung zum Ausdruck bringt. Obwohl Scham und Beschämung zu den dominierenden Gefühlen alter, auf existentielle Unterstützung angewiesener Menschen ist, werden sie in der pflegewissenschaftlichen Fachliteratur nur selten thematisiert. Deshalb soll im Folgenden etwas genauer auf diesen Affekt eingegangen werden.

Die Interviewpartnerin, die davon spricht, dass es *„aber direkt entwürdigend ist, wenn ich Sachen frag, was diese Person nicht sagen will"* (PP4, 318), macht auf die Folgen aufmerksam, wenn Fremde unerlaubt in jene Sphären des Selbst eindringen, die verborgen bleiben sollen. Dieses Verbergen-Wollen kann als ein Versuch der Schamvermeidung interpretiert werden, ist doch die ursprüngliche Wortbedeutung von Scham „was man verhüllt". Verhüllt werden muss nicht nur, was in der Gesellschaft als Schwäche angesehen wird, sondern auch das Innerste, das einem am teuersten ist und das die eigene Integrität ausmacht. Integrität ist wiederum eng mit der Würde verschwistert sowie mit unserem Körperselbst verbunden: Würde ist die nach außen verkörperte Selbstachtung. Scham als „Hüterin der Würde" (Jacoby 1997, S. 159) beschützt den Innenraum des Menschen, sie hilft ihm, seine Selbstachtung zu wahren. Der Affekt vermittelt ein Gespür dafür, was ich von mir zeigen und mitteilen und was ich lieber vor anderen verbergen will. Die Gesprächspartnerin, die sich zudringliche Fragen verbittet, möchte ihre „ideelle Sphäre" (Simmel 1992, S. 396) geschützt wissen, sie möchte nicht, dass „das Ganze der Persönlichkeit" den anderen zur Bewertung offen steht.

Wenn nun aber hier behauptet wird, dass das psychische Leben nach Verhüllung drängt, ergibt sich dann nicht ein Widerspruch dazu, dass Selbstachtung nach außen zum Ausdruck gebracht werden muss, also dass sie für andere sichtbar werden muss? Nein, denn das seelische Leben ist durch eben diese Doppeldeutigkeit gekennzeichnet. Plessner spricht darum von der ontologischen Zweideutigkeit der seelischen Individualität: „Wir wollen uns sehen und gesehen werden, wie wir sind, und wir wollen ebenso uns verhüllen und ungekannt bleiben, denn hinter jeder Bestimmtheit unseres Seins schlummern die unsagbaren Möglichkeiten des Andersseins." (Plessner 2001, S. 63) Obwohl sich die seelenhafte Individualität gegen jede Formulierung, jede Festlegung ihres individuellen Wesens wehrt, so leidet sie doch unter nichts so sehr wie unter dem Unverstandensein und der Nichtbeachtung, dem Schicksal, das sie selbst durch ihre eigene Natur herausfordert (vgl. ebda.).

Dieser von Plessner vorgebrachte Aspekt der Doppeldeutigkeit des seelischen Lebens kommt in der Aussage einer Angehörigen deutlich zum Ausdruck, in der sie die Folgen beschreibt, die eintreten, wenn wesentliche Anteile der Persönlichkeit einfach übersehen werden. Durch solcherart würdeverletzende Situationen wird eine Person in die Lage versetzt, unfreiwillig ihre Gefühle preiszugeben.

> *Also ein Zusammenhang, wenn sie es beachten meine Wünsche und meine Würde, das steht ganz klar im Zusammenhang, es steht nicht im Zusammenhang, wenn sie meine Wünsche nicht beachten, weil sie dann mich als Person, eine Person mit Würde, mit eigenen Wünschen und Ansprüchen und Erleben, ganz viel Lebenserfahrung eigentlich nicht beachten, das würde meine Würde verletzen. Und sie würden mich damit in eine Situation bringen, dass ich zornig sein muss, dass ich eigentlich eine Seite von mir zeige, die ich gar nicht so gerne zeige. (DA1, 36)*

Aus psychoanalytischer Sicht lässt sich in diesem Zusammenhang mit Wurmser vorbringen, dass Gefühle, die in einer der unmittelbaren Mitwelt unannehmbaren Weise dargebracht werden, Angst erregen und Gegenwehr in Form von Verachtung auslösen, was Spott und Hohn nach sich zieht. Seine Gefühle preiszugeben kann bedeuten, sich den anderen auszuliefern, das eigene Sein wird vom anderen „verschlungen" und „überwältigt", sodass man sich seines Selbst beraubt fühlt, ohne Identität und voll Scham zurückbleibt (vgl. Wurmser 2007, S. 125). Ganz ähnlich argumentiert Plessner, dass jedes offenkundige Zeigen des seelischen Gehalts in Gedanken und Handlungen, auch wenn es noch so ehrlich gefühlt wird, immer zu viel und damit die ganze Seele verrät (Plessner 2001, S. 70).

In jeder Kultur, so Gröning, gelten bestimmte Charakterzüge und soziale Tatsachen als unehrenhaft und beschämend. Dazu gehört alles, was mit mangelnder Umweltkontrolle und fehlender Körperkontrolle zu tun hat. Scham ist also verbunden mit Schwäche und mangelnder Autonomie, was bedeutet, dass sowohl Probleme der Körperkontrolle als auch mangelnde Kontrolle der Umwelt als beschämend empfunden werden. Basale Selbstpflegetätigkeiten wie Nahrungsaufnahme, Körperpflege oder Ausscheidung gehören zum Persönlichkeitsideal jedes erwachsenen Menschen und stellen eine Grundvoraussetzung für seine soziale Akzeptanz dar (vgl. Birkemeyer 2007,

S. 46). Die Erfahrung, sich erneut in der Lage eines Kindes wiederzufinden und in diesen Belangen auf die Unterstützung anderer angewiesen zu sein, stellt für viele Menschen eine Schamquelle dar. Um diese Schamsituationen wenigstens abzumildern, braucht es Höflichkeit, Behutsamkeit, Aufmerksamkeit, Rücksichtnahme und Taktgefühl:

> *Und was natürlich dazukommt bei der Pflege, das sehe ich bei meiner Mutter und hör ich auch immer, dass natürlich trotz Demenz ein gewisses Schamgefühl vorhanden ist; dass das so gehandhabt wird, wie die das handhaben, und dass sie, wenn sie sie aufs Klo bringen, eben rausgehen, und das alles sehr dezent, sehr rücksichtsvoll, sehr aufmerksam das machen und das hätt ich dann auch gern.* (PA1, 72)

Gröning bringt den zusätzlichen Aspekt ein, dass durch sogenannte „Schattenleistungen", auf die Pflegebedürftige formal keinen Anspruch haben, unbeabsichtigte Beschämungen, die im Pflege- und Betreuungsalltag vorkommen, wieder ausgeglichen werden können. Durch solcherart „mütterlich-verwöhnende" Unterstützungsleistungen zeigt sich die Pflege mehr als ethische denn als instrumentelle Institution, denn dabei wird Anerkennung zum Ausdruck gebracht (vgl. Gröning 2001a, S. 44). Eine der Befragten schildert eine derartige Situation, die sie explizit als Würdigung bezeichnet:

> *Es ist eine Schwester da, die ist sehr aufmerksam. Die schlägt unsere Decke zurück, wascht uns so wie früher unten, den Unterleib, oben kann man sich selber waschen. Das ist aber nur eine Einzige jetzt, die das macht, das find ich eigentlich, ich sag immer: „Das kann ich jetzt schon selber." Aber die hat das bis jetzt immer gemacht. Aber die hat ja nicht immer Dienst. Die anderen sagen: „Die kann das eh." Ja, so ist das. [...] Ja, das ist eine Würdigung.* (PP4, 328)

Eine Quelle der Scham, der vor allem auch pflegebedürftige Menschen ausgesetzt sind, ist es, bei Mitmenschen Ekelgefühle auszulösen. Von frühester Kindheit sind solche Erfahrungen mit globaler Selbstabwertung verknüpft und rufen deshalb heftige Schamgefühle hervor (vgl. Birkemeyer 2007, S 57). Eine der befragten Angehörigen, die ihre Mutter mit Unterstützung eines Pflegedienstes betreut hat, spricht eine derartige Situation im Zusammenhang mit einer beobachteten Würdeverletzung an:

> *Zum Beispiel meine Schwiegermutter hatte manchmal Stuhl oder Harn in der Hose. Ich habe öfters mal schon in den Gesichtern des Pflegedienstes oder bei den eigenen Kindern gesehen: Das ist Pfui. Das habe ich schon gesehen. Öfters mal, dass das niemand reinigen will oder hilft, auch in der eigenen Familie, zum Beispiel das habe ich schon gesehen. Diese Atmosphäre war eine Würdeverletzung. Von dem Gesicht von diesem Menschen [Schwiegermutter] sieht man einen unglücklichen Ausdruck. Zumindest hab ich das von diesem Menschen in diesem Moment so wahrgenommen: „Ja ich kann damals schon alles machen, was bin ich jetzt, muss ich das jetzt so haben?"*(CAH1, 196)

Auch die Angehörige hat diese Situation als sehr schmerzlich wahrgenommen, wohl auch deshalb, weil sie sich mit einem Blick in ihre eigene Zukunft konfrontiert sah: *„Das hat mir sehr wehgetan, ich bin nicht so alt, aber ich habe gedacht, mein Gott, irgendwann kommt für mich auch diese Zeit."* (CAH1, 208) Sie hat den Ausdruck des Ekels, den sie bei den Pflegepersonen wahrgenommen hat, als Geringschätzung interpretiert.

Aus theoretischer Sicht treten diese Emotionen, oft noch in Kombination mit Zorn, tatsächlich häufig gemeinsam auf. Aus der Perspektive der Emotionspsychologie fasst Izard diese drei Emotionen als „Feindlichkeitstrias" zusammen, die sich gegen sich selbst oder auch gegen andere richten kann (vgl. Izard 1981, S. 382). Der Ausdruck des Ekels, gepaart mit dem der Geringschätzung, wurde von der Angehörigen als Würdeverletzung angesehen.

Scham entsteht überall dort, wo sich Menschen ihrer Naturhaftigkeit bewusst oder mit ihr konfrontiert werden. „Diese Konfrontation, im Menschen das Tierische und das Tier zu entdecken, gefährdet ihren gesellschaftlichen Status und als Unterpfand dieses Status ihre Selbstachtung." (Gröning 2001, S. 49) Das Bewusstsein über die empfundene Bloßstellung wird begleitet von einem depressiven Gefühl, welches das eigentlich Unerträgliche der Scham ausmacht. Es „entsteht in der Angst vor der Verachtung durch andere oder auch in der Wahrnehmung der Verachtung der anderen, die gleichzeitig Selbstverachtung ist" (ebda.). Lynd beschreibt Scham als eine Erfahrung, die das ganze Selbst erfasst. Diese Einbezogenheit des gesamten Selbst macht Scham zu einem Schlüssel der Identität. Indem uns das Schamgefühl plötzlich trifft, wirft sie ein grelles Scheinwerferlicht darauf, „was und wer wir sind und in welcher Welt wir Leben" (Lynd 1961, S. 49 in Wurmser 2007, S. 79). Scham ist damit etwas Objektives. Unterschiedliche VertreterInnen der Philosophie, Psychologie und Soziologie stimmen dahingehend überein, dass Scham in dem Teil des Ichs entsteht, der den gesellschaftlichen Teil des Individuums repräsentiert. (Vgl. Gröning 2001, S. 48) Wurmser führt an, dass wir uns dann schämen, wenn eine Diskrepanz zwischen dem entsteht, wie ich gesehen werden will und wie ich mich selbst wahrnehme (vgl. 2007, S. 76), oder mit Gröning gesprochen, „wenn unser aktuelles Selbst von unserem Selbstbild abweicht" (Gröning 2001, S. 48). Ähnlich betrachtet der Philosoph Günter Anders Scham als ein in einen „Zustand der Verstörtheit ausartender reflexiver Akt, der dadurch scheitert, daß der Mensch sich in ihm, vor einer Instanz, von der er sich abwendet, als etwas erfährt, was er ‚nicht ist', aber auf unentrinnbare Weise ‚doch ist'" (Anders 1985, S. 68).

Scham ist ein soziales Gefühl, weil es sich auf Werte und Normen bezieht, die nur im sozialen Leben erzeugt werden können, doch es kann ohne Verkörperung im Einzelnen nicht zur Geltung gebracht werden (vgl. Neckel 1991, S. 56). Sie gehört jenen Gefühlskomplexen an, die für einen Integritätsverlust, die das interpersonale Außenverhältnis einer Person betreffen, typisch sind (vgl. Pollmann 2005, S. 284). So geht es bei der Scham um die nach außen verkörperte soziale Identität einer Person: „Wer Scham empfindet, spürt, dass sich sein ideales soziales Selbst anderen gegenüber nicht aufrechterhalten lässt." (ebda., S. 284) Die Bewusstheit unserer Erscheinung vor dem Blick der anderen berührt nun aber auch das Gefühl der eigenen Würde. Dies spricht Taylor an, wenn er hervorhebt, dass unsere Würde unter anderem eng mit unserer „Körperhaltung" verbunden ist:

> „Schon die Art und Weise, in der wir gehen, uns bewegen, gestikulieren und reden, ist vom allerersten Augenblick an durch unser Bewusstsein geprägt, daß wir vor anderen

auftreten, daß wir uns in einem öffentlichen Raum befinden, und daß dies der Möglichkeit nach ein Raum des Respekts oder der Verachtung, des Stolzes oder der Scham ist." (Taylor 1996, S. 36)

Taylor bringt damit den Umstand zur Sprache, dass Menschen ihre Würde nach außen verkörpern wollen. Gerade diese Tatsache macht sie aber auch anfällig für Angriffe und Verletzungen. Als Menschen müssen wir uns inszenieren, um wir selbst zu sein. Wenn wir nicht mehr entscheiden können, wie wir anderen Menschen gegenüber treten, uns nicht mehr als einmalig sehen dürfen, empfinden wir Kränkung und Scham (vgl. Gröning 2001, S. 34f.).

Neben der psychischen Integrität der Person und ihrer Leiblichkeit bildet nach Neckel der soziale Status den dritten Aspekt, der als Bezugsrahmen für soziale Schamgefühle sorgt (vgl. Neckel 1994, S. 251): Der soziale Status einer Person, den sie entweder selbst für sich beansprucht oder den sie zugebilligt bekam, ist dann bedroht, wenn eine Person in Bezug auf gesellschaftliche Leistungs- und Erscheinungsnormen versagt oder die Gruppe, der sie angehört, von Diskriminierungen betroffen ist. Beide Aspekte wurden bereits in Kapitel 7.1 angesprochen. Der Statusverlust, von dem alte Menschen, besonders im Falle der Pflegebedürftigkeit, betroffen sind, wurde von den GesprächspartnerInnen immer wieder thematisiert.

Weitere Aspekte, die unter dieser Perspektive betrachtet werden können sind die Verweigerung der Partizipation am gesellschaftlichen Leben, indem man als Staatsbürger zweiter Klasse gilt sowie der soziale Ausschluss:

Für mich ist Würde gleiche Rechte zu haben. Wenn ich in einer Arbeitsstelle arbeite, in ein Krankenhaus gehe, wenn ich in ein Amt gehe, dann möchte ich wie alle anderen behandelt werden. Ich möchte nicht anders behandelt werden, ich möchte mich nicht als „Zweiteklasse Staatsbürger" fühlen, das würde meine menschliche Würde verletzen. Ich kann Ihnen ein Beispiel sagen. Das könnte in der Schule, in der Arbeitsstelle sein, das könnte sein, wenn das Kind in die Schule geht und dort schlecht behandelt wird, oder wenn man älter wird und keine Leistungen bekommt. (CAH1, 27)

Aber was würde das bedeuten, wenn ich die Würde verliere? Wenn ich verstoßen werde von der jüngeren Generation. Abgeschoben wäre, jetzt von, nicht jetzt von meiner Familie sondern von der Generation mit der Aussage, die ich auch öfter höre: „Was willst denn mit den Alten?" Das ist ein Wort, das tut mir weh, und das möchte ich persönlich nicht hören, was meine Person betrifft. (DA4, 47)

Aus anerkennungstheoretischer Sicht liegt das Besondere dieser Formen der Missachtung, wie sie in der Entrechtung und im sozialen Ausschluss gegeben sind, darin, dass damit implizit die Aussage verknüpft ist, dass der davon betroffenen Person die moralische Zurechnungsfähigkeit nicht im gleichen Maße wie allen anderen Gemeinschaftsmitgliedern zugestanden wird:

„[F]ür den einzelnen bedeutet die Vorenthaltung sozial geltender Rechtsansprüche, in der intersubjektiven Erwartung verletzt zu werden, als ein zur moralischen Urteilsbildung fähiges Subjekt anerkannt zu sein; insofern geht mit der Erfahrung der Entrechtung typischerweise auch ein Verlust an Selbstachtung einher, der Fähigkeit also, sich auf

sich selbst als gleichberechtigter Interaktionspartner aller Mitmenschen zu beziehen." (Honneth 2003, S. 216)

Honneth spricht in diesem Zusammenhang sehr deutlich an, dass diese Erfahrungen sozialer Erniedrigung und Demütigung Menschen in ihrer Identität ebenso gefährdet wie das physische Leben durch das Erleiden von Krankheiten gefährdet wird (vgl. Honneth 2003, S. 216). Noch viel stärker als beim Übersehen-Werden wird im Falle der Ausgrenzung vermittelt, dass es sich um Menschen handelt, deren Anwesenheit nichts zählt, die praktisch von der Liste der Lebenden gestrichen wurden. Der Mediziner und Neurobiologe Joachim Bauer weist eindrücklich darauf hin, dass die Erfahrung, aus der menschlichen Gemeinschaft ausgeschlossen zu sein, nachgewiesenermaßen auch neurobiologische Effekte hat: „Es kann Krankheit, im Extremfall den Tod bedeuten, wie sich überall dort zeigt, wo Personen von der Gemeinschaft absichtsvoll und auf Dauer ausgegrenzt werden." (Bauer 2007, S. 205) Sozialer Ausschluss wird dabei immer auch vom Gefühl der existentiellen Scham begleitet: „Das Opfer ist der sich nutz- und wertlos fühlende Mensch." (Neckel 1994, S. 256)

Würde, Selbstachtung und Scham, das sollte in diesem Kapitel sichtbar gemacht werden, sind eng miteinander verquickt. Scham als „Hüterin der Würde" (Jacoby 1997, S. 159) schützt vor Entwürdigung und bringt diese gleichzeitig zum Ausdruck. Ebenso deutlich wurde auch im Zusammenhang mit den vergangenen Ausführungen, dass Würde kein abstraktes Ideal ist, sondern auf konkrete Situationen gerichtet ist, in denen gehandelt wird. In der Frage der Würde geht es immer um die Beziehung zum Mitmenschen und darum, ihn soweit als möglich vor Entwürdigungen zu bewahren.

7.2.6

Zusammenfassung: Die enorme Bedeutung eines achtenden und wertschätzenden Umgangs für das Wohlergehen

Zu den Dimensionen der Würde lässt sich zusammenfassend sagen, dass die befragten Personen zwei Konzepte von Würde entwerfen. Für einige der InterviewpartnerInnen ist die Würde an geistige und körperliche Funktionstüchtigkeit gebunden. Für die Mehrheit der Befragten entsteht Würde durch achtende und wertschätzende soziale Beziehungen. Diese beiden Konzeptionen schließen einander nicht unbedingt aus: Gerade dann, wenn Menschen ihre körperlichen und geistigen Fähigkeiten einbüßen und dauerhaft von der Hilfe anderer abhängig werden, sind sie besonders anfällig für Würdeverletzungen.

„Würde braucht man in jeder Lebenslage. Und ohne Würde wäre das Leben für mich auf alle Fälle nicht lebenswert." (DPH8, 479) Diese Aussage bringt die enorme Bedeutung

eines achtenden und wertschätzenden Umgangs für das Wohlergehen eines Menschen zum Ausdruck, die beinahe alle GesprächspartnerInnen – wenn auch in unterschiedlichen Facetten – hervorgehoben haben. Eine Angehörige spricht davon, dass *„dieser Umgang mit der Würde das Salz in der Suppe ist"*, der *„Funken"*, den es gerade dann braucht, wenn man sich in einer schwierigen Lebenslage befindet (vgl. DAH2, 62). Eine Pflegeheimbewohnerin erklärt, dass sie sich nur dann behaupten kann, wenn ihr Respekt entgegengebracht wird. Wird ihr dieser nicht gewährt, bleibt nur noch der Rückzug, denn *„wie soll ich mich dann verteidigen?"* (DP12, 174)

Dass es für das eigene Wohlergehen wichtig ist, dass auch mit jenen Menschen respektvoll umgegangen wird, die eine Verletzung ihrer Würde vielleicht selbst nicht bemerken, wird von mehreren InterviewpartnerInnen hervorgehoben. Diese Erfahrungen tragen insofern zum Wohlbefinden bei, als sie die Angst vor einer eigenen möglichen Zukunft lindern. Dies wird von einer Interviewten indirekt ausgedrückt, indem sie zuerst von ihrer Angst spricht, dement zu werden, und in diesem Fall auch den Wunsch hätte zu sterben, dann aber hinzufügt *„aber die Schwestern sind alle gut mit den Leuten, muss ich sagen"* (DP1, 191). Eine andere Gesprächspartnerin erzählt davon, wie wohl sie sich fühlt, wenn sie tagtäglich wahrnimmt, dass alle MitbewohnerInnen mit gleichem Respekt behandelt werden, *„egal wie sie beieinander sind"* (DP5, 263). *„Das find ich schön. Die Schwestern sind wirklich gut und bemühen sich und es ist manchmal nicht leicht"* (DP11, 335), antwortet eine Gesprächspartnerin, die danach gefragt wurde, welche Gefühle ihre Wahrnehmung auslöst, dass demente Menschen ebenso rücksichtsvoll und behutsam behandelt werden wie sie. Gegenteilige Beobachtungen lösen bei den befragten Angehörigen und pflegebedürftigen Personen negative Empfindungen aus: Angst davor, das gleiche Schicksal zu erleiden, Trauer sowie Ärger, Zorn, Wut und Abscheu.

Achtung und Wertschätzung „sind der Sauerstoff des Daseins" (Todorov 1995, S. 107). Das Vorenthalten dieser Anerkennungsformen und die damit einhergehenden Missachtungserfahrungen können heftige negative Emotionen zufolge haben, wie Empörung, Trauer, Rückzug, dem Gefühl der Wertlosigkeit, Verlassenheitsgefühle, Scham, das Gefühl extremer Hilflosigkeit bis hin zum Wunsch zu sterben. Eine Angehörige beschreibt dieses Gefühl der Wertlosigkeit sehr eindrücklich:

Das wäre schlimm, ein ganz schlimmes Gefühl, dass ich nichts bin, dass ich nichts wert wäre. Wie ein Stück, dem keine Gefühle und nichts zugestanden wird. Das ist doch schlimm. Das ist Aussortieren, da geht es schon an die Grenze. Dass einem alles abgesprochen wird und nichts mehr zugelassen wird. (DAH2, 754)

Wie schädigend massive und permanente Erfahrungen von Nicht-Achtung für die Selbstachtung sind, spricht der Philosoph Steinforth an: Solche Erlebnisse verdunkeln gewissermaßen „das in der Selbstachtung implizite Wissen um das, was der eigenen Person zusteht", so dass sich der/die Betroffene schließlich selbst als „etwas" wahrnimmt, das man behandeln darf, und nicht als „jemand", dem gegenüber und mit dem man handelt. Damit verliert die Selbstachtung die für die Lebensführung so wichtige motivationale Kraft. (Vgl. Steinforth 2005, S. 110f.). Auch Woolhead, die mit ihrem

Forschungsteam eine transnationale Studie zum Thema *„Würde älterer Menschen in Europa"* durchgeführt hat, kommt zu dem Ergebnis, dass „Menschen aufgeben", wenn sie das Gefühl haben, ihre Würde verloren zu haben. Ebenso steigt die Wahrscheinlichkeit, dass sie abhängiger werden. (Vgl. Woolhead et al. 2006, S. 370.) Eine befragte Angehörige drückt aus, dass es aus ihrer heutigen Sicht dann für sie keine Motivation mehr gäbe, weiterleben zu wollen: *„Weil ich fühle mich nicht gut ohne Würde eigentlich, mein Leben wäre zu Ende, dann möchte ich schon sterben."* (CAH1, 569) Dass das Leben ohne Würde nicht mehr lebenswert sei, wird auch von den GesprächspartnerInnen verschiedentlich ausgedrückt:

> *Nein, das ist kein Leben mehr, ich würde es gerne ändern, aber ich weiß nicht wie. Ich sitze dann nur ganz hilflos da und denke nach. Denke nach, was könnte ich machen, dass es anders wird und beginn es dann wahrscheinlich auch verkehrt. Ich weiß es nicht. Ich werde dann leicht hysterisch, ja ich weiß nicht, wie ich mich wehren soll und „ah!", beginn ganz einfach herumzuschreien, wo es eigentlich nichts zu schreien gibt. Ich weiß nicht, schreit der Körper dann? (DPH7, 504)*

> *Und ohne Würde ist das Leben, wäre das Leben für mich auf alle Fälle nicht lebenswert. Das Schlimme dabei ist, dass sehr sehr oft, dass einem die Würde genommen wird, das ist was ganz was Schlimmes, und noch schlimmer ist, dass die, die einem die Würde nehmen, es nicht wissen, dass sie einem die Würde nehmen. Und das ist ein Fehler und es ist mir noch nicht eingefallen, wie man ihn beheben könnte, diesen Fehler. Dass die, die einem die Würde nehmen, dass man es denen klar macht. Wie soll man das? Das ist eine Frage, von der ich glaube, dass man sie nicht beantworten kann. Aus. Das ist alles, was ich dazu sagen kann. (DPH8, 479)*

In den letzten beiden Aussagen wird auch die Hilflosigkeit thematisiert, die sich in Situationen einstellt, wenn die Würde verletzt wird. Wenn sich darüber hinaus die VerursacherInnen der Würdeverletzung ihres Verhaltens nicht bewusst sind, wird die Kommunikation zusätzlich extrem erschwert. Obwohl gerade der Sprecher des letzten Zitats im Interview auch Strategien benennt, wie die eigene Würde verteidigt werden kann (vgl. DPH8, 349), scheint es in würdeverletzenden Situationen sehr schwierig zu seinen, diese für sich selbst auch anzuwenden.

Strukturelle Missachtungen sowie Interaktionen, die durch Acht- und Respektlosigkeit gekennzeichnet sind, lösen das extrem belastende Gefühl der Scham aus. Das depressive Gefühl, das sich dem Schamaffekt beimischt, entsteht aus der Angst vor oder der Wahrnehmung von Verachtung durch andere und ist gleichzeitig Selbstverachtung. Diese Selbstverachtung, das Gefühl der Wertlosigkeit ist der Identitätsbewahrung extrem schädlich und wird vom Gefühl der Selbstentfremdung begleitet. (Vgl. Gröning 2001, S. 40f.) Anerkennung dagegen ist nach übereinstimmender Auffassung von PhilosophInnen, PsychoanalytikerInnen und SoziologInnen die Gegenspielerin der Scham (vgl. Wurmser 2007; vgl. Neckel 1991; vgl. Honneth 2003). Für die Langzeitpflege bedeutet dies, den pflegebedürftigen Menschen in seinen wesentlichen Gefühlen und Wünschen wahrzunehmen und anzuerkennen. Um die Schamsituationen im Alter abzumildern, bedarf es einer Pflege und Betreuung, die durch jene Merkmale gekennzeichnet ist, die eine würdigende Fürsorge auszeichnen. Damit ist klar, dass die Wahrung der Würde der pflegebedürftigen Menschen kein nachgeordneter Luxus ist, um den man sich kümmern kann, wenn Grundpflege und körperbezogenen Prophylaxen getan sind, wenn gerade noch Zeit dafür bleibt. Fehlende Anerkennung und Wertschätzung sowie mangelnder Respekt wirken sich ebenso negativ auf Identität und die Integrität betroffenen Menschen aus wie körperliche Erkrankungen oder Schädigungen auf ihr physisches Leben. Wertschätzendes und respektvolles Verhalten sowie hinwendende Fürsorge stützen dagegen ganz wesentlich die motivationale Lebenskraft der pflegebedürftigen Menschen und tragen entscheidend zu deren Wohlbefinden bei.

7.3

AUTONOMIE

Ja, ich sag immer, man muss
den Willen haben, das zu machen,
was man sich vorstellt. Man muss den Mut
haben, das zu machen,
was man nicht kann. (DP6, 157)

Aus theoretischer Sicht wird hier ausgegangen von einem Verständnis von Autonomie im Sinne der generellen Selbstbestimmung darüber, wie eine Person ihr Leben bestimmt, welchen Lebensentwurf sie verfolgt und wie sie auf ihre eigene Weise ihr Wohl anstreben möchte. Welche Vorstellungen, welches Bild eine Person über ihr „So-Sein-Wollen" hat, bestimmt maßgeblich ihr Handeln und wie sie ihre eigenen Bedürfnisse und Wünsche bewertet und welche davon handlungswirksam werden. Die Möglichkeit zur Selbstbestimmung ist nicht ausschließlich eine personale Fähigkeit, vielmehr macht der moralische Respekt vor der Autonomie einer Person erst möglich, dass sie ein autonomes Leben führen kann. „Deshalb ist die individuelle personale Autonomie immer schon angewiesen und eingebunden in ein intersubjektives Netz der Anerkennung von (moralischen) Normen wie Respekt, Fairness [und] Toleranz." (Rössler 2003, S. 331) Diese Tatsache kann allerdings nicht als Grund dafür gelten, dass der Begriff der Autonomie zwangsläufig mit moralischer Autonomie identifiziert werden muss: „Auch autonome Entscheidungen bleiben immer auch moralisch kritisierbar." (ebda.)

Der Zusammenhang zwischen Würde und Selbstbestimmung wurde im theoretischen Abschnitt erörtert (s. Kap. 4) und aus der Sicht Pflegebedürftiger und Angehöriger dieser Personengruppe bereits in den Ausführungen zu den Dimensionen der Würde angesprochen (s. Kap. 7.2). Die Gewissheit, als selbstbestimmte Person zu gelten, stellt in Theorie und Interviews einen wesentlichen Aspekt der Selbstachtung dar. Selbstachtung ist insofern als dialektisches Verhältnis von Selbstwert und Selbstvertrauen zu verstehen, als das Selbstverständnis, eine selbstbestimmte Person zu sein, durch das moralische Gefühl der Selbstachtung motiviert ist (vgl. Hahn 2007, S. 125). Dieses besondere Verhältnis bedingt, dass die Selbstachtung von unterschiedlichen Seiten angreifbar ist. Zum einen, wenn einer Person für ihren besonderen Lebenslauf die intersubjektive Wertschätzung vorenthalten wird, zum anderen, wenn ihr die Gewissheit entzogen wird, sich als eine Person verstehen zu können, die über ihr eigenes Wohlergehen bestimmen kann (vgl. Ladwig 2003, S. 50).

Welche Vorstellungen und Konzepte von Selbstbestimmung lassen sich nun aus den Gesprächen extrahieren? Welche Bedingungen müssen aus der Sicht Pflegebedürftiger und Angehöriger erfüllt sein, um das Gefühl zu haben, über Selbstbestimmung zu verfügen? Welche autonomiefördernden Rahmenbedingungen können bestimmt werden? Was verhindert hingegen Selbstbestimmung im Kontext der Langzeitpflege? Auf diese Fragen wird nun im Folgenden eingegangen.

7.3.1

Selbstbestimmung als Unabhängigkeit

Wie auch im Alltagsprachgebrauch üblich, setzen einige der pflegebedürftigen GesprächspartnerInnen sowie einige der Angehörigen Autonomie mit personaler Unabhängigkeit gleich. Als erwachsener Mensch unabhängig von der Hilfe anderer zu sein, gilt in unserer Gesellschaft als hoher Leitwert. Daraus resultiert auch die zunehmend verbindlich werdende Altersnorm und das damit verknüpfte Selbstkonzept, welches mit dem Selbstanspruch verbunden ist, niemandem zur Last zu fallen (vgl. Gröning 2001a, S. 43). Sennett, der in seinem Werk *„Respekt im Zeitalter der Ungleichheit"* den „Kult der Unabhängigkeit" (Sennett 2007, S. 83) scharf kritisiert, spricht an, dass es in unseren westlichen Industriestaaten als Schande gilt, als Erwachsener bedürftig zu sein. Dagegen genießen jene Menschen Achtung, die für sich selbst sorgen können. Diese Sichtweise führt der Autor auf den „Hass" der modernen Gesellschaften auf das „Parasitentum" zurück: „Mehr noch als Verschwendung fürchtet die Gesellschaft – ob nun rational oder irrational –, von ungerechtfertigten Ansprüchen ausgesaugt zu werden." (ebda., S. 83f.). Doch der Kult der Unabhängigkeit ist eben nur ein Kult, denn als Naturwesen ist Abhängigkeit ein unentrinnbarer Teil menschlichen Lebens, wie der Medizinethiker Callahan ins Treffen führt (vgl. 1998, S. 155). Er weist darüber hinaus darauf hin, dass Menschen einander eine Last sein werden und müssen, dagegen würde eine Flucht aus der gegenseitigen Abhängigkeit eine Flucht aus der Menschlichkeit bedeuten.

Der in den Interviews häufig geäußerte Wusch, so lange wie möglich ohne die Unterstützung anderer auszukommen, ist oftmals seitens der GesprächspartnerInnen von der Angst motiviert, im Falle der Abhängigkeit ausgeliefert zu sein, bevormundet zu werden, zum „Kindergartenkind" degradiert zu werden, also als InteraktionspartnerIn nicht mehr ernst genommen zu werden. In solchen Situationen wird es der betroffenen Person schwer fallen, an einem positiven Selbstbild festzuhalten, was auch aus der Sicht der Betroffenen, die diesen Aspekt thematisieren, einer Bedrohung der eigenen Würde gleichkommt.

Es sind ganz viele Schwestern, Pfleger, was auch immer, die das ausnutzen und den zu betreuenden Menschen zumindest versuchen ihm seinen Willen aufzudrücken, dass man's so macht, wie die wollen, und nicht, wie der Betroffene das will. Das gibt's. (DPH7, 423)

Weil wenn ich dem Menschen jetzt irgendetwas aufdränge, dann denkt er sich, na ich bin nicht mehr fähig, oder jetzt hab ich nicht mal mehr das Recht. Und das ist wieder die Würde. (DA4, 114)

Das Bemühen, so gut es geht die eigenen Lebensbelange ohne Hilfe zu meistern, ist für beinahe alle befragten InterviewpartnerInnen von großer Wichtigkeit, auch wenn sie Selbstbestimmung nicht mit Unabhängigkeit gleichsetzen:

Ich sage immer zu meiner Mutter: „Schau, dass du so lange wie möglich deine Selbständigkeit erhältst", sie sagt auch: „Ja, ja, ich tue alles, weil es ist so wichtig." Es wird nicht besser, also je weniger Betreuung man braucht, desto besser ist es eigentlich, auch in dem Pflegeheim. Dieses Ausgeliefertsein ist nicht gut. (DA3, 568)

Also ich bemühe mich immer, so weit daran zu arbeiten, dass ich alles selber machen kann. Weil was man selber machen kann, soll man selber machen. Ich glaube, das ist die richtige Einstellung. Mehr kann ich nicht sagen. (DP6, 63)

Allerdings verlangt Selbstbestimmung im Sinne von Unabhängigkeit nach kognitiven Fähigkeiten und nach körperlicher Funktionstüchtigkeit oder zumindest nach passenden Pflegehilfsmitteln oder anderen technischen Gerätschaften. Ein Gesprächspartner, der an den Rollstuhl gefesselt ist, zeigt während des Gesprächs sein selbst gebasteltes Greifwerkzeug, das ihm ermöglicht, Dinge, die ihm zu Boden gefallen sind, ohne die Hilfe anderer wieder aufzuheben. Diese Möglichkeit verschafft ihm das Gefühl *„sein eigener Herr zu sein"* (DPH9, 534).

7.3.2

Selbstbestimmung in Bezug auf das Eigenwohl

Möglichst unabhängig zu sein ist aber für diesen Befragten, der ein Jahr in einem Pflegeheim verbracht hat und nun zuhause betreut wird, nicht der einzige Aspekt, der ihm das Gefühl gibt, ein selbstbestimmtes Leben zu führen:

> Eben zuhause kann ich alles selbst einteilen, wann ich das machen will, wie ich das machen will, das ist eigentlich das Wichtigste. Weil ich habe zum Beispiel Kopfweh jetzt, also mache ich etwas nicht. Das geht aber in einem Pflegeheim nicht. Der pfeift sich nicht darum, ob ich Schädelweh hab oder nicht, heute muss gewaschen werden, also muss gewaschen werden. Also, solche Sachen, das ist _der irre Unterschied._ [...] Also das ist schon 100 und 1, da wird keine Rücksicht darauf genommen. Selbstbestimmung geht nicht in einem Heim. Das gibt es in diesem Sinn nicht, gell. Das ist einfach nicht vorgesehen. (DPH9, 602)

Um das Gefühl zu haben, über Selbstbestimmung zu verfügen, ist es also zentral, die Möglichkeit zu haben, eigene Wünsche und Bedürfnisse zu äußern und dass diese auch Berücksichtigung finden. Dass eine Person, auch wenn sie auf die Hilfestellung anderer angewiesen ist, wirklich eine Stimme hat, die gehört wird, ist das Konzept von Selbstbestimmung, das die Mehrheit der Befragten entwirft. Ein Interviewpartner, der nach einem Schlaganfall in einigen Belangen des täglichen Lebens auf die Unterstützung von Pflegepersonen angewiesen ist, hat trotzdem nicht das Gefühl, _„unter der Fuchtel"_ (DP2, 10) zu stehen, denn bis jetzt hat er _„immer selber sagen können so oder so"_ (DP2, 10) und es wurde immer das gemacht, was er selbst als richtig empfunden hat. Es geht hier also weniger um Unabhängigkeit, die auch das selbständige Umsetzen von Wünschen und Bedürfnissen inkludiert, sondern vielmehr um Entscheidungsautonomie im Sinne von Selbstbestimmung in Bezug auf das Eigenwohl. Es geht darum, welche Wünsche, Wertvorstellungen und Ziele eine Person anstrebt und wie sie ihren Alltag gestalten will.

Allerdings erwarten die GesprächspartnerInnen keineswegs, dass jeder Wunsch zu jeder Zeit erfüllt werden muss. Eine der Angehörigen bringt in diesem Zusammenhang zur Sprache, worauf auch der Medizinethiker George Agich aus theoretischer Sicht hinweist – dass nämlich nur bedeutungsvolle Wünsche in Bezug auf das Bedürfnis nach Selbstbestimmung wichtig sind (vgl. 2003, S. 117f.).

> Wenn ich Wünsche aus meiner Lebenssituation, Wünsche wurden mir nicht immer erfüllt. Das heißt Wünsche haben und sie nicht erfüllt bekommen, also ich weiß jetzt nicht, ob das mit Würde zu tun hat, das würde vielleicht Zorn auslösen in mir. Oder es würde darauf ankommen, welche Kategorie Wunsch ist das, ist das ein Wunsch, den ich

unbedingt erfüllt haben möchte, wird's anders als ich wünsche mir... Und ob das jetzt eintritt oder nicht, also weißt du, was ich meine, von der Wunschqualität her. Wünsche haben eine unterschiedliche Bedeutung. (DA1, 263)

Welche Rolle dabei das grundlegende Bedürfnis nach Achtung, Anerkennung und Respekt spielt sowie das Bedürfnis, sich als individuelle Person darzustellen und wahrgenommen zu werden, wurde schon in den Ausführungen zu Würde und Selbstachtung dargelegt (s. Kap. 3.2.5). Zu einer Persönlichkeit mit eigenem Profil gehören auch Gewohnheiten, die über das ganze Leben lang ausgebildet wurden. An diesen Gewohnheiten festhalten zu können, kommt im Zusammenhang mit dem Erleben der Selbstbestimmtheit vor allem aus der Sicht der Angehörigen eine hohe Bedeutung zu.

Also mir wäre wichtig, dass ich meine persönlichen Gewohnheiten nicht aufgeben muss. [...] Das wäre zum Beispiel, dass ich aufstehen und schlafen gehen kann, wenn ich will, dass ich kein Latzerl umgebunden bekomme, wenn ich das nicht will. (DA1, 12)

Ich könnte mir vorstellen, dass mir wichtig wäre, je nach Erkrankung lieb gewordene Dinge weiter zu tun. Ob das jetzt Körperpflege betrifft, oder was essen betrifft oder Tagesablauf und lesen betrifft, aber im Prinzip gesagt, soweit Dinge eben so weiter zu tun wie vor der Pflegebedürftigkeit. (PA1, 199)

Selbst entscheiden zu können, was man will und wie man etwas haben will, ist auch eng mit dem grundlegenden Bedürfnis nach Kontrolle über sich selbst und die Situation verbunden. Dies wird von den InterviewpartnerInnen in allen besprochenen Lebensbereichen in unterschiedlichsten Facetten thematisiert. Wie weiter oben schon mit Sennett und Gröning eingebracht wurde, wird Abhängigkeit in unserer Gesellschaft mit Schwäche und mangelnder Autonomie gleichgesetzt, was zur Folge hat, dass Probleme bei der Kontrolle der Umwelt als unehrenhaft und beschämend empfunden werden (vgl. Gröning 2001, S. 49). Sennett weist in diesem Zusammenhang darauf hin, dass es für jene Menschen, die dauerhaft auf die Unterstützung anderer angewiesen sind, enorm wichtig ist, die Kontrolle über die Bedingungen der erbrachten Hilfeleistung zu behalten sowie die Kontrolle über die Bedingungen, unter denen sie sich sehen und gesehen werden (vgl. Sennett 2007, S. 146).

Ein Gesprächspartner, der ein Jahr in einem Pflegeheim verbracht hat, spricht im Zusammenhang mit der Frage, was passieren müsste, dass er das Gefühl hätte, seine Würde verloren zu haben, eine besondere Form des Entzugs von Kontrolle an:

Verloren, also ich muss ganz ehrlich sagen, man weiß natürlich nicht, wie weit Ärzte gehen dürfen dort. Ja, tun einem ja praktisch stilllegen dort, wenn es notwendig ist. Ja? Die haben die entsprechenden medikamentösen Mittel. Der sagt ihnen ja nicht, was er ihnen gibt. (DPH9, 65)

Auf die nachhaltig schädigenden Auswirkungen des Verlusts der eigenen Kontrollmöglichkeiten wird im Zusammenhang mit der Machthaltigkeit institutionellen Handelns noch näher eingegangen. Dass der kommunikativen Begründung einer Pflegehandlung seitens der Befragten eine hohe Bedeutung zugesprochen wird, kann unter dem Aspekt des Bedürfnisses nach Kontrolle interpretiert werden. Wie bei der folgenden

Sprecherin wird auch von anderen GesprächspartnerInnen eine genaue Information und Absprache, besonders in Bezug auf körpernahe Pflegehandlungen als achtsamer und respektvoller Umgang gewertet:

> *Und das wird also da gemacht und das ist jetzt für mich auch wieder Würde. Immer der Person sagen, was wird jetzt gemacht. Dass der auch weiß, jetzt wird das gemacht, jetzt werde ich umgezogen, jetzt wird das für mich gemacht. Immer der Person sagen, was gemacht wird.* (DA4, 158)

Aus den Antworten der InterviewpartnerInnen geht ebenfalls hervor, dass sich das Bedürfnis nach Kontrolle durchaus damit vereinbaren lässt, einzelne Entscheidungen an Personen des Vertrauens zu delegieren. So äußert beispielsweise eine sehr rüstige Interviewpartnerin, die betont, dass sie ihr Leben *„immer schon selbständig gemeistert hat"* und Selbstbestimmung ihr auch heute noch sehr wichtig ist, dass sie bei ärztlichen Verordnungen hingegen wenig Bedarf hat mitzuentscheiden: *„Ja, da nehm ich halt, was er verschreibt, ich weiß es ja nicht, es wird schon recht sein."* (DP12, 180) Mehrere der pflegebedürftigen Personen wiederum haben das Erledigen ihrer Geldangelegenheiten an Vertrauenspersonen übergeben. Diese beiden Beispiele können keineswegs verallgemeinert werden, sie sollen vielmehr deutlich machen, dass sich eine Person auch dann als selbstbestimmt erfahren kann, wenn sie Entscheidungen bezüglich der einen oder anderen Angelegenheit an eine Vertrauensperson delegiert hat.

7.3.3

Voraussetzungen der Entscheidungs- und Wahlfreiheit

Aus dem bisher Gesagten wird deutlich, dass die Möglichkeit der Selbstbestimmung im Wählen, Entscheiden bzw. beim Handeln im Kontext der Langzeitpflege oft über die Fähigkeiten der Person hinausgeht. Welcher Voraussetzungen es seitens der pflegebedürftigen Menschen und seitens der Pflegenden sowie der Institution bedarf, um trotz Pflegebedürftigkeit selbstbestimmt agieren zu können, soll im Folgenden näher betrachtet werden.

7.3.3.1

BEKANNTHEIT VON WÜNSCHEN UND BEDÜRFNISSEN

Pflege- und Betreuungspersonen können nur dann auf die Wünsche und Bedürfnisse der pflegebedürftigen Personen eingehen, wenn diese auch zum Ausdruck gebracht werden. Gerade wenn Menschen an Demenz erkrankt sind, geht die Fähigkeit der Artikulation oftmals verloren. Besonders die befragten Angehörigen thematisieren in diesem Zusammenhang, wie wichtig es ist, dass dann eine Vertrauensperson eine anwaltschaftliche Funktion übernimmt und darauf achtet, dass die Wünsche und Bedürfnisse der pflegebedürftigen Person berücksichtigt werden.

Solange ich meiner sieben Sinne Herr bin, möchte ich das gerne selbst entscheiden. Sobald ich nicht mehr kann, dann würde ich jemanden beauftragen, der für mich das Beste macht. Das ist meine Einstellung. (DA4, 104)

Ja, es müsste auch jemanden geben, der mich da irgendwie unterstützt, denk ich, weil es könnte ja sein, dass ich mich auch nicht mehr so gut auskenne und daher eine Vertrauensperson, die mich aber nicht bevormundet, sondern mich dann auch entscheiden lässt oder mich einfach nur berät. Das wäre mir irgendwie sehr wichtig. Ich hoffe, es gibt so eine Vertrauensperson einmal in meinem Leben. (DA3, 123)

Eine der befragten pflegebedürftigen Personen bringt zum Ausdruck, dass das Wissen um eine Vertrauensperson die Sorge vor dem Verlust der kognitiven Fähigkeiten mildert:

Ich beobachte mich ja selber. Ich mein das Hirn lässt ja nach, das ist ja furchtbar, was ich alles <u>vergesse</u> und wenn ich so nachdenke: „Wie war denn das damals? Jesses Maria, wie hat denn der geheißen?", fällt mir erst nach einer halben Stunde der Name ein, also das Gehirn lässt nach. Die Synapsen, das funktioniert nicht mehr so, nicht? Damit muss man leben. Ich hab nur halt <u>Angst</u>, dass es mal so weit ist, dass man..., aber da ist meine Nichte da, die dann für mich einspringt, also die dann sozusagen alles managt, nicht? Also, ich hoffe, dass es nicht so weit kommt. [lacht] (PP6, 178)

Wenn kaum mehr eine Verständigung möglich ist, dann stellt sich die Frage, ob Präferenzen der betroffenen Person überhaupt noch Gültigkeit haben. Was der demenzkranken Person gegenwärtig wichtig ist, kann dann oft nur mehr interpretiert werden, wie eine Angehörige erzählt:

Ja das sind Interpretationen, in Wahrheit. Ich interpretier seit 2 Jahren in Wahrheit [lacht], da weiß man ja nie, ob man Recht hat oder ob man sich selber hineinspielt. Das ist schwer auseinander zu halten, so ehrlich müsste man zumindest sein. [lacht] Ich glaube, dass der Mama wichtig wäre geliebt zu werden und Aufmerksamkeit zu kriegen. Und ich glaub, dass das genau einer der Punkte ist, die ich für sie nicht bestellen kann. (PA2, 592)

Außerdem kann es durchaus sein, dass sich die von der demenzkranken Person ge-troffene Entscheidung kurzfristig oder langfristig schädigend auf sie auswirkt. Hier kommen die Unterscheidung in kompetente versus inkompetente sowie zwischen un-mittelbarer und längerfristiger Autonomie zum Tragen, wie Collopy (vgl. 1988) sie trifft (s. Kap. 4.8). Welche Entscheidungen haben Gültigkeit, wie kann damit umgegangen werden, wenn die aktuelle Prioritätensetzung der BewohnerIn/KlientIn ihre zukünftige Autonomie gefährdet, in welchen Bereichen des Lebensalltags kann die Entscheidungs-autonomie in der Hand der betroffenen Person bleiben? Ethisch betrachtet kann es immer nur eine Abwägung zwischen Gegenwarts- und Zukunftsbezug der Autonomie geben. Brandenburg gibt in diesem Zusammenhang den wichtigen Hinweis, dass keineswegs alle Entscheidungen unter dem Aspekt der Langzeitperspektive getroffen werden können, denn das würde bedeuten, dass alle auf die Situation bezogenen Bedürfnisse, Wünsche und Wertvorstellungen der betroffenen Person preisgegeben werden müssten (vgl. Brandenburg 2002, S. 379). Der Umgang mit derartigen Ab-wägungen stellt für alle am Pflege- und Betreuungsprozess beteiligten Personen eine große Herausforderung dar. Dass es trotz Demenz möglich ist, der pflegebedürftigen Person Wahlmöglichkeiten zu lassen, zeigt die Antwort einer Angehörigen auf die Frage, wie sich für sie ein würdigender Umgang im Alltag zeigt:

> Das drückt sich so aus, dass sie trotz ihrer schweren Demenz die Möglichkeit hat zu wählen. Was ihr natürlich nicht immer gelingt. Aber trotzdem, sie hat die Wahl. Was mir wichtig ist, dass sie nicht in kirchliche Aktivitäten eingebunden ist, zum Beispiel, dass sie da die Wahl hat. Was natürlich auch wichtig ist, ist der Zusammenhang mit dem Essen, was aber bei meiner Mutter relativ sehr problematisch ist, weil sie an Durchfallserkran-kungen leidet und leider nicht essen kann, was sie gerne möchte. Auf der einen Seite drückt sich ihre Demenz im Vergessen des Essens aus und sie möchte ununterbrochen essen. Jetzt sind die Pflegepersonen in die Situation gebracht, dass sie, wenn sie Essen sieht, essen möchte, auch wenn sie 5 Minuten vorher gegessen hat. Das ist nämlich eine unheimlich schwierige Situation, man kann ihr ja nicht diese Wünsche ständig erfüllen. Das ist sehr schwierig. Aber sie wird trotz ihrer Darmbeschwerden, trotz ihrer Demenz wird dem, so gut es möglich ist, entsprochen. (PA1, 27)

Aus der Sicht dieser Sprecherin wirkt sich diese Entscheidungs- und Wahlmöglichkeit auf ihre Mutter positiv aus. Sie hat den Eindruck, dass ihre Mutter in diesen Momenten sehr zufrieden ist, wenn sie „nicht teilnehmen muss, wo sie nicht teilnehmen will oder solche Dinge. Aber sie vergisst es halt." (PA1, 48)

Eine weitere Angehörige, deren Mutter in einer anderen Institution untergebracht war, erzählt, dass diese die Strategie entwickelt hat, wegzulaufen, wenn ihre Wünsche und Bedürfnisse, die sie zuvor mit einer gewissen Vehemenz vorgebracht hatte, nicht erfüllt wurden (vgl. DA1, 285). Letztendlich hat sich ihre Mutter damit durchgesetzt, doch der Weg dorthin war nicht nur für die demenzkranke Person, sondern auch für die interviewte Angehörige mit sehr viel Energie- und Interventionsaufwand verbunden (vgl. DA1, 410).

7.3.3.2

Berücksichtigung der Wünsche und Bedürfnisse der pflegebedürftigen Personen

Damit die Wünsche, Bedürfnisse und Entscheidungen handlungswirksam werden, müssen sie seitens der Pflege- und Betreuungspersonen auch Beachtung finden, sie müssen ernst genommen werden. Die Befragten fühlen sich dann ernst genommen, wenn sie in Entscheidungssituationen auch nach ihren Wünschen und Bedürfnissen gefragt werden und wenn das Wissen der PatientInnen/KlientInnen um ihr eigenes Wohlergehen im Entscheidungsprozess in hohem Maß berücksichtigt wird. Ein Gesprächspartner, der schon seit langer Zeit auf die Hilfestellung anderer angewiesen ist, beschreibt einen Krankenhausaufenthalt, bei dem er diesbezüglich sehr positive Erfahrungen gemacht hat:

> *Und dann hat der überlegt [der behandelnde Arzt im Krankenhaus]: „Na gut, laufen können Sie nicht, da müssen wir jetzt alle miteinander beraten, wie lösen wir das am besten: dass es weder euch noch mir schwer fällt, das irgendwie zu lösen und wir das so hinkriegen, dass es dann lebenswert ist."* (DPH8, 248)

Auch dieser Gesprächspartner hat die beschriebene Situation als Würdigung seiner Person wahrgenommen. Dieses Gefühl wurde noch insofern verstärkt, als er erlebt hat, dass in dieser Abteilung nicht nur er mit sehr viel diesbezüglicher Rücksichtnahme behandelt wurde, sondern alle anderen PatientInnen auch. Die emotionale Tönung, die mit dieser Situation verbunden war, beschreibt der Befragte folgendermaßen:

> *Ganz einfach, ich versuch es zu beschreiben. Es waren auf jeden Fall die Schmerzen weniger, ich hatte ein gutes Gefühl, eine Sicherheit irgendwie, ich habe mich bei diesen Leuten auf dieser Station wohl gefühlt.* (DPH8, 269)

Der gleiche Interviewpartner, der aufgrund seiner chronischen Erkrankung viele unterschiedliche Erfahrungen mit dem Gesundheits- und Sozialwesen gemacht hat, erzählt, dass die oben beschriebene Situation keineswegs eine Selbstverständlichkeit darstellt und dass üblicherweise ein hohes Maß an Durchsetzungskraft im Streben nach dem eigenen Wohlergehen gefordert ist.

> *Also ich hab jetzt das Gefühl, was am Anfang sicher nicht war, da haben sie mich geschnappt wie ein Stückel Fleisch und haben mich darüber gehoben, da konnte ich noch nicht. Wie ich dann nachhause kam, da war das auch so und ich hab dann gesagt: „Meine Herren, ich will das so jetzt, versuchen Sie mich erst gar nicht anders zu nehmen, es geschieht das, was ich will, sonst absolut nichts".* (DP7, 395)

> *Wenn eine neue Schwester da ist, die fragt schon, wie soll ich Sie nehmen? Die wissen das schon. Und dann sag ich am Anfang einem Arzt oder der Ärztin: „Bitte, wenn ich*

Hilfe bekomme, dass man auf mich hört, dass man mir Hilfe gibt, so wie ich es will. Nicht anders, weil ich lehne anderswertige Hilfe ab, weil ich weiß besser, wie die Pflegerin oder Schwester, wie es am besten geht. Zum Beispiel. Ich sag das überall und ich glaube, das ist ein Punkt, das nicht jeder kann. Die Energie, die nicht jeder aufbringt, weil da gehört schon etwas dazu. (DPH8, 404)

Der Befragte spricht in diesem Zitat einen wichtigen Punkt an, der auch von anderen InterviewpartnerInnen problematisiert wurde: Umso höher das Ausmaß an Pflege- bedürftigkeit ist, umso mehr steigt die Tendenz, dass die Betroffenen bevormundet werden und sie dann von ihrem Recht auf Selbstbestimmung keinen Gebrauch machen können (vgl. PA2, 6).

Wünsche, Bedürfnisse und Vorstellungen zum eigenen Wohlergehen müssen oftmals mit Nachdruck artikuliert werden, was den Betroffenen mitunter viel Energie abver- langt. Aber nicht nur das "Wie" der Gestaltung ist oftmals schwierig durchzusetzen, sondern auch das in der Autonomie intendierte Recht, Handlungen anderer, welche den eigenen Leib oder die Psyche berühren, ablehnen zu können. Eine Gesprächspart- nerin erzählt in diesem Zusammenhang, wie schwierig es war, sich gegen die Sicht einer Ärztin zu behaupten, die eine Herzoperation empfohlen hat. Die Argumentation der Ärztin wurde ihrerseits als Drohung empfunden, doch letztlich hat sich die Ge- sprächspartnerin *„mit Macht"* (DP11, 241) durchgesetzt. Der Gesprächspartner, der ein Jahr im Pflegeheim verbracht hat und nun zuhause gepflegt wird, berichtet seinerseits über Schwierigkeiten, Pflegehandlungen ablehnen zu können:

Na ich habe einmal gesagt, nein mir ist nicht gut, mir tut alles weh, heute wird nicht gewaschen, das habe ich einmal gesagt. Aber das ist eben sehr schwer. Das war eh der eine, der Brutale. Der hat gesagt, nein das geht nicht und der hat mich auch nicht gewaschen. Aber mein Freund, der Ernstel, ist dann gekommen und der hat mich dann bearbeitet, und der hat gesagt, schau, das muss sein und bei ihm habe ich mich dann erweichen lassen, einen Tag später. Aber da ist es mir auch schon besser gegangen, weil vorher, da hat mir wirklich alles wehgetan. Aber man wurde mehr oder weniger gezwungen zu diesen. (DPH9, 303)

Mit wie viel Kraftaufwand es verbunden ist, die Bedürfnisse und Wünsche der pflege- bedürftigen Menschen gegenüber der Alltagsroutine in Pflegeinstitutionen durchzu- setzen, wird auch von einigen Angehörigen angesprochen, welche die oben angespro- chene anwaltschaftliche Funktion übernommen haben.

Ja, man muss 100%ig dahinter sein. Das kostet Kraft. Das muss man wirklich sagen, das kann lange dauern, das ist nicht in ein paar Wochen. (DAH2, 280)

Aber es ist mühsam, weil sie merken sich's nicht leicht. Ich weiß nicht, wie viel tausend Mal ich gesagt hab, dass meine Mutter Kaffee gern schwarz mit viel Kandisin trinkt. Und dann hat das Pflegepersonal gewechselt und ich hab von vorn anfangen dürfen. (PA2, 272)

Die starke Abhängigkeit der pflegebedürftigen Personen, besonders in der stationären Langzeitpflege, macht es für manche Befragten schwer, ihre Bedürfnisse und Wünsche zu äußern, da dies ja implizit eine Kritik an der bisherigen Vorgehensweise enthält.

Befürchtet werden oftmals Sanktionen, wie ein Sprecher erzählt: *„Ich habe mich schon geärgert. Aber es hat ja keinen Sinn, dass man was sagt, weil das spürt man ja. Sie sind dann sehr mürrisch oder so, je nachdem wie der drauf ist."* (DPH9, 81) Ähnliches spricht auch eine Befragte an, die sich in einer anderen Einrichtung geriatrischer Langzeitpflege befindet:

> *Es gibt so manches, was einem nicht passt. Da muss man drüber hinweg oder muss man sich wehren? Das weiß ich nicht, ob das möglich ist. Heutzutag' vielleicht noch eher, oder auch nicht. Es gibt Situationen, da darf man den Mund nicht zu weit aufmachen, sich äußern drüber, sonst heißt's gleich: „Die ist nicht g'schreckt." Oder irgendwie [lacht].* (PP4, 82)

Auch eine andere Gesprächspartnerin, die sich in ihrer Institution sehr gut aufgehoben fühlt und regelmäßig von der Stationsschwester nach ihren Anliegen gefragt wird, äußert ihre Änderungswünsche nicht:

> *Ich würde einmal verändern, später essen und nach dem Essen zusammensetzen und irgend ein Spiel spielen oder so plaudern, aber nicht dass man schon um sieben ins Bett gehen muss leider. Das würde ich verändern. Aber ich kanns ja nicht. Und ich würde es auch nicht sagen, weil vielleicht ist die Stationsschwester dann böse auf mich. Man weiß es ja nicht, wie man bei die Leut ankommt. Also ich lass nichts über sie kommen. „Frau [Name], wenn Sie ein Anliegen haben, kommen Sie zu mir, oder wenn ich Ihnen helfen kann, helfe ich Ihnen", also sie ist sehr, alle eigentlich alle, aber zum Schluss, wenn ich mit dem komme, ist sie vielleicht böse. Das will ich nicht, dass sie böse ist auf mich, ich will mit jedem gut auskommen.* (DP4, 166)

Anders als der Sprecher weiter oben, der trotz des hohen Energieaufwands immer wieder versucht, seinen Bedürfnissen Geltung zu verschaffen, ordnet diese Interviewpartnerin ihre individuellen Wünsche und Vorstellungen ihrem Harmoniebedürfnis unter. Sich anzupassen, bescheiden zu sein, ist auch eine Möglichkeit, sich die Anerkennung der anderen zu verschaffen, wie Todorov erläutert: „Meine bloße Übereinstimmung mit den Regeln wirft mir ein – zudem positives – Bild meiner selbst zurück; also existiere ich." (Todorov 1995, S. 99) Doch klingt bei den beiden oberen SprecherInnen, die äußern, dass es keinen Sinn hat, manche Dinge anzusprechen, oder dass man darüber hinweg muss, eine gewisse Resignation vor den organisatorischen Rahmenbedingungen durch: Sie sind der Meinung, die eigene Situation nicht wesentlich beeinflussen zu können. Ob und welche Wünsche und Vorstellungen von pflegebedürftigen Menschen im Kontext der geriatrischen Langzeitpflege formuliert und vertreten werden, ist demnach auf der einen Seite vom jeweiligen Selbstverständnis der Befragten abhängig. Auf der anderen Seite sind es aber auch strukturelle Barrieren in den Einrichtungen, welche die Möglichkeit begrenzen, trotz Abhängigkeit individuelle Anliegen zu entwickeln und selbstbewusst vorzubringen (vgl. Rohleder 2004, S. 85).

7.3.3.3

Angebote gangbarer Alternativen

Die Berücksichtigung der individuellen Bedürfnisse in der Bestimmung des eigenen Wohls verlangt, über die „informierte Zustimmung" im Sinne einer „Ja"- oder „Nein"-Frage hinaus, das Angebot gangbarer Alternativen. Möglicherweise fällt es auch der Sprecherin des oben stehenden Zitats leichter, ihre Bedürfnisse zu artikulieren, wenn ihr verschiedene Zeitpunkte angeboten werden, an denen sie ins Bett gebracht werden kann. In einem anderen Zusammenhang betont eine Angehörige, wie wichtig und entlastend die Wahl zwischen Alternativen sein kann. Ihre Mutter wurde von einem Pflegedienst betreut, mit dem sie mitunter sehr unzufrieden war. Sie hat ihre Beschwerde bei der übergeordneten Stelle vorgebracht und ihr wurde angeboten, den Verein zu wechseln. Allein das Wissen um diese Möglichkeit hat ihr ein *„gutes Gefühl"* (CAH1, 190) bereitet:

> Oh ja, das ist sehr wichtig, weil Sie müssen mit den Leuten zusammenarbeiten und das ist ein schlechtes Gefühl, wenn das nicht passt. Das ist schon ein gutes Gefühl, wenn ich weiß, dass ich zu einer anderen Firma wechseln kann. (CAH1, 190)

Werden den Pflegebedürftigen Informationen und Entscheidungsgrundlagen vorenthalten, werden sie in den Entscheidungsprozess nicht eingebunden, fehlt das Angebot gangbarer Alternativen oder versuchen die Pflegenden den zu betreuenden Personen ihren *„Willen aufzudrücken"* (DPH7, 423), dann führt das unter anderem dazu, dass sich die Betroffenen nur mehr als Objekte der Pflege wahrnehmen. Was es bedeuten kann, nur als „Objekt" behandelt zu werden, kann durch eine Schilderung einer Gesprächspartnerin verdeutlicht werden. Dabei geht es darum, dass sie und ihr Gatte von einem betreuenden ambulanten Verein nach 27 Jahren abgegeben wurden, da dieser nicht über die notwendigen Personalressourcen verfügte. Obwohl das Ehepaar selbst sehr zufrieden mit diesem Pflegedienst war und aus ihrer Sicht ein vertrauensvolles Verhältnis gegeben war, wurden sie nicht über die Situation des Vereins informiert, sondern vor vollendete Tatsachen gestellt:

> Aber das ist auch nicht die Frage. Wenn die [Name des Vereins] bevor sie uns weggegeben haben, warum sie uns nicht fragen. Warum sie uns nicht sagen, wir sind für sie unerträglich, sie können uns nicht versorgen, es gäbe die und die Institution, die das machen kann. Warum hat man uns das nicht gesagt? Warum nimmt man uns ganz einfach und sagt, morgen ist jemand anderer da. Und sehen Sie, das ist auch Würde. Nicht fragen, sondern einfach <u>wegstoßen</u>. Das ist nicht okay. Auf einmal ist sie dagestanden von diesem Verein und hat gesagt, ab morgen sind Sie meine Patienten. Aber warum sagt man uns das nicht, es gibt doch sicher mehrere Vereine, warum können wir uns den nicht aussuchen, wir müssen ihn zahlen auch. Es geht dabei nicht nur ums Geld, es geht darum, dass ich gefragt werde. (DPH8, 120)

Diese Schilderung macht gut nachvollziehbar, dass sich die Erzählerin in dieser Situation als eine Person infrage gestellt sieht, die ein grundlegendes Recht auf Rechtfertigung, Begründung und Verantwortung ihr gegenüber hat. Zudem wird für sie durch diese Vorgangsweise implizit ihre Begabung zur Selbstbestimmung ihres Eigenwohls und jene, als gleichberechtigte PartnerIn in Interaktion zu treten, angezweifelt. Damit werden beide Aspekte der Selbstachtung – nämlich das Selbstwertgefühl und das Selbstvertrauen – auf eine harte Probe gestellt. Derartige Erfahrungen lassen nämlich auch die Stabilität der eigenen Wahrnehmung ins Wanken geraten. Nicht als gleichberechtigte InteraktionspartnerIn gesehen zu werden, erfährt die Sprecherin als Angriff auf ihre Realität: *„Habe ich den Verstand oder habe ich den nicht, bin ich dumm oder bin ich es nicht?"* (DPH8, 120), fragt sie am Ende ihrer Schilderung.

7.3.3.4

Primat der KlientInnen-/BewohnerInnenorientierung versus Primat der Ökonomie

Die Aussagen der Befragten machen sehr deutlich, in welch hohem Ausmaß institutionelle Begebenheiten direkten Einfluss auf die Autonomie der pflegebedürftigen Personen ausüben. Ein organisationszentriertes Pflegemanagement, in dem das Primat der Ökonomie vorherrscht, kann oftmals dazu führen, dass auch noch der Rest an vorhandener Selbständigkeit der pflegebedürftigen Person eingebüßt wird. Dies kann an einem Beispiel verdeutlicht werden, das ein Gesprächspartner einbringt, der durch einen ambulanten Pflegedienst versorgt wird. Er leidet schon lange an einer chronischen Erkrankung, die es mit sich bringt, dass seine Gelenke nachhaltig steif werden, wenn er zu lange Zeit an einem Stück im Bett verbringen muss. Dies ist auch dann der Fall, wenn er morgens nicht rechtzeitig mobilisiert wird, weil der Pflegedienst die Einsatzkräfte nach organisationsbezogenen Kriterien einteilt. Dieses Problem hat er in der betreuenden Organisation vorgebracht, jedoch lange Zeit ohne Erfolg:

> *Ja, das nützt nichts und das sag ich hat mit Würde nichts zu tun, absolut nichts. Und was mich eigentlich gestört hat, das ist eigentlich die Einzige. Ich kann ihr das 100 x sagen und es nützt nichts, es war so weit, dass ich angerufen habe und mich beschwert habe, ich nehme das nicht hin. Die zerstören mir wieder meine Muskeln, wenn die erst um halb neun kommen, ich bin dann so wieder zurückgefallen, dass meine Therapeutin sagt, was ist los, ich bin steif, ich kann mich nicht bewegen. Gestern wars besser und heut kann ich mich nicht bewegen. Ich bin so steif, dass ich mich nicht bewegen kann. Aber man hat mir gesagt, das geht nicht, ich bin um halb neun dran, Schluss aus. Ich nenne es „friss Vogel oder stirb". (DPH8, 192)*

Dass nicht jede Form der erbrachten Unterstützungsleistung der oftmals fragilen Selbständigkeit pflegebedürftiger Personen zuträglich ist, kann ein weiteres Beispiel zeigen, das vom gleichen Gesprächspartner eingebracht wurde: Der Interviewte und seine Gattin, die an der gleichen Erkrankung leidet wie er, sind noch so weit selbständig, dass die Gattin kleine Mahlzeiten eigenhändig zubereiten kann. Dies ist aber nur dann möglich, wenn alles, was dazu benötigt wird, auch griffbereit zuhanden ist, da die Funktionstüchtigkeit ihrer Arme und Hände eingeschränkt ist und die Frau zudem schnell ermüdet. Wenn die Betreuungsperson darauf keine Rücksicht nimmt, sondern die Küchenutensilien nach Gutdünken verräumt, dann ist dieses Stück erhaltener Selbständigkeit gefährdet.

> *Heute war eine da, die ist üblicherweise Pflegerin, die war heute als Heimhilfe da. Also die ist 1A gewesen. Aber unsere normale Heimhilfe, die sonst bei uns ist, ist nicht zu gebrauchen. Sie merkt sich weder, wo ein Topf hingehört, sie merkt sich nichts, obwohl sie schon seit Monaten da ist, sie verräumt alles und meine Gattin, die selbst nicht gehen kann und im Rollstuhl sitzt, und zum Kasten geht und einen Topf herausnehmen will, kriegt ihn nicht heraus, weil alles verzwickt da drinnen ist. Die Töpfe mit dem Mehl und mit dem Grieß, mit dem Zucker, das ist alles durcheinander da drinnen. Da gibt es keine Ordnung, aber wir brauchen Ordnung. (DPH8, 40)*

Seitens der Befragten werden oftmals Zeitnot und Personalmangel als Gründe genannt, die dazu führen, dass auf die Wünsche und Bedürfnisse der pflegebedürftigen Menschen nur wenig Rücksicht genommen werden kann:

> *Ich glaube, das Ernstnehmen hat auch damit zu tun, wie viel Zeit sie haben. Also weiß nicht, ob es so ist, aber umso mehr Spielraum da ist, umso ernster kann ich Wünsche nehmen, also können die Pflegenden Wünsche erfüllen. Wenn die Zeitkomponente so eng ist, dann hecheln die ständig hinter den Aufgaben her, die sie zu tun haben, da ist ja gar kein Zeitmanagement mehr möglich. Na wenn ich schon so hektisch damit beschäftigt bin, was zu erfüllen ist, kann man aufgehende Zeitfenster gar nicht mehr wahrnehmen. Da brauch ich diese Zeitfenster um selber durchzuatmen und mich selber zu strukturieren oder was auch immer. (DA1, 417)*

> *Aber wie gesagt, das Problem im Heim, das ist der Mangel an Personal. Ja, das, weil dadurch haben sie die Kräfte gar nicht sich so beschäftigen zu können, wie es eigentlich notwendig gewesen wäre. Die mussten so viele Pflichten übernehmen, die normalerweise ein Zweiter oder Dritter macht, nicht? (DPH9, 658)*

Es lässt sich annehmen, dass der von den Befragten wahrgenommene Personalmangel, die zunehmende Rationalisierung der Pflegearbeit und die daraus resultierende Zeitnot der Pflegenden verstärkt dazu führen, den Pflegealltag zu „normieren" (PP1, 186):

> *Die wollen mich zeitig hineinbringen, weil die Schwestern meist sehr viel zu tun haben. Die sollten Zivi haben. Zivildiener, und die kommen oft nicht, melden sich krank und jetzt müssen sie das Geschirr holen und furchtbar ist das. Und dann ist halt alles normiert: soundsoviel Personen und soundsoviel Schwestern, sie haben nur eine Nachtschwester für zwei Stockwerke. Das ist doch ein Wahnsinn. Aber mehr bewilligen sie nicht. Ich weiß ja nicht, wie das mit der Bezahlung ist. (PP1, 183)*

> *Der hat sein Dings, der muss nach seinem Buch die Zeiten abarbeiten oder irgendetwas und die Unterschrift machen und dann kann er nicht Rücksicht nehmen, ob der grad*

aufgelegt ist oder nicht. Also das ist schon 100 und 1, da wird keine Rücksicht darauf genommen. Selbstbestimmung geht nicht in einem Heim. (DPH9, 609)

Ganz einfach, weil es viel einfacher ist. Dann sucht er natürlich das Einfachere, dann hat er weniger Arbeit, dann geht's für ihn gschwinder und er wird mit dem, was er tun sollte, schneller fertig und er hat sein Pensum erfüllt und das ist das Wichtigste für ihn. Und das kann man eigentlich nicht abstellen. (DPH7, 427)

Die Würde und Selbstbestimmung der pflegebedürftigen Personen zu wahren, setzt einen kommunikativen und an den BewohnerInnen-/KlientInnenbedürfnissen ausgerichteten individuellen Pflegestil voraus. Diesem ist ein von den Befragten oftmals wahrgenommener Umgangsstil entgegengesetzt, der dadurch charakterisiert werden kann, dass er vorrangig an organisatorischen, d.h. zweckrationalen Erwägungen ausgerichtet ist. Der Philosoph Thomas Steinforth weist in diesem Zusammenhang darauf hin, dass diese Funktionslogik, die zwar bis zu einem gewissen Ausmaß gerechtfertigt ist, zu einer „Gleichbehandlung" der pflegebedürftigen Personen führen kann, „in der weder besondere Bedürfnisse noch besondere Leistungsfähigkeit beachtet und geachtet wird" (Steinforth 2005, S. 107). Solche schlechte, weil missachtende Gleichbehandlung kann durchaus auf einem hohen Versorgungsniveau stattfinden: „Die Bewohner eines Heims können mit räumlichen und materiellen Ressourcen in gleicher Weise sehr gut ausgestattet sein und gleichwohl hinsichtlich besonderer Aspekte ignoriert werden." (ebda.) Diese Art von Gleichbehandlung, in der relevante, besondere Merkmale der Pflegebedürftigen nicht wahrgenommen oder aktiv ausgeblendet werden, bezeichnet er als „ignorierende Miss-Achtung" (ebda.). Für Steinforth zählt zu dieser „missachtenden Gleichmacherei" auch das Standardisieren und Normieren von Pflegeleistungen zwecks besserer Anrechenbarkeit mit der Folge, dass eine auf individuelle Wünsche und Bedürfnisse zugeschnittene Pflege und Betreuung kaum noch möglich ist (vgl. ebda.).

7.3.3.5
VERANTWORTUNGSVOLLER UMGANG MIT MACHT

In den bisherigen Ausführungen wurde bereits sichtbar, inwiefern die Machthaltigkeit institutionellen Handelns die Autonomie und Selbstbestimmung pflegebedürftiger Menschen beeinflusst. Besonders gefährdet sind die Autonomie und die Würde der pflegebedürftigen Personen dann, wenn der Pflege- und Betreuungsalltag durch ein repressives Klima beherrscht wird und die pflegebedürftigen Menschen der Willkür der „Stärkeren" und „Durchsetzungsfähigeren" ausgesetzt sind. Was damit gemeint ist und wie diese Situationen von den Betroffenen wahrgenommen werden, soll anhand zweier Beispiele, die von unterschiedlichen GesprächspartnerInnen eingebracht wurden, deutlich gemacht werden.

Eine dieser InterviewpartnerInnen, die von ihrer Umgebung als die *„Blumenfrau"* wahrgenommen wird, verbringt ihre Zeit am liebsten mit Gartenarbeit. Beim Nachgehen dieser Tätigkeit hat sie ihren Zimmerschlüssel vor dem Haus auf einem Sessel abgelegt. Weil er von dort spurlos verschwunden ist, musste ein neuer Schlüssel angefertigt werden. Dies gestaltete sich etwas kompliziert und aufwändig und dauerte deshalb beinahe drei Monate. In dieser Zeit hat die Interviewpartnerin, die sich das Verschwinden nicht erklären konnte, bei den Pflege- und Betreuungspersonen immer wieder nachgefragt, ob der Schlüssel nicht vielleicht doch wieder aufgetaucht ist. Der Verlust des Schlüssels hatte zur Folge, dass die Sprecherin ihr Zimmer nicht abschließen konnte und dann tatsächlich einige private Dinge abhanden kamen. All das bereitete ihr großes Kopfzerbrechen und schlaflose Nächte. Als der neue Schlüssel endlich da war, zeigt ihr eine Pflegeperson das vermeintlich verloren gegangene Stück:

> *„Schauen Sie einmal her, gehört das Ihnen?" „Ja!", sag ich, „ja, aber wo kommt denn der her?" „Na", sagt sie, „Sie sollen den Schlüssel nicht so herumliegen lassen." „Aber wenn ich ihn da hinlege, wo ich nur beim Gießen bin, dann hab ich nichts lassen herumliegen."* Hat sie gesagt, *„der ist jetzt oben gehangen bei den Schwesternzimmer".* (DP10, 47)

Dieser *„Erziehungsversuch"* (DPH10, 73) versetzte die Gesprächspartnerin in höchste Empörung und wurde von ihr als grundsätzliche Verachtung ihrer Person wahrgenommen. Diese Missachtungserfahrung löste bei der Probandin einen Vertrauensverlust den Pflegepersonen gegenüber aus sowie das Gefühl der Verlassenheit: *„Es ist so ein Gefühl... du bist so verlassen."* (DPH10, 203)

Die zweite Situationsbeschreibung brachte der Interviewpartner ein, der ein Jahr in einem Pflegeheim verbrachte und nun zuhause betreut wird. Er bringt dieses Erlebnis explizit mit einer Würdeverletzung in Zusammenhang:

> *Und um wieder von der Würde zu sagen. Da haben wir einen gehabt, ein Ingenieur, so wie ich, aber der konnte das Bett fast nicht verlassen können, nur mit großen Schwierigkeiten. Und der hat gerne, der hat sich so Hefte schicken lassen und bekommen, und die hat er dann auf seinem Schreibtisch [Nachtkästchen] gehabt. Mit einer Schwester war er immer im Clinch. Und wenn er dann zu viel dort liegen gehabt hat, auch von den schönen Heften, dann hat sie die genommen und bereinigt [weggeworfen].* (DPH9, 285)

Zwischenmenschliche Beziehungen sind stets von Macht bestimmt, wobei das Machtgefälle steigt, je mehr eine Person aufgrund ihres körperlichen und/oder seelischgeistigen Zustands notwendig auf die Unterstützung anderer angewiesen ist. Klar ist ebenso, dass auch Beziehungen in der institutionellen Langzeitpflege nie völlig konfliktfrei gestaltet werden können. Doch gerade deshalb, weil sich die pflegebedürftigen Personen letztlich immer in der schwächeren Position befinden, ist es unerlässlich, dass professionelle HelferInnen ganz besonders in Konfliktfällen verantwortungsvoll mit diesem Machtgefälle umgehen. Willkürakte, wie sie hier beschrieben werden, nehmen die Betroffenen als Missachtung wahr. Die Würde dieser Personen wird insofern tangiert, als die motivationale Kraft der Selbstachtung auf zweifache Weise zu versiegen droht: Zum einen werden die Pflegebedürftigen nicht als eine Person bestätigt, deren Bemühungen um eine eigene Lebensgestaltung geachtet werden, zum anderen leidet auch das Vertrauen in die eigenen Fähigkeiten, das eigene Leben selbstbestimmt gestalten zu können. Dauerhaft wird es für diese Personen schwierig werden, sich als selbstbestimmte Person ansehen und darstellen zu können, was jedoch notwendig ist, um ein akzeptables Selbstbild aufrechtzuerhalten. Eine der befragten Angehörigen thematisiert die von ihr beobachteten Folgen dieser *„kompletten Ausgeliefertheit"* (PA2, 52), die ganz unterschiedliche Gesichter haben kann. So spricht sie beispielsweise von „abdunkeln" (PA2, 63), womit sie meint, dass sich pflegebedürftige Personen in sich selbst zurückziehen, wenn sie sich außerstande sehen, einen positiven Einfluss auf ihre Lebensgestaltung zu nehmen. Außerdem hat die Interviewpartnerin noch einige andere Auswirkungen beobachtet:

> *Besonders garstig werden, zum Beispiel, oder nur mehr „matschgern". Da war eine, die hat das auf die Art gelöst. Andere mit überfreundlich, andere mit verstummen, einige mit eine Zeitlang noch so ein bissel quietschen. Das sind lauter verschiedene Reaktionen, die ich da erlebt hab'. Wo aber, wie gesagt, Vorsicht, immer schwer ist auseinander zu dividieren, was ist jetzt was und wie ist es genau. (PA2, 79)*

Der US-amerikanische Psychologe Martin Seligman prägte für das von der Angehörigen beschriebene Phänomen den Begriff „erlernte Hilflosigkeit". Willkürakte, wie sie oben beschrieben wurden, können zu dieser erlernten Hilflosigkeit führen, sind aber durchaus nicht die einzigen Anlässe, die ein solches Phänomen provozieren können. Grundsätzlich entsteht dieser Zustand durch die Diskrepanz zwischen dem, was man möchte, und dem, was möglich ist. Allerdings ist hierbei ebenso entscheidend, welches Verhalten sich eine Person zutraut (vgl. Ruthemann 1993, S. 72). Ruthemann schlägt vor, sich die bedeutenden Komponenten, die für erfolgreiches Handeln eine Rolle spielen, als Räume vorzustellen: den Wunschraum, den Handlungsspielraum, die Kontrollüberzeugung und das Verhalten. Psychisches Wohlbefinden zeichnet sich dadurch aus, dass sich diese Räume weitgehend überlappen. Gelernte Hilflosigkeit entsteht durch eine Serie des nacheinander erfolgten Verlustes an diesen Räumen. In der ersten Phase kommt es dazu, dass dem Handlungsspielraum der Betroffenen durch intrinsische Ursachen wie Einschränkung durch Behinderungen oder extrinsische Ursachen wie beispielsweise ein repressives Klima der Umgebung enge Grenzen gesetzt werden. Dies führt zu einer Reduktion der Kontrollüberzeugungen. Im weiteren Verlauf dieses Prozesses kommt es dazu, dass der Wunschraum aufgegeben wird. Die Auswirkungen davon sind facettenreich: Sie können sich in der Angepasstheit der liebenswerten Heimbewohnerin zeigen, die zu fast allem Ja sagt; im aggressiven Verhalten einer Bewohnerin, die ziellos gegen irgendetwas kämpft; im psychosomatischen Symptomkomplex der Heimbewohnerin, die ohne Ursachen leidet (vgl. ebda.). Das entscheidende Moment der „erlernten Hilflosigkeit" ist die drastische Reduktion der Überzeugung, etwas bewirken zu können. Als Nahtstelle zwischen Wunsch und objektiver Möglichkeit reagiert dieses Zutrauen in die eigene Kontrollmöglichkeit empfindlich auf die Einengung des Entscheidungs- und Handlungsspielraums. Geht diese Kontrollüberzeugung verloren, ist krankhafte, wunschlose Apathie die Folge (vgl. ebda.).

Ganz ähnlich wird aus anerkennungstheoretischer Sicht argumentiert: Eine (pflege-bedürftige) Person kann nur das aussprechen, von dem sie annehmen kann, dass es von den anderen jetzt oder auch in Zukunft als Bedürfnis anerkannt werden könnte. „Alles andere bleibt unbewusst und ist damit immer auch ein Stück ‚Nicht-Kultur' oder ‚negative Identität'. Wer keine bejahende Anerkennung seiner Bedürftigkeit erfährt, wird stumm." (Gröning 2001a, S. 43)

Für das hier verwendete Identitätskonzept bedeutet dies, dass dieser „Teufelskreis" dazu führt, dass Identitätsbewahrung aufs Höchste gefährdet ist. Wenn die ethisch-existentielle Grundorientierung aufgegeben wird, weil jegliches Vertrauen in die ei-genen Fähigkeiten verloren gegangen ist, sein Leben nach eigenen Überzeugungen ausrichten zu können, oder weil alle diesbezüglichen Bedürfnisse als illusionär er-scheinen, dann wird es schwer möglich, dass diese Person noch ihre Selbstachtung aufrechterhalten und nach außen verkörpern kann, womit auch ihre Menschenwürde extrem gefährdet ist.

7.3.4

Zusammenfassung

Von den GesprächspartnerInnen werden Erlebnisse des Vorenthaltens von Möglich-keiten der Selbstbestimmung immer wieder als Situationen der Nicht-Achtung und des Empfindens der Entwürdigung thematisiert. Damit ist es auch nicht verwunderlich, dass Personen, die solche Missachtungserfahrungen zur Sprache bringen, die damit verbundenen negativen Empfindungen ganz ähnlich beschreiben, wie sie sich auch bei der Bedrohung ihrer Würde einstellen und wie es das Phänomen der „erlernten Hilflosigkeit" mit sich bringt: vor allem als Gefühle der Hilflosigkeit, der Ohnmacht, des Ausgeliefertseins, auch verbunden mit dem Gefühl zu rebellieren, als Ungerechtigkeit, Trauer, Resignation und Todeswunsch:

> *Das nicht zu können wäre totale Ohnmacht. Etwas nicht tun zu können was mir wichtig ist, Rebellion fällt mir da ein, Che Guevara oder so. [lacht] (DA1, 329)*

> *Ja, sie ist eher etwas traurig und hinterfragt, ob es überhaupt so klug ist, dass sie da in dem Haus ist. Und sagt dann immer solche Sachen wie: „Hoffentlich dauert es nicht mehr so lange." (DA3, 399)*

> *Weil dann lässt man sich's einfach gefallen, nur um Frieden zu haben, um damit nie-mand sagt, kommens das machen wir jetzt so, sagt man letzten Endes, nur damit Ruhe ist: „Gut, dann machen Sie es halt so, wie Sie es wollen", aber damit wir es geschwind hinter uns bringen. (DPH8, 416)*

Im Gegensatz dazu werden Situationen, in denen Wünsche und Bedürfnisse ernst genommen werden und ein Gestaltungsspielraum seitens der Pflege- und Betreuungspersonen angeboten wird, als Würdigung der individuellen Person verstanden, die mit Gefühlen der Sicherheit und Zuversicht, der Zufriedenheit und des Wohlbefindens verbunden sind, wie die beiden folgenden Zitate einer Angehörigen und eines Pflegebedürftigen zeigen:

> *Sehr wohl, sehr wohl, ihre Wünsche werden respektiert und akzeptiert. Ich kann also sehr wohl über diese Dinge, kann ich in diesem Haus nur positiv sprechen. Wenn zum Beispiel das Frühstück und sie mag aber keines, weil ich hole sie ab und wir fahren zur Fußpflege. Dann wird das akzeptiert vom Pflegepersonal, und das ist wieder Würde. Ich akzeptiere den Wunsch des Patienten, der Bewohnerin, des Klienten und das ist wieder Würde. (DA4, 272)*

> *Ja, zum Beispiel beim Duschen. Ich war im Pflegeheim und eine Krankenschwester ist gekommen. Das war eine sehr nette und engagierte. Sie hat die Mutter gefragt, wie sie es gerne hätte und was sie eben selber machen möchte und welches Shampoo, also alles ganz genau besprochen. Dann haben sie es einfach so gemacht und beide waren sehr zufrieden, das hat gepasst. (DA3, 508)*

Aus den Schilderungen der GesprächspartnerInnen wird deutlich, dass Autonomie immer auch Prozesse der Interpretation und des Aushandelns beinhalten, was auf die hohe Bedeutung kommunikativer Prozesse hinweist. Ebenso wird sichtbar, dass das Erhalten und Fördern der Selbstbestimmung pflegebedürftiger Menschen fürsorgliches Handeln seitens der Pflege- und Betreuungspersonen voraussetzt, welches auch die anwaltschaftliche Funktion der Angehörigen als Ressource miteinbezieht. Eine Pflege und Betreuung, welche die Würde und Selbstbestimmung der hilfsbedürftigen Menschen achtet, muss damit auf eine ganzheitliche Kommunikation im Sinne einer umfassenden Interaktion setzen, die in verschiedenen Formen auf die Bedürfnisse und die aktuelle Situation abgestimmt wird. Zwar steht dabei das Wohlbefinden der KlientInnen/BewohnerInnen als Ziel im Mittelpunkt, aber gleichzeitig trägt dieser Prozess auch zum Wohlbefinden und zur langfristigen psychischen und emotionalen Stabilität der Pflegekräfte bei (vgl. Krenn 2003, S. 15).

7.4

Die Bedeutung von Würde und Autonomie in ausgewählten Lebensbereichen

> *Weil wenn andere Menschen für mich*
> *entscheiden, für mich alles machen, für*
> *mich ist die Würde verletzt. Wenn mein Kopf*
> *noch funktioniert, möchte ich*
> *selber entscheiden.* (CAH1, 248)

In den nachfolgenden Ausführungen zu ausgewählten Lebensbereichen wird ausgehend von den Sichtweisen der Interviewten erörtert, in welchem Bedeutungszusammenhang das Empfinden der eigenen Würde steht, was dazu beiträgt, die Würde zu wahren, und in welchen Situationen sie gefährdet ist. Ebenso wird dargestellt, welche Wahlmöglichkeiten die GesprächspartnerInnen in diesen Dimensionen des Lebens haben und wie wichtig sie ihnen in den unterschiedlichen Bereichen sind. Die Lebensbereiche, die in den Interviews angesprochen wurden, sind insofern mit dem Selbstverständnis personaler Identität verknüpft, als es sich dabei um deren „Supportsäulen" handelt: Pflegehandlungen und Essen betreffen dabei die Leiblichkeit als eine der Grundlagen personaler Identität. Die Supportsäulen umfassen weiters die Bereiche der sozialen Beziehungen und der sinnvollen Tätigkeit. In den Identitätsbereich der materiellen Sicherheit und ökologischen Eingebundenheit fallen die Aspekte des Wohnens und des privaten Besitzes wie beispielsweise Geld. Die Frage nach Werten, die eine weitere Dimension bilden, kommt auch insofern zum Tragen, als in den jeweiligen Bereichen nach deren Bedeutung gefragt wurde.

7.4.1

Tagesablauf

Die Ausgestaltung der unterschiedlichen Lebensbereiche wird vor allem in der stationären Langzeitpflege von der Funktionslogik und den Erfordernissen der Einrichtungen bestimmt. Die Möglichkeiten der Selbstbestimmung sind unter anderem auch davon abhängig, wie die Tagesstruktur beschaffen ist und welche Wahl- und Handlungsmöglichkeiten den BewohnerInnen innerhalb dieses Rahmens zur Verfügung stehen. Bevor nun im Detail auf die unterschiedlichen Identitätsbereiche eingegangen wird, soll die Frage erörtert werden, wie die Befragten die Möglichkeit der Selbstbestimmung in diesem Zusammenhang wahrnehmen.

Aus den Aussagen der GesprächspartnerInnen ist zu entnehmen, dass die Tagesstruktur durch die Mahlzeiten, die zu verrichtenden Pflegehandlungen sowie durch die Dienstzeiten, aber auch durch die Präferenzen der Pflegekräfte bestimmt wird. Dieser festgelegte Ablauf des täglichen Lebens wird von den Befragten beinahe durchwegs als notwendig akzeptiert. Eine bis zu einem gewissen Ausmaß normierte Tagesstruktur wird von den GesprächspartnerInnen als wichtig für den Einrichtungserhalt, aber auch für die BewohnerInnen gesehen, da diese Orientierung schafft: *„Das hat meiner Mutter schon gut getan, weil sie hatten zuhause auch immer eine Struktur. Also das Essen, ganz klar zu bestimmten Zeiten, das war Struktur."* (DA1, 151)

Besonders die Befragten, die noch sehr selbständig agieren können, sehen innerhalb dieser Struktur viele Möglichkeiten zur Selbstbestimmung:

Wir haben hier sehr viel Freiheit, das hat auch mit Würde zu tun. Wir können spazieren gehen, und wenn man sagt, „ich will in die Stadt", eine Stunde oder zwei, dann meldet man das, und dann ist das in Ordnung, dann kann ich mit meiner Freundin in die Stadt fahren. Das ist auch eine Art Würde, dass man noch weg kann. (DP11, 273)

Sie sind ein freier Mensch hier. Das ist so wunderbar. Sie können machen, was Sie wollen. Sie können spazieren gehen, Sie können im Zimmer bleiben, Sie können... Sie haben alle Möglichkeiten. Sie können auch ins Theater gehen oder ins Konzert. Man muss nur melden, damit man am Abend dann hereinkommt, damit die aufsperren. Aber sonst, man ist ein freier Mensch. Die einzigen Termine sind die Mahlzeiten. Frühstück um acht, Mittagessen um zwölf, Abendessen um halb sechs. Die übrige Zeit können Sie machen, was Sie wollen. (DP6, 232)

Wenn das möglich ist, das kommt ja auch ganz auf die Verfassung an, ob man prinzipiell was bestimmen kann. Wenn ich in ein Pflegeheim käme und noch so gut beisammen bin, dass ich nur bei den Mahlzeiten erscheinen muss, dann ist das wie zuhause. Noch besser, weil man nicht selbst kochen braucht. Das ist wie Hotel. (DA1, 179)

Eine der befragten Angehörigen hält das Pflegeheim, in dem ihre Mutter wohnt, unter anderem deshalb für gut geführt, da man dort sehr darauf bedacht ist, die individuellen Bedürfnisse in der Gestaltung des Tages in hohem Ausmaß zu berücksichtigen:

Natürlich, und wenn ich seh', wie das in dem Heim möglich ist, dass jemand, der ins Theater gehen möchte, das auch kann. Da wird der ganze Tagesablauf drauf ausgerichtet, da wird um vier Uhr Nachmittag gebadet, weil um sechs, halb sieben das Taxi kommt, das find ich also... Ich bin überzeugt davon, dass die Person, die ins Theater geht, jetzt aus unserer Sicht eigentlich nicht mehr viel davon hat, aber für sie ist es wichtig. Und da wird alles und das find ich grandios, dass das geht, dass man da drauf Rücksicht nimmt. (PA1, 388)

Erleichtert wird das Eingehen auf individuelle Wünsche in diesem Zusammenhang, wenn die pflegebedürftigen Menschen in Einzelzimmern untergebracht sind.

Erstens Mal führ ich's drauf zurück, dass die Bewohner dort Einzelzimmer haben, was sicher einfacher ist als Mehrbettzimmer und wahrscheinlich wird's auch gar nicht so einfach sein jemanden, der um fünf in der Früh aufsteht, festzuhalten und dem zu sagen, er soll noch liegen bleiben. (PA1, 308)

Je mehr die Befragten bei ihren alltäglichen Verrichtungen auf Unterstützung angewiesen sind, umso mehr schränkt sich die Einflussnahme auf den Tagesablauf ein. Doch auch dieser Umstand wird nicht voraussetzungslos negativ gesehen. Aufgrund der hohen Abhängigkeit werden die Einschränkungen der Entscheidungs- und Wahlmöglichkeiten in Kauf genommen (vgl. PP1, 112). *„Ich bin abhängig von den Schwestern, wann die kommen, wann die gehen. Das ist nämlich ein Alters- und Pflegeheim hier."* (PP1, 10) Manchmal wird der reduzierte Handlungs- und Entscheidungsspielraum in diesem Zusammenhang gar nicht als Einschränkung gesehen:

Das ist immer eine bestimmte Zeit. Nach dem Frühstück. Duschen am Dienstag. Das kann ich ja gar nicht sagen, zu was für einer Zeit. Weil die brauchen da länger, na dann kommen sie später, ist eine gschwinder, dann komm ich auch gschwinder dran. Da tu ich mich nicht versteifen auf eine Zeit. (DP1, 33)

Durch die Aussagen der Befragten ist ersichtlich, dass es in den meisten Institutionen üblich ist, einen „Badetag" oder „Duschtag" für die jeweiligen BewohnerInnen festzulegen. Zumeist wird das von den GesprächspartnerInnen, welche davon berichten, nicht als Beschränkung der Selbstbestimmung gesehen, sondern eher als Möglichkeit, auch für die Pflegepersonen Übersicht zu schaffen, wie eine Angehörige einbringt:

Dieses ganze Durcheinander mit „Wann wird wer geduscht?", das haben die Kärntner geschickter gemacht. Die haben für jeden Bewohner einen bestimmten Tag gehabt. So, Mutter war am Donnerstag dran. Da wird geduscht, frisiert, Nägel geschnitten, Bett bezogen. So komplett Runderneuerung. Die Schwester [Name] hat das eingeführt, weil damit ist das ganze Durcheinander weggekommen und wenigstens einmal in der Woche ist es passiert. Sonst nur im Bedarf. Aber einmal, das war der Tag... putzen von oben bis unten [lacht]. Und das ist keine blöde Einrichtung, weil sonst immer was durcheinandgeht und leicht was in Vergessenheit gerät. (PA2, 375)

Manchmal gehen solche starre Strukturen und institutionelle Routinen jedoch an den tatsächlichen Bedürfnissen der pflegegebedürftigen Menschen vorbei:

> *Obwohl ich muss sagen, dieses Baden, Baden für mich jede Woche war ein Blödsinn. Na ehrlich! Also, wer wird jede Woche gebadet normalerweise? Ich weiß nicht, was da für einen Rekord aufstellen wollten, na wirklich [lacht]. Ich seh ja ein duschen, aber baden jede Woche?* (DPH9, 310)

> *Meine Mutter hatte ja eine Dusche, ein Badezimmer, ein Waschbecken, eine Toilette. Aber im Sommer ist es heiß, meine Mutter verschwitzt, die wurde aber nicht geduscht, weil heute ist nicht Duschtag, es wurde auch nicht gewaschen, und das bei 40C.* (DA1, 400)

Die Gestaltung des Tagesablaufs ist mitunter auch davon abhängig, welchem Arbeitsdruck die Pflege- und Betreuungspersonen ausgesetzt sind. Was in diesem Zusammenhang vor allem von den befragten Personen, die in einem hohen Ausmaß auf Unterstützung angewiesen sind, als weniger positiv erfahren wird, ist, dass sie schon sehr zeitig ins Bett gebracht werden: *„Die wollen mich zeitig hineinbringen, weil die Schwestern meist sehr viel zu tun haben."* (PP1, 184) Zur Entlastung der Pflegepersonen werden vor allem demente Personen schon früh niedergelegt, wie eine andere pflegebedürftige Gesprächspartnerin erzählt: *„Die, die im Kopf net beieinander sind, die legens schon um fünfe nieder, damit sie ihre Ruhe haben."* (DP4, 50) Zwar ist diese Sprecherin nicht dement, aber auch sie von dieser Maßnahme betroffen. Im Interview äußert sie eine grundsätzliche Zufriedenheit mit dem Leben im Pflegeheim, doch bezüglich der Tagesstruktur gibt es Veränderungswünsche: Sie hätte gerne die Möglichkeit, nach dem Essen mit den MitbewohnerInnen noch länger zu plaudern, und würde gerne erst später ins Bett gebracht werden.

Als regelrechte Angriffe auf die Würde wird die alleinige Ausrichtung der pflegerischen Verrichtungen oder der Essenseinnahme nach den Präferenzen der Institution oder des Personals dann gesehen, wenn bedeutende Wünsche und Bedürfnisse der pflegebedürftigen Menschen nicht mehr beachtet werden oder die Selbstbestimmung in Bezug auf ihr Eigenwohl untergraben wird. Hier sei an die Beispiele erinnert, die schon im Rahmen der Ausführungen zur Autonomie dargestellt wurden (s. Kap.7.3): die Schilderung eines Gesprächspartners, dessen Gelenke nachhaltig steif werden, wenn er morgens nicht rechtzeitig mobilisiert wird, oder dass seitens der Pflegepersonen auf die Durchführung einer gründlichen Körperpflege bestanden wurde, obwohl der Bewohner unter starken Kopfschmerzen litt.

Die Ausführungen zur Strukturierung des Tages in der geriatrischen Langzeitpflege machen deutlich, dass die pflegebedürftigen Menschen in diesem Zusammenhang sehr bereitwillig Kompromisse schließen. Dabei ist der Anpassungsdruck an institutionelle Verhaltensmuster und Regeln im stationären Bereich um einiges höher als in der ambulanten Langzeitpflege. Der Gesprächspartner, der einen Vergleich ziehen kann zwischen dem Leben im Pflegeheim und dem Leben zuhause, bei dem er Unterstützung von einem Pflegedienst erhält, spricht diese Unterschiede immer wieder an: Mit dem Pflegedienst kann er flexible Vereinbarungen treffen, er kann sich seinen Tag so einteilen, wie er will, und darüber hinaus Tätigkeiten und Interessen nachgehen, wie es im Pflegeheim nicht möglich war:

> *Ja, des ist schon, eben zuhause kann ich alles selbst einteilen, wann ich das machen will, wie ich das machen will, das ist eigentlich das Wichtigste. Weil ich habe zum Beispiel Kopfweh jetzt, also mache ich etwas nicht. Das geht aber in einem Pflegeheim nicht. Der pfeift sich nicht darum, ob ich Schädelweh hab oder nicht. Heute muss gewaschen werden, also muss gewaschen werden. Also, solche Sachen, das ist der irre Unterschied.* (DPH9, 602)

Für diesen Interviewpartner sind die Entscheidungs- und Wahlmöglichkeiten bezüglich seines Tagesablaufes und der Gestaltung des täglichen Lebens „eigentlich das Wichtigste" (DPH9, 603). Doch dieser hohe Grad an Selbstbestimmung in diesem Zusammenhang ist keineswegs für alle Befragten von so großer Bedeutung. Einschränkungen der Möglichkeit zur Selbstbestimmung des Tagesablaufs werden in Kauf genommen, unter anderem deshalb, weil das Erleben von Sicherheit mit zunehmender Pflegebedürftigkeit an Wichtigkeit gewinnt:

> *Na es ist wirklich einmalig. Dadurch, dass ich den Unterschied kenn. Ich bin ja schon drei Monate vom Oktober bis Februar zuhause gelegen. [...] Da ist der Unterschied schon, ich bin ja erst zuhause gelegen, dann bin ich erst hierher gekommen. [...] Weil ich brauch nur zu läuten, auf den roten Knopf drücken, der leuchtet Tag und Nacht und es kommt sofort wer. Das macht einen Unterschied, die Sicherheit net. (DP5, 89)*

Zusammenfassend lässt sich sagen, dass der Bedeutungszusammenhang von Würde und der Strukturierung des Tagesablaufs von den Befragten über die Möglichkeiten zur Selbstbestimmung hergestellt wird. Werden bedeutungsvolle Wünsche und Bedürfnisse der BewohnerInnen nicht ernst genommen, dann wird dies von den GesprächspartnerInnen, die solche Erfahrungen gemacht haben, als Angriff auf ihre Würde wahrgenommen. Auch für die befragten Angehörigen ist es selbstverständlich, dass eine gewisse Strukturierung des Tagesablaufs sein muss. Doch wenn sie aufgefordert werden sich vorzustellen, was sie sich wünschen würden, wenn sie in der Situation wären, institutionell gepflegt oder betreut zu werden, dann ist ihnen ein hohes Maß an Selbstbestimmung wichtig. Dabei geht es vor allem wieder darum, Gewohnheiten bezüglich des Tagesrhythmus beibehalten zu können.

7.4.2

PFLEGEHANDLUNGEN

Pflegebedürftige Menschen benötigen häufig Unterstützung gerade bei solchen unvermeidbaren natürlichen Verrichtungen, die in unserer Gesellschaft normalerweise unter

Ausschluss der Öffentlichkeit erledigt werden. Doch wenn die Fähigkeit zur Selbstpflege verloren geht, bedarf es der Kompensation durch Pflege- und Betreuungspersonen, sonst ist das physische Leben der betroffenen Person bedroht. Dabei haben es Pflege- und Betreuungspersonen nicht einfach mit einem „Körperding", ähnlich einer Maschine, zu tun, die versorgt werden muss. Der Mensch, der hier gepflegt werden muss, hat nicht nur einen Körper, sondern er ist gleichzeitig auch sein Körper: „Wir erleben [...] den Leib, der wir sind, als den Körper, den wir haben." (Lindemann 1995, S. 133)

Leiblichkeit ist, wie im theoretischen Teil ausführlich dargestellt wurde (s. Kap. 3.1), eine der zentralen Grundlagen unserer Identität. Der Leib dient dem Menschen als soziale und kommunikative Verankerung in der intersubjektiven Welt, er ist Erfahrungsraum und Erfahrungsmedium zugleich. Bewusstsein und Verhalten gründen in der Leiblichkeit. Damit stehen Leib und Seele einander nicht gegenüber, sondern müssen vielmehr als zwei Schichten der Natur verstanden werden, die zusammen eine Sinneseinheit ergeben. Jeder Mensch hat ein eigenes Bild seines Körpers, das durch optische Vorstellungen ebenso geprägt ist wie durch vielfältige Interpretationen, Etikettierungen und Symbolisierungen, die von außen an das Individuum herangetragen werden. Mimik, Gestik und unsere leiblichen Gewohnheiten sowie unsere ganz alltäglichen Verrichtungen sind immer schon kulturellen Prägungen unterworfen. Diese kulturelle Prägung im geschichtlichen Verlauf des Abendlandes hat der Soziologe Norbert Elias eindrücklich beschrieben (vgl. Elias 1997, S. 380ff.). Ein wesentliches Thema seiner Arbeit ist die Verwandlung von Fremdzwängen in Selbstzwänge, indem bezüglich der sozialen Akzeptanz des Auslebens von Bedürfnissen und Gefühlen immer mehr soziale Regeln geschaffen wurden. Im Zuge der Soziogenese abendländischer Gesellschaften haben sich die Anforderungen einer triebbeherrschten, differenzierten Verhaltenssteuerung erhöht. Die Kontrolle körperlicher Bedürfnisse nahm zu und damit einhergehend nahmen auch Scham- und Peinlichkeitsgefühle zu, wenn gegen die neuen sozialen Regeln verstoßen wurde. Die Art und Weise, wie wir den Körper heute betrachten, wie wir entwicklungsbedingte Veränderungen empfinden, oder auch unsere Angst vor funktionellen Einschränkungen des Alters sind keineswegs naturgegeben, sondern nur in kulturellen und historischen Ausformungen zu verstehen (vgl. Uschok 2005, S. 332). Wie Menschen ihre Leiblichkeit wahrnehmen, welches Körperbild sie haben, ist ein ganz wesentlicher Teil ihrer Identität.

Wie Pflegehandlungen, die der Unterstützung beziehungsweise der Kompensation von natürlichen körperlichen Verrichtungen dienen, aus Sicht der Befragten gestaltet sein müssen, damit die Würde und Selbstbestimmung pflegebedürftiger Menschen gewahrt ist, darauf soll nun im Folgenden eingegangen werden.

Besonders anfällig für Verletzungen ist die Würde in solchen Lebenssituationen, in denen sich der Körper in den Vordergrund drängt, weil er sich immer mehr unserer Kontrolle entzieht und wir auf Hilfe und Unterstützung anderer angewiesen sind. Umso wichtiger ist achtungsvolles Kommunizieren und Handeln. Wie schon in den Dimensionen der Würde ausgeführt wurde (s. Kap. 7.2), verlangt eine unter Würdeaspekten durchgeführte Pflege und Betreuung einen „stereoskopischen Blick" (Kiesel/

Volz 2009, S. 67) der HelferInnen: Dem pflegebedürftigen Menschen steht Beachtung zu, als Gleiche/r unter Gleichen, die/der grundlegende Ansprüche auf Rechtfertigung, Begründung und Verantwortung ihr/ihm gegenüber hat. Aber ebenso gilt es, diese Person in ihrer Einzigartigkeit hinsichtlich ihrer individuellen Wünsche und Bedürfnisse wahrzunehmen und entsprechend zu handeln:

> *Also ein Zusammenhang, wenn sie es beachten meine Wünsche und meine Würde, das steht ganz klar im Zusammenhang, es steht nicht im Zusammenhang, wenn sie meine Wünsche nicht beachten, weil sie dann mich als Person, eine Person mit Würde, mit eigenen Wünschen und Ansprüchen und Erleben, ganz viel Lebenserfahrung eigentlich nicht beachten, das würde meine Würde verletzen.* (DA1, 36)

In diesem Zitat werden unterschiedliche Aspekte angeschnitten: zum einen, dass es sich zwischen Pflegenden und Gepflegten um eine asymmetrische Beziehung handelt, wobei sich die Pflegebedürftigen in einer Position befinden, in der es nur schwer möglich ist einzufordern, dass die individuellen Bedürfnisse beachtet werden. Zum anderen thematisiert die Befragte, dass sie es als Würdeverletzung empfindet, wenn wesentliche Anteile ihrer Persönlichkeit einfach übersehen und nicht beachtet werden.

Die Pflegesituationen so zu gestalten, dass sich die EmpfängerInnen der Unterstützungsleistung als grundsätzlich gleichgestellt sehen können, ist unter anderem deshalb so wichtig, weil immer schon bestehende Machtasymmetrien in diesen Situationen noch verschärft werden. Das gilt nicht nur, weil sich der pflegebedürftige Mensch in einer ähnlichen Lage befindet wie ein Kind, das bei basalen Selbstpflegetätigkeiten Hilfe und Unterstützung benötigt. Das gilt auch, weil bei körpernahen Tätigkeiten oftmals der Körper der BewohnerInnen/KlientInnen entblößt ist, während die Pflegeperson bekleidet ist. Diese Situationen sind potentielle Schamquellen und lösen das Gefühl der Verletztheit aus. Wie bedeutend es ist, mit den pflegebedürftigen Personen den geplanten Vorgang abzusprechen und sie in den Entscheidungsprozess miteinzubeziehen, wurde in den Interviews gerade im Zusammenhang mit Pflegehandlungen immer wieder zur Sprache gebracht. Genaue Informationen helfen nicht nur, die vorgesehenen Verrichtungen besser zu verstehen, sondern tragen auch zu dem Gefühl bei, trotz Abhängigkeit die Kontrolle über sich und die Situation zu behalten:

> *Ein respektvoller Umgang ist meines Erachtens, und das seh ich auch hier, dass die Menschen auch wirklich informiert werden: „Frau [Name], wir haben heute unseren Duschtag." Somit kann sich der Bewohner oder die Bewohnerin schon einstellen, aha, ich werde mich entkleiden und somit habe ich eine Betreuung, die mich von Kopf bis Fuß wäscht und das ist das Wichtigste, diesen Menschen, in dieser Situation, wo er ja unbekleidet ist, ist für viele Menschen eine sehr sehr unangenehme Sache, vor allem für die Älteren, ich sehe das ja auch hier. Aber wenn man da mit Würde umgeht, dann denke ich, gibt es keine Probleme.* (DA4, 140)

In den Ausführungen zur Autonomie wurde bereits dargelegt, wie wichtig es den Befragten ist, alles, was möglich ist, selbst zu machen. Respektvoller Umgang bei der Durchführung von Pflegehandlungen zeigt sich nicht nur in der genauen Absprache, sondern auch darin, dass der pflegebedürftigen Person auch die Möglichkeit gegeben wird, die Verrichtungen, zu denen sie noch fähig ist, auch wirklich ihr selbst zu überlassen:

Als Beispiel, dass man mir sagt, was sie tun, also, dass die Pflegeperson mir sagt, was sie vorhat. Dass sie mich noch entscheiden lässt, also dass ich das, was ich noch tun kann, dass sie mich das selber tun lässt. Nicht tun darf, sondern dass man das akzeptiert, dass man Wünsche berücksichtigt, was sie jetzt machen sollen, oder was sie nicht machen sollen. (DA1, 337)

Lassen HelferInnen aus Zeitgründen nicht zu, dass die pflegebedürftigen Menschen den Teil der Selbstpflege übernehmen, den sie noch bewerkstelligen können, so wird ihre Abhängigkeit unnötig erhöht, wie auch unterschiedliche Forschungsergebnisse zeigen (vgl. French 2002, S. 32). Besonders solche Pflegehandlungen, bei denen eine Entblößung des Körpers unvermeidbar ist, verlangen nach Taktgefühl und Behutsamkeit, da immer auch Scham- und Peinlichkeitsgefühle im Spiel sind.

Mir hat jetzt einmal wer beim Duschen geholfen, ich mach's möglichst selbst, aber ich tu mir schwer und der Rücken wird halt nicht ordentlich gepflegt, und das war eine sehr nette Schwester, also eine ausgesprochen nette Schwester, die hat mir so geholfen, na, das ist schon in Ordnung. Natürlich im Moment schämt man sich, wenn man nackt ist, gell, das ist schon ein Gefühl von ganz leer sein, aber man gewöhnt sich, glaub ich, auch da dran. (DP11, 212)

Die notwendige Entblößung des Leibes der pflegebedürftigen Menschen tangiert wesentlich das Recht auf Wahrung der Intimsphäre im Sinne der Kontrolle über die Bedingungen, unter denen sie sich sehen oder eben auch gesehen werden wollen. Den unbekleideten Leib vor den Blicken der anderen zu schützen ist deshalb so wichtig, weil Nacktheit immer auch als Bloßstellung unseres Seins beschämend ist, sie ist ein Symbol der menschlichen Schutzlosigkeit und Schwäche. Darum stellt auch der erfahrene Kontrollverlust in Form einer Bemächtigung des Körpers durch andere Personen einen Grad der Demütigung dar, der sich destruktiver als andere Formen der Missachtung auf die praktische Selbstbeziehung auswirkt. Solche Missachtungserfahrungen gehen mit sozialer Scham einher, die mit dem Verlust an Selbst- und Weltvertrauen verbunden ist (vgl. Honneth 2003, S. 214). Einen pflegebedürftigen Menschen einem solchen Kontrollverlust auszusetzen bedeutet aus ethischer Sicht, ihm jenen Freiraum zu entziehen, in dem er die Möglichkeit hat, seine Selbstachtung zu verkörpern. Gleichzeitig wird damit implizit vermittelt, dass diese Person in ihren Bemühungen um ein akzeptables Selbstbild nicht ernst genommen wird. Zwei der befragten Angehörigen bringen solche Situationen zur Sprache, die beide als massiven Angriff auf die Würde erlebt haben und die das Gefühl des „totalen Ärgers" (DA1, 361), des Zorns, der Wut und des Abscheus (vgl. DAH2, 600) ausgelöst haben:

Oder ganz einfach, dass man die Leute nicht ganz nackt liegen lässt. Da bekomme ich einen Hass. Das ist auch bei meiner Mutter passiert. Sondern, dass man immer das Nachthemd abzieht, wenn nichts anderes da ist, das Nachthemd darüber legt und oben wäscht bis zur Hälfte und dann unten bis zur Hälfte wäscht. Der alte Mensch muss da nicht völlig nackt liegen. Das ist so würdelos. (DAH2, 586)

Also ich hab einmal erlebt, dass eine Frau im Krankenhaus am Gang katheterisiert worden ist, das finde ich absolut das Würdeloseste, was es gibt. Also so, wo die Würde total verletzt wird. (DA1, 343)

Eine Quelle der Scham, der vor allem auch pflegebedürftige Menschen ausgesetzt sind, ist bei Mitmenschen Ekelgefühle auszulösen (s. Kap. 7.2.5). Doch auch für Pflege- und Betreuungspersonen stellen derartige Erlebnisse eine große Belastung dar. Ob Ekelgefühle beherrscht werden können, ist von unterschiedlichen Faktoren abhängig. Die Ekelschwellen der Pflege- und Betreuungspersonen hängen von den intrapersonalen und externen Ressourcen ab, die ihnen zur Verfügung stehen, sowie von den Belastungen, mit denen sie konfrontiert sind (vgl. Birkemeyer 2007, S. 57). Intrapersonale Ressourcen sind beispielsweise Wissen über Emotionen und Selbsterfahrungen; zu den intrapersonalen Belastungen zählen unter anderem Angst und Unkenntnis. Strukturelle (externe) Ressourcen sind eine positive Arbeitsatmosphäre und kollegiale Unterstützung, während Zeitmangel, Tabuisierung negativer Gefühle, niedriges Sozialprestige von Pflege- und Betreuungsberufen strukturelle Belastungen darstellen (vgl. ebda.). Die hohe Belastung, die Ekelgefühle sowohl für die pflegebedürftigen Menschen als auch für Pflege- und Betreuungspersonen darstellen, verlangt nach einer Ressourcenstärkung der Pflege- und Betreuungspersonen mit dem Ziel, beide Seiten zu entlasten und so die Würde aller Beteiligten zu sichern.

Der hohen Verletzlichkeit, denen pflegebedürftige Menschen bei der Unterstützung oder Kompensation körperlicher Verrichtungen ausgesetzt sind, kann begegnet werden, indem man die Gewohnheiten, die sich ein Leben lang herauskristallisiert haben und Sicherheit und Vertrauen schaffen, sowie aktuelle Wünsche und Bedürfnisse berücksichtigt:

Das kommt natürlich darauf an, in welcher Situation ich bin, aber wünschenswert, dass man sagt: „Passt Ihnen das, wenn wir das so oder so machen?" Und man selbst entscheiden kann, ob das passt, oder anders machen soll. Also nicht einfach drüberfahren, so ich bin jetzt eine Pflegenummer, sondern meine individuellen Bedürfnisse, meine Würde anzuerkennen und auf mich einzugehen. (DA3, 438)

Eine „Pflegenummer" zu sein bedeutet, als Objekt wahrgenommen zu werden, also als „etwas", das man irgendwie behandeln darf und nicht als Subjekt, als „jemand", dem gegenüber und mit dem man handelt. Das Gefühl, bloß ein „Objekt" (vgl. DA3, 521) zu sein, das das Interesse, die Wertschätzung und Achtsamkeit der anderen nicht wert zu sein scheint, stellt sich auch dann ein, wenn notwendige Unterstützungsleistungen vorenthalten werden. Derartige Situationen werden von den GesprächspartnerInnen, die von solchen Erlebnissen berichten, als Entwürdigung empfunden:

Das Schlimme daran war, das ist mein Vorwurf an diese Station, ich war knapp drei Wochen da, die haben mich kein einziges Mal aufgesetzt, mir herausgeholfen oder was auch immer. Ich bin da drei Wochen drinnen gelegen wie ein Stück stinkendes Fleisch. (DPH8, 24)

Mir werden keine Füße gewaschen, ich komm mit hinunter, so wie gestern, werden die Füße nicht gewaschen, kommt halt niemand mehr und das, das ist aber nicht richtig.

Wenn man Pflegestufe 4 hat, dann muss man auch gepflegt werden. Sie kriegen ja alle gezahlt dafür, ja. Das ist dann oft so entwürdigend alles. (DP10, 443)

Die Sprecherin des letzten Zitats war nach einem Sturz vermehrt auf Hilfestellung angewiesen, die ihr jedoch mit dem Argument *„Sie sind nicht gemeldet, dass man bei Ihnen was tun muss"* (DP10, 171) verwehrt wurde. Die Sicherheit zu haben, jederzeit bei Bedarf die notwendige Unterstützung zu bekommen, ist ein Grund, warum sich viele pflegebedürftige Menschen für einen Heimeintritt entscheiden. Das Gefühl zu haben, die ihr zustehenden und notwendigen Pflegeleistungen nicht zu bekommen, löste bei der Gesprächspartnerin Verlassenheitsgefühle aus: *„Was für ein Gefühl? Man wird so verlassen"* (DP10, 692). Aber sie bringt auch die Sorge um die eigene Zukunft zum Ausdruck: *„Ja, das ist eine Würdeverletzung, weil wenn ich Hilfe brauche und gar keiner... sofort diese Antwort bekomme, ja wohin wende ich mich?"* (DP10, 688)

Werden Pflegehandlungen derart normiert, dass nicht mehr auf den aktuellen Pflegebedarf eingegangen wird oder die Pflegehandlung unter großem Zeitdruck verrichtet wird, so hinterlässt dies bei den Betroffenen ein Empfinden der mangelnden Wertschätzung, das Gefühl bloßes Objekt der Pflege zu sein: *„Ja, ich habe schon erlebt, dass eine Person weniger als Subjekt, sondern als Objekt behandelt wurde."* (DA3, 521) In diesem Zusammenhang steht auch die folgende Aussage einer pflegenden Angehörigen: *„Manche kommen rein, eigentlich, schnell schnell und sind wieder weg. Und sogar nicht einmal die bezahlte Zeit sind sie dort geblieben."* (CAH1, 301)

Professionelle Pflegebeziehungen beruhen auf rechtlichen und vertraglichen Grundlagen, die sich unter anderem auf den amtlich festgestellten Pflegebedarf und den sich daraus ableitenden Pflegeaufwand stützen. Pflegebedürftige Menschen sind in existentieller Weise davon abhängig, dass diese rechtlichen und vertraglichen Grundlagen eingehalten werden. Verlässlichkeit auch in dieser Hinsicht ist eine wichtige Voraussetzung, damit die Würde und Selbstbestimmung pflegebedürftiger Personen gewahrt bleibt. So wie Fürsorge von den Befragten dann als Ausdruck von Würdigung und Respekt gesehen wird, wenn sie die Sicherheit haben können, dass ihnen geholfen wird (vgl. DP4, 37), so empfinden sie es als Missachtung ihrer Würde, wenn ihnen die notwendige, aber auch rechtlich und vertraglich festgehaltene Unterstützung vorenthalten wird.

Eine der Angehörigen, deren Mutter mit Unterstützung eines Pflegedienstes zuhause gepflegt und betreut wird, macht auf ein Problem aufmerksam, das besonders das häusliche Pflegesetting betrifft:

Dass halt jedes Mal die Gleiche da ist, die gleiche Person oder die gleiche Hand. Das ist, glaub ich, sehr wichtig, weil jede Hand ist anders. Ich kenne Pflegebedürftige, da sind schon 15, 20 Heimhilfen dort gewesen und die verzweifeln an der Sache. Ich wünschte mir, dass wenigstens drei, vier oder fünf da sind, die ich kenne. Das wäre ein Wunsch. Jeder Handgriff, jeder muss neu eingeschult werden, das ist ja auch die andere Sache. Das ist für mich unmöglich. Mein Wunsch wäre, dass da fünf Menschen sind, die, solange sie gesund sind, mir helfen können. (DAH2, 285)

Pflege im Alter ist zumeist sehr existentiell in dem Sinne, dass sie im direkten Kontakt mit dem Leib des pflegebedürftigen Menschen erfolgt und das mehrmals täglich. Damit berührt Pflege auch die physische und psychische Integrität dieser Menschen und auch ihre Alltagsgestaltung und Lebensführung. Bedenkt man weiterhin, dass gerade die körpernahen Pflegehandlungen potentielle Schamquellen darstellen, ist die von der Angehörigen beschriebene Belastung, die ein ständiger Wechsel von Pflege- oder Betreuungspersonen bedeutet, mehr als verständlich.

Die Würde der Mitmenschen zu wahren, intendiert besonders alten, pflegebedürftigen Menschen gegenüber einen Gestaltungsauftrag. Dies betrifft unter anderem auch den Aspekt der Identitätsausstattung einer Person. Sie soll selbst entscheiden können, wie sie anderen Menschen gegenübertritt. Für ein ansprechendes Äußeres zu sorgen und sich so zu kleiden, wie es der eigenen Identität entspricht, ist von enormer Bedeutung, wenn es um das Empfinden der eigenen Würde geht. Verlieren pflegebedürftige Menschen aufgrund des Nachlassens ihrer kognitiven Kompetenzen die Möglichkeit, sich anderen Menschen gegenüber so zu präsentieren, wie es ihrer Individualität entspricht, dann muss für die Würde der Betroffenen von den an der Pflege und Betreuung beteiligten AkteurInnen gesorgt werden. Die hohe Bedeutung des Darstellungsaspekts der Würde sowie der Wunsch nach einer Vertrauensperson, die einspringen kann, wenn man selbst nicht mehr in der Lage ist, diesem Bedürfnis nachzukommen, wurde bereits thematisiert (s. Kap. 7.2.4) und soll mit den nachfolgenden Zitaten, die sowohl von pflegebedürftigen Personen als auch von Angehörigen stammen, noch einmal verdeutlicht werden:

Das ist ein schönes Gefühl, wenn man sich in den Spiegel schaut und denkt: Geht schon wieder. (PP1, 329)

Ja, wenn man sich selber pflegt und gut anzieht, das ist schon eine Menge, um gut dazustehen, find ich. (DP11, 188)

Es hat auch mit Würde was zu tun. Weil wenn ich heut wie manche, die im Kopf nicht mehr ganz richtig sind, im Nachthemd daherkomme, in der Früh zum Frühstück, also das ist dann keine Würde mehr, da ist die Würde schon vergangen. (DP11, 192)

Das fällt einfach auf. Man steht eher im Mittelpunkt, wenn man fesch beinander und gut frisiert ist. Das färbt letztendlich auch auf die Laune ab und jemand der sich gepflegt zeigt, wird sicher viel mehr wertgeschätzt als jemand, der sich einfach gehen lässt. (DA3, 471)

Das war ein ganz wichtiges Thema für meine Mutter und das hat sie auch ganz lange durchgesetzt dort. Also sie war ganz mit Haare und Nägel, also das war ihr ganz wichtig, meine Mutter war immer eine sehr gepflegte Frau und das hat sie auch immer sehr vehement auch eingefordert. Also so lange sie es fordern konnte. Und so wie es bei meiner Mutter war, so habe ich das dann weitergeführt. Also die Pflegepersonen haben dann schon gemerkt, dass es meiner Mutter wichtig ist und mit meiner Unterstützung haben sie sie diesbezüglich auch immer gut hergerichtet, sag ich einmal so mit Schuhe angezogen und dass die Kleidung zusammenpasst und so, aber das war meiner Mutter wichtig. (DA1, 304)

Für diese Angehörige, die so nachvollziehbar darstellt, wie wichtig ein gepflegtes Äußeres für ihre demente Mutter war, wäre dies, aus jetziger Sicht, von ebenso großer Bedeutung, wenn sie einmal alt und pflegebedürftig ist.

Das wäre ganz wichtig für mich, selbst zu entscheiden, was ich anziehe, wie ich mich anziehe, wie ich mich frisiere, ja vielleicht auch, wie oft ich mich frisiere. Das ist unheimlich wichtig. Das nicht zu können, wäre totale Ohnmacht. Etwas nicht tun zu können was mir wichtig ist, Rebellion fällt mir da ein, Che Guevara oder so [lacht] ja, also, auch zu akzeptieren, wie ich mich sehe. Ich will auch nicht gesagt bekommen, „Sie sind eh schön", wenn ich glaub, ich bin nicht schön. (DA1, 323)

7.4.3

ESSEN

Zum Bereich der Leiblichkeit gehört auch die Ernährung. Diese Dimension ist nicht nur deshalb relevant, weil die Aufnahme von Nahrung ein menschliches Grundbedürfnis darstellt, sondern auch weil der Bereich der Ernährung eine bedeutende soziale Komponente hat. Darüber hinaus hat sich in gerontologischen Längsschnittstudien herausgestellt, dass ein signifikanter Zusammenhang zwischen der Ernährung und der allgemeinen Lebenssituation besteht (vgl. Lehr 2000, S. 164). Gefragt wurden die InterviewpartnerInnen nach ihren Möglichkeiten der Selbstbestimmung bezüglich der Auswahl des Essens, dem Zeitpunkt der Mahlzeiten, ob sie sich ihre Tischnachbarn aussuchen können, wie wichtig ihnen die jeweiligen Bereiche sind sowie danach, ob und welche dieser Dimensionen im Zusammenhang mit dem Empfinden der eigenen Würde stehen.

Die Aussagen der InterviewpartnerInnen machen sichtbar, welch hohe Bedeutung das Essen in seinen unterschiedlichen Dimensionen für beinahe alle befragten Personen einnimmt. Vor allem dann, wenn eine gewisse Unzufriedenheit mit einem damit verbundenen Aspekt besteht, nahm dieses Thema in den Interviews einen breiten Raum ein. Es wurde auch zur Sprache gebracht, wenn nach dem Wunsch gefragt wurde, etwas im Alltag zu verändern.

Am Essen. Ja freilich ist das wichtig. Wenn man selbst gekocht hat, weiß man, wie es sein sollte. (DP12, 221)

Dabei stelle ich aber fest, dass das Essen im Alter, wenn der Geschmacksinn noch passt, zu den ganz wenigen Dingen gehört, wo man sich wirklich lang freuen kann. Das finde ich eben sehr schade, dass das viel zu kurz kommt. Und wenn man sich vorstellt, dass viele dieser Menschen gerne gekocht haben, sich mit diesen Dingen auseinander gesetzt haben und jetzt haben sie überhaupt keine Möglichkeit mehr. (DA3, 147)

Wie weiter oben schon ausgeführt, wird der Tagesablauf der pflegebedürftigen Menschen mitunter durch die Essenszeiten bestimmt, was von den befragten Personen
durchaus akzeptiert wird, denn sonst *„bringt man der Schwester alles durcheinander"*
(PP1, 352). Doch schätzen die Befragten sehr, wenn es für die Essenseinnahme einen
Zeitrahmen gibt und nicht einen festgelegten Zeitpunkt (vgl. PA1, 292), also wenn
eine gewisse Flexibilität der Essenszeiten besteht.

> *Oder letztes Mal bin ich in der Früh schlecht aufgewacht, ich bin nachts dauernd am*
> *Klo gewesen und lauter so Zeug, da hab ich geläutet und gefragt: „Kann ich nicht ein-*
> *fach ein bisschen länger schlafen?" „Ohne weiteres!" Dann hab ich nachträglich mein*
> *Frühstück bekommen, also es ist sehr viel Freiheit möglich. Ich mein, das ist doch auch*
> *etwas Außergewöhnliches. Und ich hab glatt noch zwei oder drei Stunden geschlafen.*
> (DP11, 315)

Zu starr festgelegte Essenszeiten werden vor allem von den Befragten, die noch sehr
selbständig agieren können, mitunter als Einschränkung der Selbstbestimmung, aber
auch als Nicht-Achtung ihrer persönlichen Bedürfnisse wahrgenommen. So ist der
„Punkt Essen" für einen Gesprächspartner *„ein bisschen traurig"*, da er keine Mitent-
scheidungsmöglichkeiten hat, wann das Essen eingenommen werden kann. Ist er
einmal zur Essenszeit nicht anwesend, wird die Mahlzeit nicht aufgehoben, sondern
„da ist es aus, wer nicht da ist, der kriegt nix und aus fertig" (PP5, 330). Seltsam findet
er diesen Umgang deshalb, weil es auf einer anderen Station des gleichen Hauses
durchaus möglich ist, das Essen aufzuheben und in der Mikrowelle zu wärmen. Eine
Gesprächspartnerin sieht die starr vorgegebenen Zeiten der Essenseinnahme – die aus
ihrer Sicht durch die Präferenzen der Organisation und des Personals bestimmt werden
– als Missachtung ihrer eigenen Tätigkeit. Sie ist oft abends zu den Essenszeiten noch
im Garten um zu gießen. Für diese Befragte ist die Gartenarbeit ein ganz zentraler
Lebensinhalt, der auch ihren Tagesablauf bestimmt. Dass ihre Bemühungen nicht
gewürdigt werden, empfindet sie als Ignoranz und als Kränkung:

> *Nein, oft einmal war gar nichts gerichtet. Ja, wissen Sie, das ist auch so. Das sind die*
> *Aufräumerinnen, die sind froh, wenn sie gehen können und fertig sind und so. Da schert*
> *sich kein Mensch mehr, ist das eine Würde? Die so eine Arbeit überhaupt nicht achten?*
> (PP10, 364)

Geschätzt wird nicht nur ein gewisser flexibler Umgang mit der Zeit der Essensausgabe,
sondern auch wenn eine Auswahl zwischen verschiedenen Menüs möglich ist. Diese
Möglichkeit besteht für die überwiegende Zahl der befragten Personen, aber doch
nicht für alle:

> *Man ist zur Zeit da, man hat Auswahl zwischen zwei Menüs, und das find ich schon*
> *mal ganz gut, Frühstück ist sowieso gut und beim Abendessen, wenn man's gar nicht*
> *mag, sagt man halt ein Grießmus mit viel Zucker oder ein Apfelmus dazu. Ich sag halt*
> *gern „bitte ein Wurstbrot", wenn ich gar nicht mag, was da kommt, und diese Wünsche*
> *werden erfüllt, muss ich sagen, ohne etwas zu erwidern, das wird einfach gemacht, das*
> *find ich schön. (DP11, 294)*

Naja, ich krieg einen Speisezettel, und da fragen sie schon, welches von beiden, weil sie die Küche schon verständigen, schon am Abend vorher. Und damit muss man halt zufrieden sein. (PP1, 376)

Ja wir können es uns aussuchen. Wir haben zu Mittag zwei Möglichkeiten, da wird uns gesagt, wir haben zwei Möglichkeiten, was man will, das gibt's auch abends, da kann man sich aussuchen, was man will, zwei Mahlzeiten. Und das ist schon gut. (DP5, 119)

Das ist sehr wichtig. Manchmal gibt es nichts, sagen wir, wo ich für den Hunger, dass ich vielleicht Durchfall gehabt hätte oder irgendwas. Und dann suche ich dementsprechend immer Ähnliches aus. Und das ist wichtig und das funktioniert auch. (DP6, 81)

Keine Menüauswahl zu haben, wird dagegen von einer der befragten Angehörigen als bevormundend empfunden:

Da wird man viel mehr bevormundet. Da kann man nicht mehr entscheiden, was möchte man essen. Also man kann schon entscheiden, da gibt es ein Menü, also in dem Haus gibt es ein Menü. Entweder du isst es oder du lässt es. Gekocht wird in dem Haus zum Beispiel überhaupt nicht, weil es rechnet sich nicht. (DA3, 145)

Im Pflegeheim, in dem die Mutter dieser Sprecherin lebt, besteht die Wahlmöglichkeit bezüglich des Essens nicht. Dieser Umstand trifft ihre pflegebedürftige Mutter nach Einschätzung der Angehörigen besonders hart, war sie doch selbst eine *„begnadete Köchin"*. Die Angehörige meint, dass ihre Mutter über *„viele Unzulänglichkeiten hinwegschauen"* (DA3, 553) könnte, gäbe es im Pflegeheim besseres Essen und eine Möglichkeit der Menüauswahl oder gar die Möglichkeit mitzukochen.

Auswahl beim Menüangebot, die den Essgewohnheiten und Vorlieben annähernd entspricht, und abwechslungsreiches Essen machen Freude, wie die Mehrzahl der pflegebedürftigen GesprächspartnerInnen betont. Auch für die befragten Angehörigen ist es von großer Wichtigkeit, dass das Essen dem persönlichen Geschmack entspricht. Für eine der befragten Angehörigen wäre es ein *„fürchterliches Unglück"*, wenn darauf keine Rücksicht genommen werden würde: *„So wie die Kindergartentante mich den ganzen Tag hat vorm Liptauerbrot sitzen hat lassen. Und das wäre dann eine Wiederholung."* (PA2, 393) Gefragt nach den Gefühlen, die eine derartige mangelnde Rücksichtnahme bei ihr auslöst, antwortet sie folgendermaßen:

Symbolhaft hysterischer Anfall Situation extremer Hilflosigkeit. Also geht in die Richtung. Ungerecht, ungeliebt, schlecht behandelt. Keine Möglichkeit Widerstand zu leisten. Pfui. [lacht] (PA2, 404)

Auch im Zusammenhang mit der Pflege und Betreuung von Menschen, die anderen Religionsgemeinschaften angehören, ist es von Bedeutung, die damit zusammenhängenden Essgewohnheiten und -vorschriften zu berücksichtigen. Dieser Aspekt wird von der befragten Angehörigen mit türkischem Migrationshintergrund eingebracht. Da ihre Schwiegermutter manches aus der hiesigen Küche nicht so gerne isst, bereitet sie selbst das Essen vor:

Oh ja, sie weiß das immer noch, was sie gerne isst. Außerdem, ich sehe auch in ihrem Gesicht, sie hat schon Freude, wenn es ihr schmeckt und sie das gerne isst, sie sagt immer „lecker" und natürlich, weil ich weiß, was sie gerne isst, ich koche das immer, das ist auch für mich sehr wichtig. Weil sie hat Freude mit unserem Essen. Das ist etwas anderes, wenn sie mit Freude gegessen hat und für mich ist es auch etwas anderes und ich möchte immer auch ein bisserl Freude geben. (CAH1, 274)

Die GesprächspartnerInnen bringen unterschiedliche Vorlieben darüber zur Sprache, ob die Mahlzeiten mit Tablettsystem, Schöpfsystem oder in Buffetform angeboten werden sollen. Der Interviewpartner, der in der Früh gerne länger schlafen würde, fände ein Frühstücksbuffet am besten, denn so gibt es mehr Flexibilität und die BewohnerInnen können selbst bestimmen, was und wie viel sie essen möchten. Ein anderer Gesprächspartner bringt vor, dass das Schöpfsystem den Vorteil bringt, dass man das Essen je nach momentanem Gusto auswählen kann und man sich nicht schon eine Woche im Vorhinein festlegen muss. Zudem können die Portionsgrößen eher selbst bestimmt werden:

Da sind die Schwestern gekommen, heute gibt es des des und des. Und dann habe ich gesagt: „Halt, nicht so Berge!" Da haben sie es selbst angerichtet und da hab ich gesagt: „Jetzt ist Schluss." Das war weit weit besser. Da ist es eindeutig zu viel. Mit der Hälfte hab ich genug. Das ist ja schade, das wird alles weggeschmissen, das kostet ja alles Geld. (PP2, 46)

Essenseinnahme ist ein Grundbedürfnis, ein sinnliches Erlebnis aber auch ein soziales Ereignis. Dies gilt besonders für das Leben in einem Pflegeheim, in dem es oftmals trotz engen Zusammenlebens vieler Menschen unter einem Dach Vereinsamung, Reizarmut und Orientierungslosigkeit gibt (vgl. Huber et al. 2005, S. 52). Da sich die Kontakte der HeimbewohnerInnen häufig auf das Zusammensein bei den Mahlzeiten beschränken, erscheint es nicht unwesentlich, mit wem man bei diesem Ereignis den Tisch teilt. Die Mehrzahl der befragten Personen konnte sich ihren Sitzplatz beim Essen nicht selbst aussuchen:

Nein, weil dort ist ein Platz frei und dort hast du dich hinzusetzen und aus und fertig. (PP5, 409)

Ich bin hergekommen und habe den Tisch bekommen, und jetzt bin ich bald zwei Jahre da und habe mich an den Tisch gewöhnt und bleibe ich dort, ich bin so gewöhnt an meine Gesellschaft, ich könnte gar nicht an einem anderen Tisch sitzen. Nachmittag kann ich am Sofa sitzen und fernsehen und überall kann ich sitzen. Aber bei dem Essen, da sitzt jeder gerne auf seinem Platz. (DP1, 158)

Dass es eine feste Sitzplatzordnung gibt, wird von den Befragten nicht grundsätzlich schlecht geheißen. Für manche der BewohnerInnen ist es sehr wichtig, eine derart festgelegte Struktur vorzufinden:

Na, mir ist des egal, wo ich sitz. Aber die eine Frau beharrt auf ihren Platz. Wenn da jemand auf ihrem Platz sitzt, dann „da sitze ich", der muss aufstehen und weggehen. Obwohl genug Platz ist, aber das ist ihrer und da will sie sitzen. (DP4, 77)

Also ich weiß, dass es meiner Mutter gar nicht, aber meinem Vater schon ganz wichtig war, dass er denselben Platz hatte. Als er das einmal nicht hatte, ist er gestanden und *hat sich nicht niedergesetzt. Weil auf seinem Platz saß jemand anderer. Da ist er de-kompensiert. Meiner Mutter war das weniger wichtig.* (DA1, 143)

Dass es nicht so sehr die Frage ist, dass es eine Sitzplatzordnung gibt, sondern vielmehr durch wen und in welcher Art und Weise diese festgelegt wird, machen die Aussagen zweier Befragter sichtbar: Ein Interviewpartner erzählt, dass es in seinem Pflegeheim üblich ist, dass das Küchenpersonal den Platz im Speisesaal zuweist. Eine seiner Mitbewohnerinnen, die sehr schlecht hört, wurde alleine an einen Tisch gesetzt und noch dazu mit dem Rücken zum Speisesaal, sodass sie nur noch die nackte Wand vor sich hatte. *„Und immer, wenn sie einen Schatten wahr nimmt, reißt es sie natürlich."* (PP5, 454) Obwohl dieser Interviewpartner den Begriff der Würde für *„abgedroschen"* (PP5, 27) hält, setzt er sie mit dieser Situation in Beziehung. Er hat den Eindruck, dass seine Mitbewohnerin in dieser Situation stark mit ihrer Würde zu kämpfen hat (vgl. PP5, 454). Der Sprecher spricht hier implizit die bestehende Machthierarchie an, in der sich das Küchenpersonal klar über den BewohnerInnen angesiedelt sieht: *„Die kommen sich so als lieber Gott in klein vor."* (PP5, 431) Eine Gesprächspartnerin, die in einem anderen Pflegeheim wohnt, schildert eine ganz ähnliche Situation, die sie *„sehr verletzt"* (PP6, 326) hat:

Meine Schwerhörigkeit ist schön langsam vor sich gegangen und dadurch hab ich mich eben auch mehr zurückgezogen. Und eine vom Küchenpersonal, die hat gefunden, warum ich nicht hinuntergeh, und so jedenfalls, sie kommt dann und stellt mich sozusagen zur Rede und einmal blafft sie mich an: „Setzen Sie sich!" Ich war wütend, das ist doch eine Frechheit, nicht? Und seither ist natürlich Eiszeit mit dieser. Eiszeit die hat sich <u>nicht entschuldigt.</u> Die Sache ist zu Frau [Name der Heimleiterin] gegangen. Ich hab ihr das erzählt, die hat auch gefunden, dass das indiskutabel ist, so ein Benehmen. Aber entschuldigt hat sich die bis heute nicht, das ist ja schon über ein Jahr her. (PP6, 291)

Da dieser Konflikt, der als Machtmissbrauch gesehen werden kann, auch nicht durch die Intervention der Heimleitung aufgelöst werden konnte, belastet dieser die Sprecherin noch heute:

Ich sag Ihnen ehrlich, dass ich mir manches Mal gedacht hab, wegen dieser blöden Gans und wegen dieser depperten Situation wirst du doch nicht in eine Depression verfallen, nicht? Sag ich mir und reiß mich selber heraus, nicht? Aber jedes Mal, wenn ich sie seh: „Bäh!" (PP6, 331)

Ein weiteres Belastungsmoment, das aus einer vorgegebenen Sitzordnung erwachsen kann, ist das Zusammensein mit dementen MitbewohnerInnen beim Einnehmen der Mahlzeiten. Eine der Befragten nimmt lieber die Konflikte in Kauf, die sie mit einer Tischnachbarin hat, bevor sie an einen anderen Tisch muss, wo demente Personen sitzen, mit denen man sich gar nicht unterhalten kann (vgl. DP11, 306). Ein anderer Gesprächspartner hat eine solche Situation so gelöst, dass er sich zur Essenseinnahme ins Zimmer zurückzieht:

Ich hab am Anfang draußen gegessen, da war ein Nachbar von mir, der ist dann gestorben, dann ist ein Neuer gekommen, den haben sie dann auf den Platz gesetzt. [Der

Interviewpartner zeigt mit einer Geste, dass der Besagte nicht orientiert war]. Brauch ich nichts mehr sagen? Zwei Tage habe ich es mir angehört, dann bin ich ins Zimmer gegangen. „Ich brauch eine Gabel, eine Gabel brauch ich", da hab ich gesagt: „Das liegt eh vor dir." Da sagt er: „Na des is kane." Dann greift er zum Löffel, „das ist eine!" Und lauter so Tanz, das habe ich nicht ausgehalten. Also das eh nicht so stark, aber in Lainz, da haben wir auch etliche gehabt, die waren auch bitter, dann schreit er gleich „na!", das habe ich mir nicht angehorcht. Da geh ich aufs Zimmer, da esse ich im Zimmer und eine Ruh ist. (DP2, 60)

Führt man sich die unterschiedlichen Bedeutungen der Nahrungsaufnahme als Grundbedürfnis, als sinnliches und als soziales Ereignis vor Augen und bedenkt man, welche Wichtigkeit dieser Aspekt für die Lebenszufriedenheit besonders für alte Menschen hat, wird verständlich, dass ein unachtsamer und gedankenloser Umgang mit dieser Dimension des Lebens als Missachtung wahrgenommen wird, wie es auch in den nachfolgenden Zitaten deutlich wird:

Oder sagen wir so, jeder ist arm, der im Bett ist. Ich hab schon gesehen, was die zum essen kriegen und wie sie es kriegen. So lieblos sind die, da werden halt von den Bedienerinnen, ich mein, das Essen so hingeworfen. (DP10, 184)

Da kriegt einen Teller: „Was wollen's?" „Ein Semmerl und ein Graham." Patsch-patsch. „Na, was wollen's?" „Einen Käse." „Harten oder weichen?" „Hart." Patsch, kriegst drei Blattln hingeknallt, so rennt das durch, also, und wennst du aber nicht da bist und die durchgeht, na dann hast a Pech, dann gibt's nix. [lacht] Das ist also mehr oder weniger Lageratmosphäre. (PP5, 334)

Der Aspekt der Würde wird aus der Sicht der Befragten im Zusammenhang mit der Nahrungsaufnahme besonders dann relevant, wenn pflegebedürftige Menschen nicht mehr in der Lage sind, ihre Bedürfnisse selbst zum Ausdruck zu bringen.

Ja, in dem Moment, wo man's nicht mehr ausdrücken kann, schon. In dem Moment, wo man selber noch sich wehren kann, also mir jetzt ein Liptauerbrot vorzusetzen, hat mit Würde nix zu tun, sag ich: „Dankeschön, gibt's ein Butterbrot?" Damit hat das mit diesem Bereich gar nix zu tun eigentlich, weil das beinhaltet die Situation, dass ich es nicht mehr reparieren kann, dass ich damit nicht mehr umgehen kann, der Situation ausgeliefert bin, aus welchem Grund auch immer. Da wird's dann wichtig. Darum ist es auch so schwer zu transponieren, was wäre dann, wenn, weil ich bin ja dann auch gar nicht mehr die, die ich jetzt bin. (PA2, 411)

Auch eine andere Angehörige spricht das Problem an, dass auch in diesem Zusammenhang die Würde der pflegebedürftigen Menschen gefährdet ist, wenn *„ihnen das Gefühl vermittelt wird unmündig zu sein"* und individuelle Bedürfnisse nicht beachtet werden (PA1, 275):

Und es gibt bei einzelnen Bewohnern, eben beim Essen, die Sitznachbarin meiner Mutter zum Beispiel, die möchte zur Jause zu ihrem Kuchen ein Messer. Die möchte das und das bekommt sie auch. Da sagt niemand, Sie haben ja eine Kuchengabel, sondern sie möchte ihr Messer und schneidet ihren Kuchen in kleine Würfelchen, das mag sie halt. Und so kann man sicher auch jemanden respektieren, jemanden für voll nehmen und diese Wünsche erfüllen und ihn damit ein bisschen Individualität behalten lassen. (PA1, 277)

Können Personen das Essen nicht mehr selbst einnehmen, dann stellt sich nicht nur die Frage, ob sie auch das bekommen, was annähernd ihrem Geschmack entspricht, sondern auch, ob sie überhaupt ausreichend davon bekommen:

Ja, mit dem Gefüttert-Werden, das ist schon oft ein Problem. Ob die Menschen dann wirklich genug bekommen, ob ihnen das auch wirklich schmeckt, da bin ich mir nicht so ganz sicher, dass das immer so ist. Es wird halt irgendwo reingesteckt, was da in ihrem Teller ist. (DA3, 564)

Ja, also Würde. Es ist schon insofern, wenn, ja, beim Essen. Wir haben dort, in dem Zimmer wo ich war, nur einen extremen Fall gehabt. Der konnte selber nicht essen. Man kann das als Würdeverlust auch natürlich, der hat jemanden gebraucht, der ihm das Essen gibt und die Schwestern, die haben meist nicht viel Zeit gehabt und hin und wieder hat sich eine erbarmt oder wenn man neben ihm gesessen ist, dass man ihm hin und wieder etwas gegeben hat. Denn seine Würde war schon sehr arg gefährdet ja. Der hat auch nicht viel sagen können, da weiß man gar nicht, wie man das beurteilen soll. (DPH9, 260)

7.4.4

ZUSAMMENFASSUNG

Personale Identität realisiert sich durch den Leib, welcher auch der sichtbare Träger der Würde ist. Selbstachtung muss als innere Einstellung nach außen verkörpert werden und diese Tatsache macht Würde so anfällig für Verletzungen, wenn die leibliche Souveränität nicht mehr gegeben ist. Der Verlust über die Leibbeherrschung, das Hervortreten des Naturhaften sowie der Verlust von Selbstpflegefähigkeiten bedeuten eine radikale Zuspitzung der menschlichen Grundsituation als Bedürfniswesen, das verletzlich und auf die verlässliche Bereitschaft zur Unterstützung durch seine Mitmenschen unwiderruflich angewiesen ist. In dieser Situation wird der Leib zur Angriffsfläche für physische und symbolische Würdeverletzungen. Gerade bei körpernahen Verrichtungen ist eine würdigende Fürsorge, wie sie im Kapitel „Dimensionen der Würde und der Zusammenhang mit Autonomie" (Kap. 7.2) angesprochen und hier noch weiter ausgeführt wurde, enorm bedeutsam für das Gefühl der leiblichen Integrität. Die Kontrolle über die erbrachte Hilfeleistung zu behalten, keinen unnötigen Schamsituationen ausgesetzt zu sein, sind wesentliche Aspekte, die von den GesprächspartnerInnen unter dem Gesichtspunkt der Bewahrung der Würde eingebracht wurden. Um dies zu gewährleisten, bedarf es nicht nur genauer Informationen und Absprachen über geplante Pflegehandlungen, der Berücksichtigung von individuellen Bedürfnissen und Gewohnheiten, sondern auch der Möglichkeit, dass den pflegebedürftigen Personen die Verrichtungen, welche sie noch selbständig durchführen können, auch tatsächlich überlassen bleiben. Die ernorme Bedeutung, die dem Darstellungsaspekt von Würde zukommt, verlangt, die Pflegebedürftigen dabei zu unterstützen, für ein ansprechendes Äußeres zu sorgen, wie es den Vorstellungen der jeweiligen Person entspricht. Die Aussagen der ProbandInnen machen deutlich, dass eine solcherart erbrachte Fürsorge dazu beiträgt, sich trotz Gebrechlichkeit angenommen zu fühlen, was eine bedeutende Grundlage der Selbstakzeptanz und damit der Identitätsbewahrung ist.

Wird den pflegebedürftigen Menschen dagegen die Kontrolle über sich und die Situation entzogen, werden notwendige Pflegeleistungen vorenthalten oder derart normiert, dass individuelle Bedürfnisse keine Berücksichtigung finden, so wird das Gefühl ausgelöst, nur ein Objekt der Pflege zu sein, was als massiver Angriff auf die Würde erlebt wird. Dieser ist unter anderem verbunden mit Verlassenheitsgefühlen, dem Gefühl der Wertlosigkeit und dem Gefühl des Ausgeliefertseins.

Zum Bereich der Leiblichkeit gehört ebenso die Ernährung als menschliches Grundbedürfnis, als sinnliches, aber auch als soziales Erlebnis. Die Aussagen der GesprächspartnerInnen zeigen, welche große Bedeutung diese Dimensionen in ihrem Alltag einnehmen. Eine Menüauswahl zu haben, durch die den Vorlieben der pflegebedürftigen Menschen entsprochen werden kann, und eine gewisse Flexibilität bei den Essenszeiten werden von den Befragten sehr geschätzt. Zu starr festgelegte Essenszeiten erleben vor allem jene BewohnerInnen, die noch sehr selbständig agieren können, als Einschränkung ihrer Selbstbestimmung. Eine vorgegebene Sitzplatzordnung wird zwar nicht per se als negativ gesehen, bringt unter Umständen aber auch Belastungsmomente mit sich. Das ist zum Beispiel dann der Fall, wenn sie gegen den Willen der BewohnerInnen gerichtet ist oder wenn der Tisch ausschließlich mit solchen BewohnerInnen geteilt werden muss, mit denen keine Kommunikation möglich ist.

Angesichts der großen Bedeutung, welche das Essen für die Lebenszufriedenheit der alten Menschen einnimmt, ist es verständlich, dass ein gedankenloser oder gar achtloser Umgang seitens der Pflege- und Betreuungspersonen mit dieser Dimension des Lebens als Missachtung empfunden wird. Wird abhängigen Menschen das Essen gewaltsam zugeführt oder dieses Grundbedürfnis aus Zeitgründen nur so nebenbei befriedigt, wenn sich jemand „erbarmt" (DPH9, 264), dann werden die betroffen pflegebedürftigen Personen zu Objekten degradiert, was einer Verletzung ihrer Würde gleichkommt.

7.4.5

Sinnvolle Tätigkeit

Ein weiteres konstitutives Moment personaler Identität bildet das Nachgehen einer sinnvollen Tätigkeit. Im konkreten Tun wird der Person die Möglichkeit der Identifikation gegeben. Tätig-Sein erlaubt dem Menschen sich selbst zu verwirklichen, sich selbst zu erkennen, aber auch von anderen erkannt und anerkannt zu werden. Schon der griechische Arzt Galen aus Pergamon ging davon aus, dass sinnvolles Tun der beste Arzt ist, den die Natur gegeben hat (vgl. Matthens 1991, S. 5). Auch aus ergotherapeutischer Sicht stellt sinnvolles und bedeutungsvolles Handeln ein Grundbedürfnis des Menschen dar und bildet ebenso eine wesentliche Voraussetzung sowie einen Schlüsselfaktor für Gesundheit (vgl. Wolcock 2005, S. 14f.). Fehlt über längere Zeit der Zugang zu angemessenen und erwünschten Betätigungsformen, so wirkt sich dies nachteilig auf die Psyche des Menschen sowie seinen Aktivitätsgrad aus und führt langfristig zu Einschränkungen des generellen Wohlbefindens und der allgemeinen Zufriedenheit (vgl. Kubny-Lücke 2003, S. 46).

So wie alte Menschen keine homogene Gruppe sind, wird auch aus der Sicht der Befragten das, was als sinnvolle und bedeutungsvolle Aktivität gelten kann, sehr unterschiedlich gesehen. Die einzige Übereinstimmung in den Aussagen der Befragten, die sofort ins Auge springt, findet sich darin, dass es den GesprächspartnerInnen sehr wichtig ist, nicht an solchen Angeboten teilnehmen zu müssen, die sie nicht interessieren. Selbst zu bestimmen, welcher Tätigkeit eine Person nachgehen will, ist für einige der GesprächspartnerInnen mit dem Empfinden der eigenen Würde eng verbunden:

Ja, weil das ist, da nehmen sie, wenn ich so sag, ich mach das lieber, das und das, das ist ja auch die menschliche Würde, wo ich selber sagen kann, ich mach das lieber als das. Ich werde ja nicht gezwungen dazu, das ist ja auch die Würde achten. (DP10, 328)

Absolut. Ganz wichtig. Weil ich kann einem Menschen nicht, ich gehe jetzt von der Situation meiner Mutter aus, dass sie mit der linken Hand nicht so mobil ist. Und wenn sie ihr ganzes Leben lang Rechtshänderin war und jetzt muss sie sich umgewöhnen links zu essen und links zu schreiben, was sie ja auch gar nicht kann und dann sagt man jetzt tun Sie unbedingt, das wird man nicht sagen, aber kommens tun Sie da mal mit und so, das würde ich nicht machen, das würde nicht würdevoll sein. Im Gegenteil, wenn man fragt, „glauben Sie, Sie können das machen?", und sie sagt „nein", das ist Würde, wenn ich das akzeptiere und respektiere. (DA4, 364)

Ja natürlich, das ist untrennbar verbunden, denn eine sinnlose Tätigkeit ist eine würdelose Tätigkeit. Weil die Menschen, die am Fließband gearbeitet haben, die haben wenigstens den Sinn gehabt, dass sie Geld dafür bekommen haben. Aber wenn ich in einer Institution bin und was tun muss, was keinen Sinn macht, dann ist das für mich absolut würdelos. Eine sinnlose Tätigkeit ist wider die Natur. Das ist das Schrecklichste, was ich mir vorstellen kann, eine Tätigkeit muss eine Befriedigung erzeugen. Mehr oder weniger aber gar keine Befriedigung zu haben, das erzeugt doch eher noch Ablehnung. (DA1, 188)

Menschen können in jedem Alter produktiv sein, und sie sollten darin unterstützt werden, *„denn die Dinge, die sie gemacht haben, werden sie glücklich machen"* (CA1, 400), betont eine der befragten Angehörigen. Als sinnvoll und bedeutungsvoll angesehene Tätigkeiten können zum Empfinden der eigenen Würde beitragen. Diesbezüglich wurden unterschiedliche Aspekte genannt. Die Interviewpartnerin, deren zentraler Lebensinhalt die Gartenarbeit ist, betont den Aspekt *„etwas zu schaffen, was Freude macht"* (DP10, 832) und auf die Erfolge stolz sein zu können, die dabei erzielt werden:

Weil das ist immer wieder, ich freu mich, wenn ich sag, ich kann heute, so wie gestern... Da hab ich die Kartoffeln herausgenommen. Freu mich über den schönen Erfolg und so. Ja. Und das ist alles wieder so ein Ding, da kann ich sagen, das hab ich selber geachtet auch, was gewachsen ist. Und ich kann das mit Würde sagen und ausgraben, das und das hab ich geerntet. Nicht so wie was Sinnloses. Das ist der große Unterschied. (DP10, 337)

Etwas zu schaffen, etwa indem Marmelade hergestellt wird, Krapfen gebacken oder Kekse ausgestochen werden, kann dem Gefühl der Wertlosigkeit, von dem alte pflegebedürftige Menschen oftmals bedroht sind, entgegenwirken. Entsprechen diese Tätigkeiten den individuellen Bedürfnissen, dann können sie Freude und Stolz verschaffen, wie auch eine der Angehörigen betont (vgl. DA4, 376). Menschen zeigen durch ihr Tätigsein auch gegenüber den Pflegepersonen, was in ihnen steckt (vgl. DA3, 264). Dies könnte dazu beitragen, dass sie als pflegebedürftige Menschen nicht nur an ihren Defiziten festgemacht, sondern als individuelle Persönlichkeiten wahrgenommen werden, die aktiv am Leben teilnehmen können und wollen. Das Gefühl, gebraucht zu werden (vgl. DP3, 104), indem man bei Alltagsverrichtungen im Pflegeheim eingebunden wird, und eine Aufgabe zu bekommen (vgl. DA3, 245), sind weitere Aspekte, die in einen Bedeutungszusammenhang mit der Würde gestellt werden. Doch ist es auch bei der Übernahme von Alltagsverrichtungen keineswegs so, dass dabei jede beliebige Tätigkeit als sinnvoll empfunden wird:

Ich wüsst nicht, als was ich mich betätigen sollte. Es ist eine Frau bei uns am Tisch, die legt Servietten zusammen und die ist stolz darauf, dass sie das gemacht hat. Und sie verteilt die Zeitungen. Ich hab mich bis jetzt nicht um so was gerissen, ich sag's ehrlich. (DP11, 399)

Meiner Mutter hat man in diesem Haus angeboten die Medikamentendispenser zu säubern, worauf sie die wieder hineingelegt hat und gesagt hat, da müsst ihr euch eine andere Blöde finden. Das heißt für sie, dass das keine wirkliche Arbeit war, also wirkliche Arbeit wäre Geschirr abwaschen, Knödel machen, also so etwas wäre Arbeit gewesen. Sie hat ihr ganzes Leben lang gerne hauswirtschaftliche Tätigkeiten gemacht, ich glaube, das wäre was gewesen. (DA1, 157)

Dass es auch nicht gleichgültig ist, in welcher Form Menschen in das Alltagsgeschehen eingebunden werden, streicht eine der befragten Angehörigen heraus: *„Weil zu sagen: ‚Frau F., gehen Sie mir die Erdäpfel schälen bitte‘, ist für mein Gefühl nicht wirklich einbeziehen und kochen miteinander. Das ist niedere Hilfsdienste abgeben."* (PA2, 184) Angebote müssen so beschaffen sein, dass sie tatsächlich aktives und bedeutungsvolles Tätig-Sein ermöglichen und auch eine Atmosphäre des „Dabeiseins" für jene BewohnerInnen bieten, die nicht mitmachen können:

Wenn Sie sagen, jetzt backen wir alle KekserIn und tatsächlich alle, die im Augenblick die Möglichkeit haben, in den Kreis setzen: Die, die können, stechen aus, die, die nicht können, schauen zu, und man backt miteinander die Kekse, dann ist das doch ein bissel was miteinand getan. Nämlich auch was Sinnvolles, weil die essen wir dann. Nicht Bastelunterricht, häkeln wir Deckerl. (PA2, 195)

Auch eine andere der befragten Angehörigen bringt den Aspekt des „Dabeiseins" ein, den sie auch in den Bedeutungszusammenhang mit dem Empfinden der Würde stellt. Würde wird in der Beziehung hergestellt, weshalb es wichtig ist, alte Menschen nicht abzuschotten, sondern *„wirklich eine Kommunikation"* anzubieten, *„egal ob du jetzt redest oder einfach nur geschehen lässt"* (DAH2, 232): Vor die Türe zu kommen, bedeutet auch der Isolation zu entkommen, neue Eindrücke sammeln zu können, und so neue Reize zu erhalten:

Wenn ich nicht ganz so kann, aber doch etwas machen möchte? Da sind dann die Grenzen irgendwie gesetzt. Kann ich gehen? Oder kann ich nicht mehr denken? Das sind dann verschiedene Dinge. Wenn ich noch gehen kann, dass ich mir selbst meinen Einkauf erledigen kann, das ist für mich schon sinnvoll. Dass ich am Bankerl sitzen könnte, vor die Tür gehen kann. Rausgehen wäre ganz wichtig, auch wenn es schon schwer geht, das ist, glaube ich, ganz wichtig für die alten Menschen. Und wenn ich nicht mehr gehen könnte, würde ich mir wünschen, dass mich wer nimmt und ein bisschen vor die Tür führt. (DAH2, 299)

Als Würdigung wird erfahren, wenn mit den selbst geschaffenen Dingen oder den Ergebnissen der übernommenen Alltagsverrichtungen wertschätzend umgegangen wird. Indem alte Menschen mit ihren selbst geschaffenen Werken in die Öffentlichkeit gehen, werden sie sichtbarer:

Ich denke mir, mit solchen Dingen kann man dann auch wertschätzend umgehen. Im Tageszentrum haben sie zum Beispiel viel Keramikarbeiten und Seidensachen und so gemacht und ich hab das meiner Chefin einmal erzählt und sie hat gesagt: „Das ist eine gute Idee, wir werden unsere Weihnachtstombola mit solchen Sachen machen." Und es ist ein voller Erfolg gewesen. Sie haben zum Beispiel so Keramikkelche gemacht und bei uns haben jetzt alle so etwas auf ihren Schreibtischen stehen. Das hat sich so bewährt. Ich denke mir, mit solchen Dingen können sie durchaus auch punkten und sich in [Ort] am Weihnachtsmarkt stellen, oder so. Dann wären sie auch sichtbarer. (DA3, 236)

Auch das Zimmer in Ordnung zu halten, kann eine Beschäftigung sein, die durchaus Befriedigung verschafft, wie eine der pflegebedürftigen Gesprächspartnerinnen erzählt. Selbst dafür zu sorgen, dass ihr privater Raum ordentlich und das Bett gerichtet ist, sichert ihr die Anerkennung der Pflegekräfte.

Eigentlich nur Ordnung im Zimmer machen. Ich brauch keine Schwester fürs Bettenmachen, fürs Anziehen nicht, fürs Waschen, nur fürs Duschen. Und das ist eine Befriedigung, weil dann kommen die Schwestern, „na hast du's aber schön!" (DP6, 127)

Mangelnde Wertschätzung der eigenen Bemühungen wird als Missachtung und Würdeverletzung wahrgenommen, wie aus den Aussagen der Gesprächspartnerin hervorgeht, die sich um den Garten des Pflegeheims bemüht. Dass beispielsweise kein Essen aufgehoben wird, wenn sie einmal länger im Garten zu tun hat, sieht die Befragte als mangelnde Wertschätzung ihres eigenen zentralen Lebensinhalts. Auch in einer Begegnung mit dem Heimleiter erkennt sie, dass ihre eigene Lebensorientierung und was sie diesbezüglich als wertvoll betrachtet nicht ernst genommen wird:

Und dann hat er [Heimleiter] gesagt zu mir, am liebsten wäre es ihm, alles zu betonieren. Dann brauchen sie keine Gärtner und keinen Hausmeister und nichts. Zubetonieren!!! Hoppla, wo denn, wo denn? Ist das der Lohn dafür, was ich alles gemacht habe? Ja, da sieht man keine Würde! (DP10, 308)

Ein anderer Aspekt, der zur Sprache gebracht wird, ist, dass das Angebot von als lustvoll und interessant erfahrenen Tätigkeiten für die Befragten nicht nur zum Empfinden der eigenen Würde beiträgt, sondern auch Auswirkungen auf das körperliche Wohlbefinden hat. Eine der Befragten beteiligt sich an der Zubereitung der Mahlzeiten, was eine beruhigende Wirkung auf sie hat: *„Ja, backen, schneiden, putzen, ich helfe sehr gerne in der Küche. Das beruhigt mich."* (DP1, 82) Dass sich eine sinnvolle Beschäftigung positiv auf das körperliche Wohlbefinden niederschlägt, wird auch von einer Angehörigen eingebracht, die den Zusammenhang auch darin vermutet, dass der Alltag durch solche Angebote mehr Bedeutung erhalten könnte. Diese Situation könnte sich auch auf die Pflege- und Betreuungspersonen positiv auswirken:

Ich glaube schon. Ich denke, jeder Mensch braucht eine Aufgabe und ich erleb das so bei älteren Menschen, die sitzen oft einfach nur so herum und der Tag vergeht irgendwie nicht. Wenn sie jetzt aber eine Beschäftigung hätten, dann würden sie vielleicht weniger Medikamente brauchen, weil dann würden sie nicht so viel auf diese Schmerzen hören, dann wären sie abgelenkt, das Pflegepersonal wäre entlastet, weil sie wären ja dann mit etwas anderem konfrontiert. Es hätte dann mehr Bedeutung und würde ihnen dann den Alltag ein bisschen vergessen lassen. (DA3, 264)

Dieser Gesichtspunkt wird auch in einer Studie bestätigt, die in einem australischen Pflegeheim durchgeführt wurde: Das Fehlen adäquater Handlungen schafft nicht nur für BewohnerInnen, sondern auch für Pflege- und Betreuungspersonen ein Klima von Stress und Langeweile durch die sich beständig wiederholende Routine (vgl. French 2002, S. 33). Doch genügt es keineswegs eine beliebige Aktivität anzubieten, sondern es muss sich dabei um sinnvolle und bedeutungsvolle Tätigkeiten handeln, um positive Auswirkungen auf das Gesundheitsempfinden zu haben (vgl. Wilcock 2005, S. 14f.). Dabei gilt es zu bedenken, dass das, was als adäquate Betätigung verstanden wird, auch kulturell geprägt ist, wie an einem Beispiel der Pflegewissenschaftlerin Koch-Straube verdeutlicht werden kann: Freizeit hat in hoch industrialisierten Ländern als Gegensatz zur Arbeitszeit einen großen Wert. Ein Vorteil des Alters wird in seinem hohen Freizeitwert gesehen. Im Türkischen gibt es jedoch keinen Freizeitbegriff. „Bos zaman" bedeutet wörtlich übersetzt „leere Zeit". Eine leere Zeit aber kann es im traditionellen türkischen Denken nicht geben. Es ist eine Art Sünde oder einfältige Dummheit, Zeit zu verschwenden. Wenn sich ältere Menschen nach Ende der Berufsarbeit wieder mehr mit ihrer eigenen Vergangenheit auseinander setzen, können die soziokulturellen Gegensätze und Wertorientierungen wieder stärker aufeinander prallen und Gefühle der Entwurzelung mit sich bringen (vgl. Koch-Straube 2001, S. 389).

Die Gesprächspartnerin mit türkischem Migrationshintergrund betont die Wichtigkeit eines kultursensiblen Umgangs im Zusammenhang mit Beschäftigungsangeboten, bleibt aber vage, weil sie nicht weiter ausführt, was darunter zu verstehen ist. Auch sie gibt zu bedenken, dass ältere Menschen oft das Gefühl haben, nutzlos zu sein, oder sich wie Kleinkinder behandelt fühlen. Nur wenn die Aktivitäten so gestaltet sind, dass sie den Bedürfnissen erwachsener Menschen entsprechen, werden sie sich in ihrer Würde nicht verletzt fühlen (vgl. CAH1, 387). Sie selbst, die immer gerne gelesen hat, würde sich diesbezüglich wünschen, dass sie auf Bücher und Zeitschriften in türkischer Sprache zurückgreifen kann.

Aus den Daten geht hervor, dass in allen Pflegeheimen, in denen Gespräche mit BewohnerInnen oder Angehörigen stattgefunden haben, Aktivitäten angeboten werden. Nur eine Gesprächspartnerin antwortet auf die Frage nach Beschäftigungsangeboten, die in ihrem Pflegeheim gemacht werden: „Na gor nix. Sie können helfen und sich selber machen, _was_ möglich ist." (PP4, 142) Auf Nachfragen stellt sich heraus, dass zwar Aktivitäten angeboten werden – „da haben wir eigentlich, Singen gibt's und was noch? Mit dem Fuß Übungen machen" (PP4, 158) sich die Interviewpartnerin jedoch anscheinend nicht davon angesprochen fühlt. Aus dem Blickwinkel der GesprächspartnerInnen lassen sich folgende Auswirkungen festmachen, die sich einstellen, wenn es keine Angebote gibt, die von der Zielgruppe als sinnvolle und bedeutungsvolle Tätigkeiten wahrgenommen werden. Zum einen wird von dem Gefühl gesprochen, dass man nicht dazu passt: „Ich pass nicht her. Da unten gibt es eine Animation und mich interessiert das alles nicht, was die da machen." (DP10, 205) Ähnliches erzählt auch die befragte Tochter der schon dementen Heimbewohnerin, welcher die Pflegekräfte das Angebot machten, Medikamentendispenser zu säubern:

> Also sie ist wieder weggelaufen, weil es nichts gab, was sie gehalten hätte. Dann hat sie angefangen abzuschweifen und ist in ihre Phantasie gegangen, also sie ist dann immer weggegangen. (DA1, 167)

Auch Langeweile (vgl. DP3, 100) kann sich einstellen, die wiederum Stress verursacht, wie French in ihrer Studie herausstellt (vgl. French 2002, S. 33). Ein Gesprächspartner spricht davon, dass Menschen verkümmern, wenn sie keiner sinnvollen Tätigkeit nachgehen können:

> Na sicherlich, wenn man keine sinnvolle Betätigung hat, dann verkümmert man ja. Ja, sicher, das sieht man da drinnen. Da gibt es Leute, die liegen den ganzen Tag im Bett. Ja! Das ist furchtbar. Da tut er essen und liegt wieder da, den ganzen Tag. (DPH9, 427)

Wie aus dem bisher Gesagten sichtbar wird, kommt sinnvollem Tätigsein im Zusammenhang mit dem Empfinden der eigenen Würde sowie dem Wohlbefinden auch aus der Sicht der Befragten eine große Bedeutung zu. Wie schwierig es ist, passende Angebote zur Verfügung zu stellen, sollen die nachfolgenden Aussagen von GesprächspartnerInnen deutlich machen, die auf die unterschiedlichen und oft gegensätzlichen Bedürfnisse alter Menschen hinweisen.

Am liebsten tu ich Rätsel auflösen. Das interessiert mich sehr, das hab ich früher auch schon gemacht. (DP494)

Ich geh nicht gern zu dieser Runde, weil einige soviel wissen bei diesem Rätsel und dann haben beide gesagt, die tut ja viel Rätsel raten und so, weil sie weiß viel. Und ich bin halt nicht so belesen beim Rätsel raten, ich tu nicht Rätsel raten. Zu Hause hab ich auch nicht viel Zeit gehabt, nie, da hab ich auch den Garten gehabt, und auch immer Blumen und da habe ich einen großen Gemüsegarten gehabt. (DP10, 523)

Die Sprecherin des zweiten Zitats argumentiert ähnlich wie es im Beispiel von Koch-Straube zum Ausdruck gebracht wurde: Die freie Zeit muss mit „nützlichen" Tätigkeiten ausgefüllt werden. Was als sinnvolle Tätigkeit erfahren wird, ist nicht nur kulturabhängig, sondern auch schicht- und generationsspezifisch, abhängig davon, ob eine Person in der Stadt oder am Land sozialisiert wurde, welche Bildung sie hat und vieles mehr. Dazu kommt, dass die Gesprächspartnerin dieser Art von Beschäftigung nie nachgegangen ist und deshalb keine Fertigkeit darin ausgebildet hat. Dadurch würde sie gegenüber ihren MitbewohnerInnen schlecht abschneiden. Mit der Gartenarbeit kann sie jedoch zeigen, über welche Fähigkeiten und Kompetenzen sie verfügt. Dass die Angebote an die eigenen Lebenserfahrungen und die damit zusammenhängenden Gewohnheiten und Vorlieben anschließen sollten, wird auch von anderen GesprächspartnerInnen, einer Pflegebedürftigen und einer Angehörigen, betont:

Ich habe Beschäftigung genug! Ich habe früher gerne gelesen und jetzt auch. Es gibt die Bücherei unten... Da kann ich was aussuchen. (DP2, 110)

Ich würde gerne im Garten arbeiten. Ich würde nicht bügeln wollen, ich würde gerne Marmelade einkochen, aber ich würde nicht gerne Knödel machen, also so Allgemeines kochen, aber so Mehlspeisen machen, lesen, [...]. Also die Dinge, die ich jetzt auch gerne mache. (DA1, 183)

Die Möglichkeit, sich aktiv an der Zubereitung von Speisen unterschiedlichster Art zu beteiligen oder andere Küchenarbeiten zu verrichten, besteht kaum. Solcherart Aktivitäten werden beinahe nur in so genannten „Wohngemeinschaften" angeboten. Eine Angehörige, die diesen Umstand sehr bedauerlich findet, sieht den Grund darin, dass Pflegeheime wie Krankenanstalten geführt werden:

Und dort wird immer argumentiert: „Na in die Küche darf doch niemand hinein, weil das ist ja alles so klinisch." Also man tut so, als wären das alles Schwerstkranke. Man dürfte dort überhaupt nichts machen. (DA3, 204)

Auch aus gerontologischer Sicht kritisiert Wilhelm, dass sich Einrichtungen der stationären Langzeitpflege häufig an einem medizinischen Bezugsrahmen orientieren. Er sieht darin nachhaltige Auswirkungen auf die Tätigkeiten und Lebensgewohnheiten der BewohnerInnen, aber auch auf die anderen Akteurinnen innerhalb der Institution (vgl. Wilhelm 1998, S. 183f.). Da der Erhalt der Gesundheit oberste Priorität hat, versuchen Pflege- und Betreuungspersonen die BewohnerInnen von Tätigkeiten abzuhalten, wenn sie den HelferInnen als zu risikoreich erscheinen. Wilhelm bringt den Aspekt, dass ältere Menschen in Institutionen kein Risiko auf sich nehmen dürfen, pointiert zur Sprache: „Niemand verbietet z.B. Formel-1-Fahrern, daß sie – je nachdem auch völlig unnötig – immer wieder ihr Leben riskieren, aber einem älteren Menschen wird das ‚Umher-laufen' verboten, weil er fallen könnte." (ebda., S. 184) Gründe dafür sieht Wilhelm darin, dass quantitative Ziele wie hohes Lebensalter oder körperliche Unversehrtheit höher gewichtet werden als qualitative Ziele wie Zufriedenheit oder Glück. Es werden jedoch auch gewisse Erwartungen von Angehörigen, durch die Gesellschaft, durch rechtliche Rahmenbedingungen sowie Qualitätsvorgaben an die stationäre Langzeit-pflege herangetragen, welche ein risikovermeidendes Verhalten geradezu erzwingen (vgl. ebda.). Übersehen wird dabei, dass das Fehlen von ausgleichenden, gesundheits-erhaltenden und befriedigenden Handlungen selbst ein Risiko darstellt (vgl. Wilcock 2005, S. 16). Zu diesem Ergebnis kommt auch French anlässlich ihrer Untersuchung in einem australischen Pflegeheim: Wird den BewohnerInnen durch das Ansinnen der Risikominimierung die Beschäftigung entzogen, zu welchen sie die Fähigkeit und das Interesse haben und die ihnen Befriedigung verschafft, so wird ihre Abhängigkeit von der Institution verstärkt (vgl. French 2002, S. 30).

Dass es neben den Wohngemeinschaften für alte Menschen, die sich konzeptionell nicht so sehr am medizinischen Paradigma orientieren, sondern eine größtmögliche Alltagsnähe herzustellen versuchen, auch vereinzelt Pflegeheime gibt, die hier einen anderen Weg gehen, zeigt ein Beispiel, das eine Angehörige einbringt. Zwar ist es auch in dem Pflegeheim, in dem ihre Mutter lebt, nicht so, dass die Beteiligungen der BewohnerInnen an der Zubereitung der Mahlzeiten zum Alltag gehört, doch zu bestimmten Anlässen steht die Küche des Hauses den BewohnerInnen offen, obwohl „für externe Personen ‚Zutritt verboten' steht" (DA4, 379). Bei diesen gemeinsamen Ak-tivitäten können die BewohnerInnen ihre Erfahrungen weitergeben, was aus Sicht der Sprecherin auch zum Empfinden der eigenen Würde beitragen kann (vgl. DA4, 381).

Die Mutter dieser Sprecherin nimmt von den vielseitigen Betätigungsfeldern, die es in ihrem Pflegeheim gibt, allerdings nur die spirituellen in Anspruch (vgl. DA4, 342). Spi-rituelle Angebote, so meint auch eine der pflegebedürftigen GesprächspartnerInnen, können bei der Bewältigung schwieriger Lebenssituationen unterstützen.

> Ich bin auch froh, wir haben hier jeden Sonntag eine heilige Messe. Das freut mich auch sehr. [...] Wenn man die Religion nicht hätte, so könnte man, ich weiß nicht wie das andere machen, aber die vielen Schmerzen, die ich jetzt in letzter Zeit erlebt habe, das geht auf keine Kuhhaut [lacht] glaub ich, sagt man im Volksmund. (PP1, 251)

Zwei Gesprächspartnerinnen, die im gleichen Pflegeheim leben, erzählen, dass sie sehr gerne an dem Liedernachmittag, der jede Woche einmal stattfindet, teilnehmen (vgl. DP10, 362/DP12, 99). Ein Gesprächspartner, der in einem anderen Heim lebt, fühlt sich durch derartige Angebote nicht angesprochen. Möglicherweise spielt dabei auch die Qualität der Veranstaltungen eine Rolle:

> *Ja und jeden Dienstag kommt Musik. Da kommt ein Mann mit der Gitarre, ja das ist immer sehr nett. Gestern war er wieder da und dann hat er ein Buch zusammengeheftet, da sind die Lieder drauf, die man singt. (DP12, 99)*

> *Ja, es gibt einiges, aber ich nehm nix wahr, weil die sind mir alle irgendwo zu eintönig oder zu blöd [lacht]. Was weiß ich, zweimal in der Woche haben's Singen und da singen's lauter so Kinderlieder, immer dieselben, also da bin ich froh, wenn ich weg bin. Also so, vom Haus aus, sie bemühen sich zwar tätig zu sein, aber es ist nix dabei, sagen wir so, was mich irgendwie reizen würde. (PP5, 292)*

Theaterbesuche (vgl. PA1) und Ausflüge können für Abwechslung im Alltag sorgen. Allerdings ist es auch hier nicht beliebig, in welcher Form diese organisiert werden und was das Ziel dieser Touren ist:

> *Schon letztes Jahr, da sind wir übers Bödele gefahren, wissen Sie wo, bis Schwarzenberg und da ist man in einem Restaurant gesessen, auf der Terrasse und da hat es Kaffee und Kuchen gegeben. Und da sind wir wieder heim. Nette Abwechslung. Wer will kann mitfahren, wer nicht will, bleibt da. Nein, das ist immer nett zwischendurch so ein Ausflug. (DP12, 109)*

> *Und da, sagen wir, da sind sie nur einmal gefahren. Irgendwohin. Ach ja, zu einem Markt, hinein nach Italien. Und das interessiert mich nicht. Da ist nur eine Menschenmenge und das Herumstehen, da bleib ich lieber hier. Nachmittags ist es heiß und das ist für mich, das ist nicht so gut fürs Herz. Da tu ich... und das immer gleiche Gequatsche von allen. Ich kenn das. Da sind auch die Rollstuhlfahrer und bis die aus und ein und das ist ein Gezeter und Gejammer. Und dann geht's ja nur darum, etwas zu konsumieren. Kaffee oder Cola, oder was es ist. Und um das geht's und da tu ich nicht mit. Ehrlich gesagt. (DPH10, 220)*

Die zweite Sprecherin vergleicht die Aktivitäten, die in einem Tageszentrum angeboten wurden, mit den jetzigen im Pflegeheim und kommt zu dem Schluss, dass man sich im Tageszentrum mehr Gedanken darüber gemacht hat, was den alten Leuten gefallen könnte (vgl. DP10, 216). Auch die interviewte Tochter dieser Gesprächspartnerin thematisiert den großen Unterschied zwischen dem Tageszentrum und der jetzigen Situation im Pflegeheim:

> *Ja. Es ist halt ein ganz großer Unterschied im Vergleich zu den Angeboten, die wir hier von den Tageszentren kennen. Das sind halt eher professionell ausgebildete Menschen, SozialarbeiterInnen, PsychologInnen und dergleichen. Dort ist es halt eine Pflegehelferin, die eine Kurzausbildung beim [Name] gemacht hat und die jetzt die Animation macht. Und das merkt man halt schon. Ich fürchte, dass das wahrscheinlich wieder eine Kostenfrage ist. (DA3, 188)*

Das Problem, dass das Personal zu wenig spezifisch ausgebildet ist, sieht diese Angehörige nicht allein in der Art der Betätigungsangebote, die nicht unbedingt den Bedürfnissen der alten Menschen, an die sie gerichtet sind, entsprechen, sondern auch darin, dass Personen, die nicht entsprechend geschult sind, mit der Dynamik, die bei gemeinsamen Tätigkeiten entsteht, schlecht umgehen können. Denn unter den alten Menschen gibt es oft Neid und Konkurrenz, die sich nachteilig auf die Gruppe auswirken (vgl. DA3, 266). Dieses Thema wird auch von einer anderen befragten Angehörigen aufgegriffen. Auch für sie kann nur dann ein Klima der Begegnung hergestellt werden, wenn genügend und gut geschultes Personal vorhanden ist:

Weil es sehr schwierig ist. Das ist keine Kritik an den dort, es ist sehr schwierig, es würde geschultes und vor allem auch genug Personal erfordert, weil dann und zuerst muss ich die Konkurrenz ausschalten. Das heißt, ich muss so viel dahaben, dass jeder ein Stück Aufmerksamkeit kriegt. Und erst dann kann ich anfangen eine Gemeinsamkeit zu entwickeln. Schauen, wie die Gspandln sein könnten oder was man machen könnte oder so. Also man müsste zum Beispiel in diesen leeren Nachmittagsstunden nicht auf eine Person reduzieren, die anwesend ist, sondern auf drei erhöhen, um aus solchen Situationen etwas machen zu können. Es ist billig zu fordern, dass die eine jetzt dann, eine ungeschulte oder wenig geschulte Kraft, jetzt das alleine machen soll. Geht nicht. Oder im Glücksfall einmal. Aber wie soll die denn, was soll's denn tun? Ein Radl schlagen? [lacht] (PA2, 204)

7.4.6

ZUSAMMENFASSUNG

Dem Alltag *„Bedeutung geben"* (DA3), wie es eine der Angehörigen formuliert, stellt angesichts unterschiedlicher Vorstellungen und Bedürfnisse der Menschen eine hohe Anforderung an die stationäre Langzeitpflege, denn auch alte pflegebedürftige Personen bilden diesbezüglich keine homogene Gruppe. Im Hinblick auf die große Bedeutung einer sinnvollen Tätigkeit für ein intaktes Selbstverhältnis und das damit verbundene Wohlbefinden einer Person sollten sich Institutionen der geriatrischen Langzeitpflege dieser Herausforderung stellen. Dabei geht es keineswegs darum, das durch medizinische Fortschritte erreichbare hohe Lebensalter mit einer Beschäftigungstherapie zu füllen (vgl. Wilhelm 1998, S. 107). Vielmehr sollten ein Klima und die Möglichkeiten geschaffen werden, dass Pflegebedürftige solcher Art von Beschäftigung nachgehen können, die ihnen liegen und an denen sie auch Interesse haben. Das Ernst-Nehmen diesbezüglicher Wünsche und Bedürfnisse kann in unterschiedlichen Hinsichten dazu beitragen, das Gefühl der eigenen Würde zu stärken und zu wahren: Durch das Ermöglichen von sinnvollem und bedeutungsvollem Handeln können Menschen sich als individuelle Person wahrnehmen und darstellen. Das Selbstwertgefühl einer Person ist wesentlich von der Überzeugung gespeist, dass die eigene Vorstellung bezüglich ihres „So-Sein-Wollens" und der damit verbundene Lebensplan es wert ist, verwirklicht zu werden. Das Selbstvertrauen baut auf dem Zutrauen in die eigenen Fähigkeiten auf, diese Absichten so gut wie möglich zu verwirklichen. Werden pflegebedürftige

Menschen durch das Bedürfnis der Risikominimierung seitens der Pflege- und Betreuungspersonen oder durch rigide Rahmenbedingungen ständig daran gehindert, den Tätigkeiten nachzugehen, die ihnen Freude machen, so wird ihr Selbstvertrauen auf Dauer darunter leiden und ihre Abhängigkeit wird steigen (vgl. French 2002, S. 30). Ebenso werden die pflegebedürftigen Menschen nur schwer an ihrem Selbstwertgefühl festhalten können, wenn sie erleben, dass ihre eigenen Bemühungen von den Pflege- und Betreuungskräften nicht wertgeschätzt werden. Abschließend seien hier Gedanken des Gerontologen Wilhelm angefügt, der in Anlehnung an Veelken (1981) daran appelliert, dem alten Menschen die Möglichkeit zu bieten, sich mit sich und mit seinem Leben so auseinander zu setzen, wie er es möchte:

„Das Spektrum könnte hier von Fort- und Weiterbildung [...], der Ermöglichung individueller Hobbys bis zum Akzeptieren des einfachen Wunsches nach Ruhe reichen. Es ist notwendig, den ‚Unterschied zwischen Betreuung und Begegnung' [...] zu erkennen und so den alten Menschen nicht als ‚Objekt, sondern (als) Subjekt der Szene' [...] zu sehen. Dies beinhaltet auch, ihm seine Kompetenzen zuzugestehen und ihm die Verantwortung für sein Leben zurückzugeben." (Wilhelm 2000, S. 4)

7.4.7

SOZIALE BEZIEHUNGEN

Personale Identität ist entscheidend abhängig von der dialogischen Beziehung zu anderen. Durch soziale Beziehungen werde ich von anderen identifiziert und erhalte durch die soziale Spiegelung Identität. Es ist keineswegs nur ein interessantes soziologisches Phänomen, dass wir darum bemüht sind, personale Identität, also ein Selbst aufzubauen, sondern etwas Wertvolles und Schützenswertes (vgl. Stöcker 2003, S. 148). Dieses Schützenswerte ist die Selbstachtung, ohne die personale Identität nicht aufgebaut und aufrechterhalten werden kann, denn die Selbstachtung birgt die für die Lebensführung unentbehrliche motivationale Kraft. Um die Selbstachtung zu sichern und diese als Würde nach außen zu verkörpern, bedarf es beständiger sozialer Kooperation und gelungener Beziehungen. Nicht nur aus der Perspektive der Philosophie sind Achtung und soziale Wertschätzung Grundvoraussetzungen für ein unverzerrtes Selbstverständnis. Wie bereits in den theoretischen Ausführungen angesprochen wurde (s. Kap. 3.2), zeigen auch die Ergebnisse aus anderen Wissenschaftsdisziplinen wie Gesundheitsforschung, Neurobiologie und Entwicklungspsychologie, dass zwischenmenschliche Anerkennung, Wertschätzung und Zuneigung zu geben und zu bekommen den Kern aller menschlichen Motivation bilden. In diesem Sinne fordert die US-amerikanische Feministin und Publizistin Betty Friedan in ihrem Werk über das Alter, dass wir uns als Menschen stets darum bemühen müssen, unsere Fähigkeit zu

Fürsorge, Nähe und Liebe kontinuierlich einzusetzen. Friedan merkt auf Basis mehrerer epidemiologischer Untersuchungen an, dass soziales Eingebundensein, also soziale Unterstützung und fürsorgliche Beziehungen oder Netzwerke direkte Auswirkungen auf die Sterblichkeit haben (vgl. Friedan 1997, S. 115). Im Folgenden soll nun ausgehend vom Blickwinkel der InterviewpartnerInnen der Frage nachgegangen werden, auf welche Ressourcen institutionell gepflegte und betreute Menschen diesbezüglich zurückgreifen können.

7.4.7.1

Schwierigkeiten im Pflegeheim, Beziehungen zu MitbewohnerInnen aufzubauen

Aus den erzählten Erfahrungen der pflegebedürftigen InterviewpartnerInnen und aus den Beobachtungen der befragten Angehörigen lässt sich schließen, dass Freundschaften zwischen den BewohnerInnen im Pflegeheim eher selten sind.

Ich mein, die noch denken können, die noch ihren Kopf beinander haben, die sind freundlich – mehr ist da nicht. [...] Das hab ich hier noch nicht erlebt. Ich hab schon zu meinem Sohn gesagt, der immer sagt: „Dass du noch keine Freundin hast, das ist unmöglich!" Sag ich: „Du, das ist da gar nicht so üblich." Sie sind alle freundlich, sie sind alle nett, fast alle, aber Freundschaft zwischen zweien. Ich hab am Tisch zum Beispiel zwei Frauen sitzen, die kennen sich jetzt schon über sechs Jahre. Zwischen denen ist das Gespräch immer noch wie fremd und sie sagen auch kein „Du". „Du" ist nicht so wichtig, aber zu einer richtigen Freundschaft gehört's dazu, gell? Da wundere ich mich manchmal, dass Freundschaften hier kaum aufgebaut werden. (DP11, 14)

Ich merke auch, dass es Freundschaften im Alltag kaum gibt. Das ist auch etwas, was mich sehr bestürzt hat ehrlich gesagt. (DA3, 269)

Ja, da hab ich eigentlich nicht so viel Kontakt. Ja, man spricht schon miteinander. Aber so direkt Freundschaft nicht. (DP12, 95)

Die Befragten nennen unterschiedliche Gründe dafür, warum im Pflegeheim keine neuen engeren Beziehungen geknüpft werden. Eine der pflegebedürftigen GesprächspartnerInnen vermutet, dass dahinter die Angst stehen könnte, seine Individualität zu verlieren, wenn man sich auf eine Freundschaft mit den Mitbewohnern einlässt:

Jeder will irgendwie für sich einzeln sein, eine Persönlichkeit bleiben und fühlt sich vielleicht, ich weiß es nicht, ich würde gerne mit jemandem befreundet sein, und fühlt sich irgendwo, etwas weniger werdend, wenn er Beziehungen hat. (DP11, 32)

Für diesen Abgrenzungsversuch, der von der Sprecherin beschrieben wird, bietet sich eine Interpretationsmöglichkeit an, welche mit der von der Pflegewissenschaftlerin Gröning beschriebenen Anforderung an das neue Altersbild in Beziehung gesetzt werden kann: Das gegenwärtige Altersbild verlangt nach Gröning, sich nicht so alt zu fühlen und damit möglichst nicht dem Klischee des Alters zu entsprechen. Diese Forderung, sich von den anderen zu unterscheiden, bringt die Identität der dazu aufgeforderten Personen jedoch insofern ins Wanken, als das Gefühl, wie die anderen zu sein, also ein ganz normaler Mensch, im Alter gefährlich wird (vgl. Gröning 2001, S. 24).

Eine der befragten Angehörigen vermutet, dass es vor allem das bevorzugte Themenspektrum im Zusammenhang mit der Vergangenheitsperspektive ist, das auf wenig Interesse bei den MitbewohnerInnen stößt:

> Ich kann mich erinnern am Anfang bei meiner Mutter, es war relativ am Anfang, dorthin gekommen ist, da hat mal eine Pflegerin so ein bisschen die Leute verschoben und zusammengesetzt: „Sie können ja plaudern". Dann haben zwei Damen, beide neunzigjährig, so zwei Minuten miteinander geredet und dann ist die Pflegerin wieder gekommen und hat gesagt, ob sie nicht plaudern wollen, hat eine gesagt „Wir haben schon geplaudert". In zwei Minuten war das Plaudern über ein neunzigjähriges Leben erledigt. Also, der Wunsch, vielleicht ist auch der Wunsch gar nicht mehr vorhanden, dass man G'schichten von jemandem anderem gar nicht mehr hören will, ich weiß es nicht. (PA1, 374)

Dieses Problem greift auch der Gerontologe Wilhelm auf, der mit Bezug auf Kruse (1992, S. 61) darauf verweist, dass es vielen BewohnerInnen schwer fällt, mit MitbewohnerInnen überhaupt Kontakt aufzunehmen und diesen dann auch über längere Zeit aufrechtzuerhalten. Zum einen liegt dies an der Interesse- und Initiativlosigkeit vieler BewohnerInnen, auf der anderen Seite an unangenehmen Verhaltensweisen oder Gewohnheiten, welche die Begegnung erschweren und als belastend empfunden werden (vgl. Wilhelm 1998, S. 191). Als unangenehme und belastende Umgangsweisen werden nicht nur die sich immer wiederholenden und ausführlichen Erzählungen aus der Vergangenheit gesehen, sondern auch andere Grenzüberschreitungen, die Wilhelm mit Fiehler (1996) als „Painful Self-disclosure" bezeichnet: Dies bedeutet, dass negative und schmerzliche Erfahrungen im Gespräch explizit thematisiert werden. Wilhelm führt aus, dass solcherart Regelverletzungen höchstens aus Mitleid toleriert werden, zumeist aber vor allem bei MitbewohnerInnen auf Ablehnung stoßen (vgl. Wilhelm 1998, S. 191). Wie eine Angehörige anspricht, kommt es aber auch vor, wie beispielsweise bei ihrer demenzkranken Mutter, dass Regeln der Kommunikation mitunter auch vergessen oder verlernt werden:

> Und dann gibt's halt im Kaffeehaus, wo wir manchmal hingehen, andere Angehörige mit anderen Leuten, die halt einen Schlaganfall hatten, und da sagt sie ganz laut, wenn jemand dasitzt mit seinem Rollstuhl: „Schau, wie die glotzt!" Das ist halt dann nicht so fein. (PA1, 173)

Möglicherweise verstärken diese von Wilhelm beschriebenen Regelverletzungen in der Kommunikation den Abgrenzungsversuch der MitbewohnerInnen und die damit verbundenen Bestrebungen, sich nicht den BewohnerInnen zugehörig zu fühlen und sich an ihnen zu orientieren, sondern an den „Normalen" – nämlich dem Personal.

Unter dieser Perspektive können die in den Interviews eingebrachten Schilderungen interpretiert werden, die schwierige und konfliktreiche Begegnungen beschreiben:

> Ich hab noch nie eine Schwester schimpfen hören über so was. Das sind mehr die eigenen Leute, die noch einigermaßen denken können, die sagen dann: „Schau mal, jetzt hat sie schon wieder alles unter den Tisch gehaut." Aber die hat das doch nicht zu Fleiß gemacht, die hat das doch gar nicht gemerkt. (DP11, 517)

> Menschen, auch wenn sie selbst nur ein wenig besser beinander sind, sind sehr grauslich zueinander. [...] Ich habe das Gefühl, die sind oft besonders angriffslustig. Meine Mutter wird auch oft von einem Mann verbal verletzt, so „die Schlange", dabei spricht meine Mutter aber sehr wenig mit dem. (DA3, 338)

> Ja, doch! Zum Beispiel ein Beispiel. Da gibt es hier am oberen Stock einen Herren, der ist aus Vorarlberg, der hat immer gesagt zu mir, weil ich mit der anderen Frau hab geredet, wo ich zu Hause war, das Bauernhof war und so... Hat er gesagt, ich soll nicht mit die anderen mitreden, wenn ich nur vom Rinderstall in den Schweinestall gekommen bin. JA! Und der erzählt stundenlang so und so... Da bin ich hinausgegangen! (DP10, 855)

Nicht nur BewohnerInnen verletzen Regeln der Kommunikation und begehen damit Grenzüberschreitungen, sondern auch BesucherInnen, wie eine Angehörige erzählt:

> Wo ich drunter leide, zum Beispiel, ist, manche Besucher, die schon mal über manche Bemerkungen meiner Mutter lachen. Das stört mich, aber da kann weder das Heim noch die pflegenden Personen was dafür, dass es mich stört. Damit muss ich entweder, die kann ich entweder drauf ansprechen oder es stört mich halt. Ich versuch', den Kontakt zu vermeiden oder die Umgebung zu vermeiden. (PA1, 131)

Es wäre sicher ein überzogener Anspruch anzunehmen, es wäre möglich, das Leben im Pflegeheim konfliktfrei zu gestalten. Es handelt sich dort um eine Zufallsgemeinschaft, in der die Menschen außer ihren körperlichen und/oder kognitiven Beeinträchtigungen nicht mehr Gemeinsamkeiten aufweisen als andere Zufallsgemeinschaften. Menschen, die im Pflegeheim leben, sind oftmals in verschiedenen Schichten sozialisiert, haben unterschiedliche Bildungsbiografien und unterschiedliche Berufe ausgeübt sowie unterschiedliche Interessen und Lebenspläne entwickelt. Das meist höhere Alter und das gemeinsam geteilte Schicksal, nicht mehr ohne fremde Hilfe leben zu können, sind als Anhaltspunkte zu schwach, um Sympathie oder gar Freundschaft zu entwickeln. Der Jüngste unserer InterviewpartnerInnen spricht dieses Problem deutlich an:

> Das ist sehr schwer. Weil, wenn wir irgendwelche Veranstaltungen haben im Haus, geht man schon mit gemischten Gefühlen dorthin. Und es ist eine Altersfrage natürlich auch. Mit einer 83-Jährigen, was soll ich mit der reden? Ich geh' gar nicht auf's Private ein, aber... Also ich hab da eine, die hat mir die Schwester mehr oder weniger ‚zuwegschanzt'. Mit der tu ich Schach spielen. Ich hab seit über 30 Jahren kein Schach angegriffen, aber da spiel ich und kämpf halt tapfer. Aber gut, man spielt Schach, aber sonst gibt's keine Diskussion und keine nix, die ist nur auf's Schachspielen fixiert und es fehlt halt irgendwo das Allgemeine. (PP5, 226)

Darüber hinaus wird den geistig regen BewohnerInnen durch den ständigen Kontakt mit den dementen MitbewohnerInnen die eigene mögliche Zukunft vor Augen geführt, was verständlicherweise Angst macht. Aber auch das Verhalten dementer MitbewohnerInnen verlangt nicht nur dem Personal, sondern auch den MitbewohnerInnen eine sehr große Toleranz ab, wie InterviewpartnerInnen erzählen:

> *Da gab es welche, die haben die ganze Nacht gebrüllt. (DPH9, 28)*

> *Die Frau ist nicht mehr ganz sie selber. Die redet unentwegt, aber man versteht nix. Dann ist eine, die schreit immer „Hilfe!", den ganzen Tag. (DP11, 205)*

> *Eine Frau geht zu mir in die Wohnung. Da steht sie da herinnen und hat meine Jacke angezogen, vorm Flügel, und ist vor dem Spiegel gestanden und hat probiert. Dann sag ich, Frau [Name] heißt sie, dann sag ich: „Frau [Name], das gehört mir." „Na, na", sagt sie, „das gehört mir" oder sind ins Badezimmer, alles Mögliche gemacht. Und da habe ich mir gedacht, das geht nicht. (DP10, 90)*

> *Und die verwirrten Menschen, die den ganzen Tag im Haus herumirren oder irgendwo unter Aufsicht des Pflegepersonals sitzen und den ganzen Tag schreien, es ist furchtbar. Das ist Stress für alle Beteiligten. (DA3, 433)*

Zwar sind diese belastenden und konfliktreichen Situationen nicht völlig aus der Welt zu schaffen, doch könnten gezielte Interventionen von gut geschultem Personal, welches sich dieser Hintergründe bewusst ist, dazu beitragen, das Gruppenklima zu verbessern. Zu wenig oder nicht entsprechend ausgebildetes Personal führt dazu, dass die Pflege- und Betreuungspersonen mit derartigen Konflikt- oder Konkurrenzsituationen überfordert sind. Diese Problematik wurde bereits im Zusammenhang mit den Möglichkeiten sinnvoller Tätigkeit thematisiert (s. Kap. 7.4.5) und wird von einer der Angehörigen auch mit den Schwierigkeiten des Kontaktaufbaus in Beziehung gesetzt:

> *Noch eine Beobachtung, die ich mach, ist, dass anstelle von untereinander Beziehungen aufnehmen und sich gegenseitig ein bisschen stützen, eher der Konkurrenzkampf um die Aufmerksamkeit der Betreuungspersonen entbrennt. Und wir dürfen nicht vergessen, die Betreuungspersonen sind alle in Wirklichkeit nicht so geschult, dass sie mit einer solchen Situation umgehen können. Die haben bestenfalls eine Pflegehelferausbildung und sind nicht wirklich, sind heillos überfordert, was sollen sie denn tun? Die tun ihr Bestes, wurschteln da herum. Ich red wie gesagt von einem der besten Heime, ich red nicht von – solche Dinge sind vielleicht in einem größeren Heim sogar leichter. In einem kleineren bräuchten sie geschultes Personal. Oder mehr Zeit oder zumindest mehr Personal, was ja immer und überall am unteren Limit ist. (PA2, 145)*

Wirkliche Begegnungen könnten mit verschiedenen Betätigungsangeboten geschaffen werden, die nach den Bedürfnissen der BewohnerInnen ausgerichtet sind. Der Gerontologe Wilhelm sieht dies als eine Hauptaufgabe der MitarbeiterInnen eines Pflegeheims an (vgl. 2000, S. 4). Gelegenheiten zu schaffen, dass neue MitbewohnerInnen leichter in der bestehenden Gemeinschaft einen Platz finden, könnte dabei ein Anfang sein. Dass solcherart wichtige Interventionen keineswegs selbstverständlich sind, bringt eine der befragten Angehörigen ein:

> *Was mich ein bisschen irritiert hat, war, wenn da jemand Neuer kommt, ich glaube nicht, dass da jemand vorgestellt wird, das passiert eigentlich nicht wirklich. Sitzt halt jemand irgendwo oder so ungefähr. (DA3, 297)*

Eine weitere Möglichkeit, die Wilhelm in diesem Zusammenhang vorschlägt, sind Informationsveranstaltungen für BewohnerInnen, in denen das Zusammenleben mit kranken und dementen BewohnerInnen thematisiert wird und auch Hilfestellungen im Umgang angeboten werden. Durch eine gezielte Einbeziehung der Angehörigen in die Hausgemeinschaft könnten aus seiner Sicht gegenseitige Vorurteile, die Angehörige, Pflegepersonen und BewohnerInnen einander entgegenbringen, abgebaut werden. (Vgl. Wilhelm 2000, S. 4f.)

Weitere Hemmnisse, die der Beziehungsaufnahme im Pflegeheim entgegenstehen, sind unterschiedliche körperliche und kognitive Beeinträchtigungen der Mitbewohnerinnen. Neben dem Problem, dass aufgrund der steigenden Zahl der demenzkranken BewohnerInnen die Möglichkeiten, Gespräche zu führen, eingeschränkt sind, bringt es die oft genannte Schwerhörigkeit mit sich, dass die Kontakte sehr oberflächlich bleiben:

Aber sonst, es ist halt schwer, da herinnen im Haus kannst alles vergessen. Naja, bis auf eine Person, drüben auf der [Name der anderen Station] die Frau [Name], mit der kann man normal reden und die sehr, ziemlich auf der Höhe ist. Mit der kann man über jedes Thema reden und sie kann mitreden. (PP5, 209)

Aber ich muss ehrlich sagen, dadurch, dass ich eben so schlecht hör, hab ich nicht mit jedem so guten Kontakt. Es ist das ewige Fragen: „Wie bitte?" Und dann natürlich diese alltäglichen Gespräche, die mich dann nicht interessieren. Da les ich lieber ein gutes Buch oder schau mir im Fernsehen einen Film an, der mich interessiert. (PP6, 156)

Das sind ja wirklich arme kranke Menschen, die wollen vielleicht eine Ansprache, und ich weiß nicht was, ich kann mich in diese armen kranken Menschen nicht hineinfühlen. Aber am ganzen Gang ist fast niemand, der hört. (PP1, 55)

Also bis jetzt kann man das nicht, muss ich sagen. In dieser Runde, in der ich jetzt im Speisesaal Menschen um mich habe, erstens hören wir alle sehr schlecht, das ist ja schon mal ein Grund, dass man sich sehr schwer versteht. (PP4, 183)

Menschen, die im Pflegeheim leben, haben aus unterschiedlichen Gründen Schwierigkeiten, engere Bekanntschaften oder Freundschaften zu schließen, womit jedoch nicht gesagt werden soll, dass es diese gar nicht gibt. Werden solche Beziehungen durch den Tod jäh beendet, so bedeutet das eine Belastung für die Überlebenden (vgl. PP6, 240; DPH9, 430) und kann dazu führen, dass keine engeren Beziehungen mehr eingegangen werden, wie eine der Angehörigen von ihrer Mutter erzählt:

Das Zweite ist die enorme Schwierigkeit Beziehungen aufzunehmen in einem Pflegeheim zu anderen Bewohnern. Ich hab das bei meiner Mutter erlebt, die hat das zweimal probiert, beide Male ist die andere Person binnen kürzester Zeit verstorben und sie hat's kein drittes Mal mehr gemacht. Die hat keine Beziehungen mehr aufgenommen, die hat nur mehr Bekanntschaften gehabt. (PA2, 134)

7.4.7.2

SCHWIERIGKEITEN AUSSERHALB DER STATIONÄREN EINRICHTUNGEN

Ablehnung gegenüber anderen alten Menschen ist kein Phänomen, das nur im Pflegeheim auftritt, sondern ist auch außerhalb der stationären Einrichtungen zu beobachten, wie eine Angehörige erzählt, die beruflich im extramuralen Bereich tätig ist. Wenn sie ihre Hausbesuche macht und auf andere HausbewohnerInnen angewiesen ist, ihr die Eingangstüre zu öffnen, da ihre KlientInnen nicht dazu in der Lage sind, so stößt sie bei alten HausbewohnerInnen im Unterschied zu jüngeren sehr häufig auf Ablehnung. Diese Ablehnung richtet sich nicht allein gegen die SprecherIn, die auf die Unterstützung der anderen HausbewohnerInnen angewiesen ist und ihnen damit „zur Last fällt", sondern hauptsächlich gegen die alten hilfsbedürftigen HausbewohnerInnen:

> Ja, besonders alte Menschen untereinander, die sind dann so hart. Das habe ich so oft erlebt. Morgen kann schon was sein, oder in einer Stunde kann schon was sein, und dann plötzlich sagt sie: „Hören Sie, was tun Sie da immer? Na, die soll lieber ins Heim gehen. Was tut sie denn da noch herum?" Dann sag ich: „Das geht sie doch überhaupt gar nichts an. Das ist ihre Bestimmung." Sie schimpfen oft die Pflegepersonen oder sammeln Unterschriften, das ist auch so in den Häusern. (DAH2, 412)

Nicht nur ablehnendes Verhalten der alten Menschen untereinander ist ein Phänomen, das nicht auf das Pflegeheim beschränkt werden kann, sondern auch die Initiativlosigkeit in Bezug auf das Knüpfen neuer sozialer Kontakte. Dieser Aspekt wird von der Angehörigen mit türkischem Migrationshintergrund eingebracht, die das Problem folgendermaßen beschreibt: „Diese Menschen sind Gefangene ihrer Wohnung und haben sich selbst dazu verurteilt." (CAH1, 400) Sie beschränkt diesen selbst gewählten Rückzug nicht nur auf die alt gewordenen HerkunftsösterreicherInnen, sondern ist der Ansicht, dass dies ein Problem alter Menschen in vielen Gesellschaften ist. Sie hatte in ihr Haus einmal mehrere alte NachbarInnen, die HerkunftsösterreicherInnen sind, in den Hof eingeladen, dabei musste sie feststellen, dass sich die NachbarInnen untereinander gar nicht kennen:

> Sie waren sehr glücklich und ich habe dann aber bemerkt, dass sich die Menschen das erste Mal gesehen haben, sie haben sich gar nicht gekannt, obwohl sie in einem Haus leben. Die Menschen haben keine Beziehungen mehr, das ist sehr schlecht. (DA1, 406)

Aus ihrer Sicht wäre es notwendig, alte Menschen dabei zu unterstützen, initiativ zu werden. Besonders demente Menschen würden aber nicht nur Unterstützung bei der Kontaktaufnahme benötigen, sondern auch dabei, den Kontakt zu halten, wie eine andere Angehörige erzählt, deren demenzkranke Mutter im Pflegeheim lebt:

*So wie bei meiner Mutter, die zwar leicht Kontakt geknüpft hat, aber dann das Kontakt-
halten schwierig war, früher nicht, wie sie jünger war, aber im Alter, da war zu wenig
Zeit um Kontakte zu knüpfen, damit sie sie halten hätte können. Da hätte sie immer
wieder Unterstützung gebraucht, immer wieder.* (DA1, 211)

Diese Gesprächspartnerin könnte sich vorstellen, dass durch die Unterstützung einer
dritten Person, die, ähnlich wie bei der Validation, den Gesprächsfaden wieder auf-
nimmt, wenn die TeilnehmerInnen „abdriften", ein Halten des Kontaktes leichter fallen
würde.

7.4.7.3

BEZIEHUNGEN VON BEWOHNERINNEN NACH „DRAUSSEN"

Bis auf einen Interviewpartner pflegen alle befragten pflegebedürftigen Menschen
Kontakte zu Personen außerhalb des Pflegeheims. Umso pflegebedürftiger die GesprächspartnerInnen sind, umso mehr sind sie darauf angewiesen, dass sie von ihren
Verwandten, FreundInnen und Bekannten besucht werden, um ihre gewohnten sozialen Beziehungen aufrechterhalten zu können. Nicht mehr außerhalb des Pflegeheims
aufgrund mangelnder Mobilität am sozialen Leben teilhaben zu können, kann bedeuten, wertvolle Bezugspersonen unwiederbringlich zu verlieren, was eine Belastung
darstellt, wie eine der pflegebedürftigen Personen erzählt:

*Da hab ich gesagt: „Brauchst mich nicht mehr anschreiben. Das macht mich nur traurig
dann." Weil das ist in Lainz draußen. Wie komm ich denn dorthin?* (PP1, 268)

Tagtäglich nur von alten Menschen und Pflegepersonen umgeben zu sein, wäre für
eine der befragten Angehörigen insofern belastend, als man dadurch daran erinnert
wird, dass nun die letzte Station des Lebens erreicht ist. Wichtig wären aus ihrer
Sicht Überlegungen, wie einer Ghettoisierung alter pflegebedürftiger Menschen zu
entkommen ist:

*Also, was auch vorstellbar wäre, ein öffentlicher Raum, also nicht ein Kaffeehaus fürs
Pflegeheim, sondern wo andere Leute auch hinkommen. Also ein Kaffeehaus, das belebt
ist, auch von anderen Menschen und nicht nur von pflegebedürftigen alten Menschen
mit ihren Angehörigen, das könnte ich mir sehr schön vorstellen. Also geschlossen in
dem Sinn, dass da wieder nur Menschen sind, die so in der Situation sind wie ich, etwas
besser oder schlechter vielleicht. Aber ich könnte sehr gut mir vorstellen, dass es belebt
ist durch viele unterschiedliche Menschen, junge und ältere, auch die Gespräche sind
andere, die man so am Nebentisch hört. Man könnte so vielleicht leichter Kontakte
pflegen oder es würde vielleicht auch die eigene Situation leichter, auch so bunter. Ich
hab das immer sehr belastend gefunden, nur alte Menschen, nur alte Menschen und
Pflegepersonen. Weil es so deutlich darauf hinweist, das ist die letzte Station, der letzte
Weg. Also eigentlich ist das im Pflegeheim schon eine Ghettosituation und wenn man*

ein Kaffeehaus im Haus hat, wie das auch bei meiner Mutter war, dann sieht man nur die Leute, die man sowieso immer sieht. Das heißt, wäre das offen, aber dann müsste halt die Struktur auch so sein, dass es für andere auch interessant ist, könnte ich mir das sehr anregend vorstellen. Das Angebot müsste dann halt so gestaltet sein, dass auch jüngere Menschen dorthingehen. Aber im Altersheim, das halt wieder nur für die Alten und die Angehörigen, das ist halt Ghetto. (DA1, 228)

Auch eine andere der befragten Angehörigen betont, wie wichtig es ist, alte Menschen nicht abzuschotten (vgl. DAH2, 232). Beziehungen *„nach außen zu haben"* (DA3, 347) kann diesbezüglich eine wichtige Funktion haben. Mit anderen Menschen zusammen zu sein, mit ihnen Ausflüge zu machen oder einfach einkaufen zu gehen, schafft ein *„Stück Normalität"* (DA3, 351), wie eine weitere Angehörige einbringt.

Aber das Bedürfnis nach sozialen Kontakten und Beziehungen ist bei allen Menschen unterschiedlich gelagert: So erzählt ein Interviewpartner, dass es ihm in dem Jahr, das er im Pflegeheim verbracht hat, gar nicht so recht war, dass seine Verwandten und FreundInnen so häufig zu Besuch gekommen sind. Erstens war er mit seinen mathematischen Berechnungen beschäftigt, zu denen er während seiner beruflich aktiven Zeit nie gekommen ist, zudem hat sich im Pflegeheim immer jemanden gefunden, der sich gerne mit ihm unterhalten hat. Die häufigen Besuche hat dieser Gesprächspartner eher als Störung empfunden. So geht es ihm heute noch, wo er wieder zuhause lebt. *„Wirklich"*, beteuert er im Gespräch lachend, *„ich will oft meine Ruhe haben, aber das geht gar nicht"* (DPH9, 448).

7.4.7.4

BEZIEHUNGEN ZWISCHEN BEWOHNERINNEN UND PFLEGE- UND BETREUUNGSPERSONEN

Würde erwächst aus der Achtung und Wertschätzung innerhalb sozialer Beziehungen. Auf welche Ressourcen können pflegebedürftige Personen, die professionell betreut werden, diesbezüglich innerhalb der Beziehung zu den Pflege- und Betreuungspersonen zurückgreifen? Aus pflegetheoretischer Sicht wird dem Ideal der pflegerischen Beziehung als wesentliches Merkmal und wirksames Instrument der Pflege eine zentrale Bedeutung zugeschrieben (vgl. Käppeli 2005, S. 187). Eine Beziehung, die von Rücksichtnahme, Anteilnahme, Verlässlichkeit und dem Leisten von Beistand getragen ist, optimiert nach der Pflegetheoretikerin Käppeli „den Einsatz pflegerischer Kompetenz im Interesse der Wirksamkeit von Pflege und von Sicherheit, Wohlbefinden und Würde potentiell verletzlicher Kranker" (ebda., S. 190). Wie die Beziehungen zu den Pflege- und Betreuungspersonen von den InterviewpartnerInnen beschrieben werden und welche Erwartungen und Wünsche und Erfahrungen sich diesbezüglich festmachen lassen, soll nun dargestellt werden.

Aus den bisherigen Ausführungen geht deutlich hervor, dass ungleiche Machtverteilung als ein wesentliches Charakteristikum gesehen werden kann, das den Inhalt der Beziehung zwischen pflegebedürftigen Menschen und den Pflege- und Betreuungspersonen prägt. Unterschiedliche Untersuchungen zeigen, dass Personen, die zuhause gepflegt und betreut werden, eine stärkere Position innehaben, als jene Menschen, die im Pflegeheim leben (vgl. Krenn 2003, S. 11). Auch bei den Interviews im Setting Hauskrankenpflege fällt auf, dass die GesprächspartnerInnen sehr selbstbewusst auftreten und ihre Position als gleichberechtigte und selbstbestimmte Person mit Nachdruck verteidigen. Pflegeheime dagegen ähneln nach Koch-Straube neben anderen Merkmalen auch durch die weitgehende Kontrolle über das Verhalten Erziehungsheimen oder Gefängnissen (vgl. Koch-Straube 2005, S. 212). Auch von den InterviewpartnerInnen wird dieser Vergleich mehrfach gezogen, indem sie davon sprechen, dass das Pflegeheim doch in gewisser Art ein Gefängnis ist (vgl. DPH9, CAH1) oder einem Kindergarten gleicht (vgl. DPH9, DA1, PA2).

Wie das Personal auf die unterschiedlichste Art und Weise seine Machtposition zum Ausdruck bringt, wurde in den vorangegangenen Kapiteln bereits angesprochen. Neben dem Übersehen und Überhören sowie der Infantilisierung und anderer Formen des Nicht-ernst-Nehmens der BewohnerInnen gehören auch abwertende Äußerungen und Gesten seitens der Pflege- und Betreuungspersonen dazu, wie es beispielsweise eine Angehörige und ein pflegebedürftiger Gesprächspartner erlebt haben:

> Ich hab schon auch manchmal gemerkt, dass das Pflegepersonal „Na die da" oder irgendwie halt, so ein bisschen abwertend. Also durchaus ein bisschen arrogant agiert, also nicht wirklich so, wie es eigentlich sein sollte. (DA3, 320)

> Weil ich hab Gott sei Dank gut gehört. Und wenn sie sich manchmal unterhalten haben untereinander, da hab ich das auch mitbekommen. Wenn die nicht wussten, dass ich gut beieinander bin, auch gehörmäßig, weil ich hab ein super Gehör [lacht]. Da hab ich auch gehört, was wir alle für Trottel sind. (DPH9, 55)

Von den GesprächspartnerInnen werden Erlebnisse des Machtmissbrauchs immer wieder als demütigend und entwürdigend wahrgenommen (vgl. DA1, 346; DP10, 819). Den Machtdemonstrationen anderer ausgeliefert zu sein, führt langfristig zur Reduktion der Kontrollüberzeugung und zur erhöhten Abhängigkeit (vgl. Kap. 7.3.3.5).

Ist Beziehung jedoch durch professionell-fürsorgliches Handeln der Pflege- und Betreuungspersonen gekennzeichnet, welches sich durch Höflichkeit, Rücksichtnahme, Behutsamkeit und Taktgefühl ausdrückt, so trägt dies zum Gefühl der Sicherheit und Geborgenheit der pflegebedürftigen Menschen bei. Durch solche Begegnungen kann die Werthaftigkeit der pflegebedürftigen Personen Bestätigung finden. Dabei empfinden sich die pflegebedürftigen Befragten keineswegs nur in der passiven Rolle der EmpfängerIn von Anerkennung und Wertschätzung. Wie bereits erwähnt, stellen sie auch an sich den Anspruch, gegenüber jenen Personen, von denen sie gepflegt werden, Anerkennung und Respekt zum Ausdruck zu bringen (vgl. Kap. 7.2.4).

In den Gesprächen werden von den pflegebedürftigen Personen, wie auch von den Angehörigen, viele Situationen und Begebenheiten geschildert, die durch solch ein fürsorgliches Verhalten seitens der Pflege- und Betreuungspersonen geprägt sind. Aus den Interviews lässt sich aber ebenso schließen, dass gemessen an den Wünschen und Bedürfnissen der befragten Personen – sowohl hinsichtlich der Intensität wie auch des zeitlichen Ausmaßes – die direkten Kontakte zwischen den pflegebedürftigen Personen und dem Pflege- und Betreuungspersonal eher gering bemessen sind. In den Interviews wird über das Bedürfnis des fürsorglichen Umgangs bei Pflegehandlungen hinaus auch das Bedürfnis geäußert, gern gehabt zu werden (vgl. DA1, 435) und Aufmerksamkeit zu bekommen (vgl. PA2, 595).

Der Gesprächspartner, der ein Jahr im Pflegeheim verbracht hat und nun zuhause betreut wird, spricht an, dass freundschaftliche Beziehungen zum Pflegepersonal eher eine Seltenheit sind. Er vermutet, dass dieser Umstand vor allem durch den permanenten Personalmangel bedingt ist:

> *Es hat einen Pfleger gegeben, mit dem hab ich mich sehr gut verstanden. Wir waren per du, also richtig per du miteinander. Also mit dem war es eine echte Freude. Wenn der gekommen ist, er hat eine Freude gehabt und ich hab eine Freude gehabt. Aber das sind Ausnahmen, net. Aber eine Schwester war auch sehr nett, die eine da... Aber das ist leider sehr schwer. Dieser Personalmangel, eben in diesem Heim, wo ich war, die waren so unterbesetzt, net.* (DPH9, 160)

Auch ein anderer Gesprächspartner sieht einen Grund dafür, dass Beziehungen zwischen den Pflegepersonen und den BewohnerInnen eher oberflächlich sind, im Zeitmangel der Betreuungskräfte: Alles passiere im Vorbeigehen, richtig Zeit nehme sich niemand, erzählt er im Interview (vgl. PP5, 133). Aber das ist nicht der einzige Grund dafür, dass diese Beziehungen rudimentär bleiben:

> *Sie sind nett, sie sind freundlich, aber man merkt, es fehlt die gewisse Portion von innerer Einstellung dazu. Es ist halt ein Job wie jeder andere, das lass' ich mir auch nicht nehmen. Ich meine, ich bin an und für sich, sagen wir unter Anführungszeichen, beliebt. Ich kommuniziere mit ihnen, ich blödle mit ihnen, aber trotz allem muss ich sagen, das Persönliche fehlt, es fehlt effektiv. Weil die Schwester, die jetzt Dienst hat, die schaut, dass sie ihre Arbeit erledigt und damit hat sich's. Ja, ich bin halt, was weiß ich, die Nummer 3554 und bleib' eine Nummer.* (PP5, 104)

Der Sprecher dieses Zitats drückt aus, dass sich das Pflegepersonal professionell freundlich verhält, jedoch an seiner individuellen Person kein Interesse hat. Er nimmt wahr, dass Pflege- und Betreuungspersonen eher darauf bedacht sind, Kontakte außerhalb von pflegerischen Verrichtungen zu vermeiden:

> *Es gibt zwar da oben im zweiten Stock ein Raucherzimmer, aber das ist meistens leer. Und wenn Schwestern drinsitzen und du kommst rein, na, das ist so wie ein Fremdkörper: betrittst den Raum, flüchten alle automatisch.* (PP5, 110)

Für diesen Interviewpartner, der keine Beziehungen zu Personen außerhalb des Pflegeheims hat, wäre all das ein Grund zum Verzweifeln, würde er sich „da ernst und wichtig nehmen" (PP5, 93). Dass damit auch kein Vertrauen und gegenseitiges Verständnis aufgebaut werden kann und sich so manchmal die „Fronten verhärten" (vgl. PP5, 98), sind für ihn logische Folgen:

> *Und wenn man das nüchtern betrachtet, okay, die macht ihren Job, die ist für das da. [...] Weil ich sag berechtigterweise: „Na hallo, was soll das? Wieso putzen Sie nicht, wieso machen Sie mir nicht das Bett? Das steht Ihnen ja zu, das ist Ihr Ding." Das ist jetzt mein Part. Umgekehrt sagt die Schwester: „Ja warum soll ich das dem tun? Ich werde bezahlt für das und das, und das andere geht mich nix an."* (PP5, 97)

Wie der Interviewpartner die Beziehungen zwischen BewohnerInnen und den Pflege- und Betreuungspersonen beschreibt, findet eine deutliche Übereinstimmung mit der fachtheoretischen Auseinandersetzung bezüglich dieser Problematik statt. So schreibt Koch-Straube, die sich auf Schroeter bezieht, dass sich die Lebenswelten von BewohnerInnen und Pflege- und Betreuungspersonen kaum durchdringen, sondern sich vielmehr als weitgehend fremde Welten gegenüberstehen (vgl. Koch-Straube 2005, S.214). Auch Käppeli konstatiert, dass entgegen dem in der Pflegefachliteratur propagiertem Ideal der pflegerischen Beziehung das Verhältnis zwischen den Betreuungsbedürftigen und den Pflegekräften oftmals von Bedeutungslosigkeit geprägt ist. Dies hat ihrer Ansicht nach zur Folge, dass Pflege- und Betreuungspersonen wichtige Bedürfnisse und Veränderungen von BewohnerInnen/KlientInnen übersehen (vgl. Käppeli 2005, S. 187). Möglicherweise ist das auch der Grund, warum Pflege- und Betreuungspersonen oftmals nicht merken, wenn die Würde der pflegebedürftigen Menschen verletzt wird, wie es einige InterviewpartnerInnen erlebt haben. Gegebenheiten wie Personalmangel und der daraus resultierende Arbeitsdruck, die in den Interviews immer wieder zur Sprache gebracht werden, sind sicher keine guten Voraussetzungen dafür, die Kluft zwischen Anspruch und Wirklichkeit bezüglich der Beziehungsgestaltung zu verringern.

Dass sich die Überbeanspruchung der Pflege- und Betreuungspersonen durch den zunehmenden Ökonomisierungs- und Rationalisierungsdruck nachteilig auf die Beziehungskultur in Gesundheits- und Pflegeeinrichtungen auswirkt, ist schon seit längerer Zeit vielbesprochenes Thema in der einschlägigen Fachliteratur. So weist beispielsweise der Soziologe Krenn in seiner Studie zum Themenfeld der Kultur des Helfens darauf hin, dass im Zuge des Versuchs der Objektivierung personenbezogener Dienstleistung, der sich durch knappe Personalbemessung, restriktive Zeitvorgaben und strikte Arbeitsteilung charakterisieren lässt, dem „Arbeitsgegenstand Mensch" der Status des Objekts zugewiesen wird, welches mit standardisierten Prozeduren bearbeitet werden soll (vgl. Krenn 2004, S. 13). Der Subjektcharakter jener Personen, welche die Dienstleistungen in Anspruch nehmen, also der BewohnerInnen/KlientInnen, bleibt damit ausgeblendet und das Einbringen der Subjektivität der Pflege- und Betreuungspersonen wird erheblich erschwert bzw. verunmöglicht (vgl. ebda.). Gleichzeitig wird im Professionalisierungsdiskurs innerhalb der Pflegeberufe die stark männlich konnotierte medizinisch-wissenschaftliche Seite betont. Dies erscheint nicht zuletzt deshalb als notwendig, um innerhalb des Gesundheitswesens Anerkennung zu erlangen und der Reduzierung der Pflege auf Fürsorge und der mit dieser Gender-Zuschreibung verbundenen Abwertung zu entkommen. Die Befürchtung Krenns, dass damit die emotionalen und kommunikativen Seiten des Pflegeprozesses nicht mehr als dessen inhärente Bestandteile verstanden werden, sondern als Luxusbeigabe oder sogar als fehlende Abgrenzung und damit als berufliche Schwäche etikettiert werden, ist durchaus gerechtfertigt. Damit läuft aus seiner Sicht der Professionalisierungsdiskurs Gefahr, für die vorherrschende Tendenz zur Ökonomisierung der Pflege instrumentalisiert zu werden (vgl. ebda., S. 15).

Überforderte Pflege- und Betreuungspersonen werden kaum Interesse an einer tieferen Beziehung zu den BewohnerInnen/KlientInnen haben und sie werden eher dazu neigen, Würdeverletzungen zu übersehen, um dem Arbeitsdruck zu entkommen und dem Zeitdruck Stand zu halten (vgl. DA1). Damit eine würdigende Beziehungskultur möglich wird, müssen auch Pflege- und Betreuungspersonen Anerkennung innerhalb ihrer Organisation erfahren, wie einer der befragten Angehörigen ausführt:

> *Auf der anderen Seite ist es sicher auch so, dass die Menschen, die Ältere pflegen, schwierige Bedingungen haben, weil sie ja auch selber immer an ihr eigenes Älterwerden, an die Hilflosigkeit erinnert werden. Also müsste eigentlich dafür gesorgt werden, dass auch die Pflegenden einen wertschätzenden Umgang erfahren, weil nur wenn das Arbeitsumfeld für sie auch passt, sei es jetzt mit ihrer Familie vereinbart, wie auch immer halt und auch das Team gut funktioniert, nur dann glaub ich, ist auch ein würdevoller Umgang mit dem zu Betreuenden möglich. (DA3, 33)*

7.4.7.5

Fürsorge mit oder ohne Liebe?

Obwohl die meisten Menschen ein Bedürfnis nach Zuneigung und Liebe haben, stellt sich dennoch die Frage, ob sie deshalb schon den legitimen Anspruch darauf haben, geliebt zu werden. Gefühle wie Zuneigung und darüber hinaus auch Liebe können sich in Pflegebeziehungen durchaus einstellen, ohne dass deswegen die professionelle Seite der Beziehung aufgegeben werden muss (vgl. Krebs 2002, S. 249). Doch Liebe basiert auf freier Entscheidung und kann durch nichts erzwungen werden, wohingegen Fürsorge sehr wohl einklagbar ist. Auch wenn aus anerkennungstheoretischer Sicht ein intaktes Selbstverhältnis nicht nur auf Recht und Moral, sondern auch stets auf Solidarität und Liebe angewiesen ist, stehen die motivationalen Grundlagen von Liebespflichten niemals zur Gänze in der Macht der Betroffenen. Deshalb können Menschen einander die wechselseitige Erfüllung dieser Pflicht nicht in gleicher Weise garantieren, wie jene des Gebots der gleichen Achtung oder der Fürsorge. Damit soll aber nicht gesagt werden, dass Liebe, nur weil wir sie nicht voneinander verlangen können, nicht in einem ethischen Sinne wünschenswert wäre. (Vgl. Pollmann 2005, S. 258.) Eine der GesprächspartnerInnen thematisiert, dass nicht nur die Pflegekräfte damit konfrontiert sind, nicht für alle ihnen anvertrauten Menschen eine liebevolle Zuneigung entwickeln zu können, sondern sich dieses Problem auch für sie als professionell betreute Person in gleicher Weise stellt:

> *Es hat nicht jeder Mensch, dass sie hereinkommen und dich fröhlich anstrahlen und du kannst die Fröhlichkeit zurückgeben. Du entwickelst ganz einfach die Sympathie schon im ersten Augenblick und wenns nicht da ist, dann geht es nicht und wenn du dich noch so plagst, du kriegst es nicht. Da kann man tun, was man will, man kriegt es nicht hin. Wie soll ich das ausdrücken, damit es nicht falsch ankommt? Weil dort, wo ich die Sympathie hab und die Liebe zurückkommt und die Freundlichkeit, ist es nicht schwer. Aber schwer ist es, wenn ich das versuche irgendwie doch und es funktioniert gar nicht so, wie ich es gerne hätte. Du versuchst es, aber du kannst es nicht, du schaffst es nicht sie zu mögen, auch wenn du es willst, schaffst du es nicht. Es passiert dir überall. (DPH7, 535)*

Der Philosoph Pollmann rät angesichts dieses Dilemmas das integere Leben als „schwieriges Verhältnis zu anderen" zu verstehen:

> *„Menschen sind nicht bloß wechselseitig aufeinander angewiesen, sie sind sich zugleich auch wechselseitig entzogen. Mit der menschlichen Anerkennungsbedürftigkeit geht stets auch die Gefahr eines unfreiwilligen Verzichts auf letztlich unverfügbare Bindungen der Liebe [...] einher, für deren Fehlen oder auch Verlust niemand zur Rechenschaft gezogen werden kann, selbst wenn es dabei zu tiefgreifenden und desintegrierenden Schmerzerfahrungen kommt."* (Pollmann 2005, S. 259)

7.4.8

ZUSAMMENFASSUNG

Gelungene soziale Kooperationen und soziale Beziehungen, die von Achtung, Respekt und Wertschätzung getragen sind, stellen unabdingbare Voraussetzungen für die innere Einstellung von Selbstachtung, die Darstellung von Würde und die Realisierung personaler individueller Autonomie dar.

Beinahe alle befragten pflegebedürftigen Personen unterhalten Kontakte auch außerhalb des Pflegeheims, was aber keineswegs als repräsentativ für die Situation im stationären Setting gesehen werden kann. Die Soziologin Isabella Hager (vgl. 1999, S. 9) weist bezugnehmend auf unterschiedliche Forschungsergebnisse darauf hin, dass vor allem jene Personen, die keine Kinder, ein schlechtes Verhältnis zu den eigenen Kindern haben, verwitwet oder sozial isoliert sind, vermehrt von einer Pflegeheimaufnahme betroffen sind.

Insgesamt kann jedoch keineswegs von einem „Niedergang der intergenerationellen Familienbeziehungen" gesprochen werden, wie der Soziologe Josef Hörl (2008,

S. 290) anmerkt. Beinahe zwei von fünf 80- oder mehrjährigen ÖsterreicherInnen wohnen nämlich mit einem ihrer Kinder unter einem Dach und fast die Hälfte wohnt in einer leicht überbrückbaren Entfernung vom Kind. Zwar ist damit noch nichts über die Beziehungsqualität ausgesagt (vgl. ebda., S. 289), das Phänomen der Isolierung, das in den Interviews in Bezug auf die zuhause lebenden alten Menschen angesprochen wurde, kann ebenso wenig verallgemeinert werden.

Die Aussagen der Befragten stimmen jedoch in wesentlichen Punkten mit der Forschungsliteratur überein, wo es darum geht, dass die sozialen Kontakte zu den MitbewohnerInnen oftmals von Konflikten geprägt sind und freundschaftliche Beziehungen zwischen den BewohnerInnen oder zu Pflege- und Betreuungspersonen eher eine Seltenheit sind. Die Gründe dafür, dass es kaum tiefere Beziehungen zwischen den BewohnerInnen gibt, sind unterschiedlich: Körperliche Beeinträchtigungen, wie zum Beispiel Schwerhörigkeit, unangenehme Gewohnheiten und Regelverletzungen in der Kommunikation, aber auch die Initiativlosigkeit der BewohnerInnen werden als Gründe genannt. Pflege- und Betreuungspersonen scheinen mit den Konflikt- und Konkurrenzsituationen zwischen den BewohnerInnen oftmals überfordert zu sein oder sich nicht zuständig zu fühlen. Um das Gruppenklima zu verbessern, wären gezielte Interventionen hilfreich, wie beispielsweise Beschäftigungsangebote, die an den Bedürfnissen und Interessen der pflegebedürftigen Menschen ausgerichtet sind oder auch Veranstaltungen, in denen das Zusammenleben mit dementen BewohnerInnen zum Thema gemacht und konkrete Hilfestellungen angeboten werden sowie das aktive Einbeziehen der Angehörigen.

Aber nicht nur die BewohnerInnen untereinander unterhalten Beziehungen, die mehr oder weniger von Bedeutungslosigkeit geprägt sind, sondern auch die Beziehungen zu den Pflege- und Betreuungspersonen bleiben nur an der Oberfläche. Die Ursachen dafür, dass die Kontakte zwischen Pflegenden und Gepflegten sowohl in ihrer Intensität als auch im zeitlichen Ausmaß eher knapp bemessen sind, sehen die Befragten im immer wieder angesprochenen Personalmangel und dem daraus resultierenden Arbeitsdruck. Diese Umstände können keineswegs als nebensächliche Angelegenheiten abgetan werden, denn fehlende bedeutsame Beziehungen und die permanente Überforderung der Pflege- und Betreuungspersonen sind potentielle Quellen von Gewalt (vgl. French 2002, S. 30; Hirsch 2000, S. 353f.).

Situationen, in denen die ungleiche Machtverteilung zwischen BewohnerInnen und Pflege- und Betreuungspersonen gegen die BewohnerInnen ausgespielt wird, werden von den GesprächspartnerInnen als demütigend und entwürdigend empfunden und sind mit Gefühlen der Hilflosigkeit und des Verlassenseins verbunden. Fürsorgliches Verhalten, zuvorkommendes und verlässliches Handeln der Pflege- und Betreuungspersonen tragen dagegen zum Gefühl der Sicherheit bei und die pflegebedürftigen Personen fühlen sich in ihrer Werthaftigkeit bestätigt.

Auch wenn liebevolle Zuneigung und Liebe, wie es sich einige der Befragten von den Pflege- und Betreuungspersonen wünschen würden, aus anerkennungstheoretischer Sicht für ein intaktes Selbstverhältnis große Bedeutung einnimmt, so kann diese anders als fürsorgliches Verhalten nicht verlangt werden. Aufmerksamkeit jedoch im Sinne des Beachtet-Werdens und darüber hinaus eine achtsame und von Respekt getragene Begegnung sind eine wesentliche Grundvoraussetzung für eine unter Würdeaspekten gelingende Pflege und Betreuung. Für Pflege- und Betreuungspersonen bedeutet dies, dass sie Wissen bezüglich der Identitätsausstattung von Personen haben müssen und dass ethisch reflektiertes Handeln als integraler Bestandteil der beruflichen Arbeit zu verstehen ist und nicht als zusätzlicher Aspekt (vgl. Klie 1998, S. 133). Darüber hinaus müssen AkteurInnen im Feld der geriatrischen Langzeitpflege über Tugenden wie Taktgefühl, Höflichkeit, Toleranz und Offenheit gegenüber anderen Menschen verfügen sowie über die Fähigkeit zu empathischem Verstehen und Mitgefühl. Die Fähigkeit zur Empathie ist eine Grundlage der Menschenkenntnis, durch die es möglich ist, auf andere Menschen in adäquater Weise zu reagieren (vgl. Billmann et al. 2009, S. 181).

7.4.9

Materielle Sicherheit und ökologische Eingebundenheit

Materielle Sicherheit, Besitz, die ökologische Eingebundenheit, also ein Zuhause zu haben, geben einer Person die Möglichkeit der Identifikation (vgl. Petzold 1982, S. 175). Individuelle Kontrolle über einen bestimmten Bereich oder Besitz ausüben zu können, vermittelt das Gefühl der Sicherheit, der Selbstbestimmtheit und trägt zur Identitätsbewahrung bei. „Territorien des Selbst" (Goffman 1982, S. 55ff.) spielen im Zusammenhang des Aufrechterhaltens von Achtung und Respekt auch insofern eine wichtige Rolle als durch diese Räume das „In-Berührung-Kommen" mit anderen kontrolliert werden kann. Innerhalb ihrer Privatsphäre bestimmt eine Person selbst, welche Teile ihrer Persönlichkeit sie anderen offen legen will. Pflegebedürftigkeit ist zwangsläufig mit dem Eindringen in unterschiedliche Räume des Selbst verbunden: durch intime Berührungen des Körpers, dadurch dass das Privatzimmer gleichzeitig der Arbeitsplatz der Pflege- und Betreuungspersonen ist, durch das Erheben lebensgeschichtlicher Daten und Begebenheiten einer pflegebedürftigen Person sowie durch Eingriffe in die finanziellen Angelegenheiten der Pflegebedürftigen.

Geld wird nicht nur dazu benötigt, sich zu ernähren, sich zu kleiden oder zu wohnen, sondern auch um am gesellschaftlichen Leben teilzunehmen, sein Leben nach eigenen Einsichten zu gestalten und auch dazu, seiner Individualität Ausdruck zu verleihen. Geldvermögen besitzt damit einen ermächtigenden Charakter, weshalb der Soziologe Christoph Deutschmann auch von einem „verallgemeinerten sozialen Machtkapital" (Deutschmann 1999, S. 10) spricht. Dies drückt sich auch im Volksmund im geflügelten Wort „wer zahlt, schafft an" aus. Deutlich werden hier die Aspekte von Macht und Ungleichheit kenntlich gemacht: Diejenigen, die im Besitz von Geld sind, treffen die Entscheidung und haben die Definitionsmacht. Über „eigenes" Geld zu verfügen, dem „Taschengeldstatus" entwachsen zu sein, ist eines der wesentlich Charakteristika des Status als erwachsener Mensch. Über Geldvermögen zu verfügen verleiht darüber hinaus die Sicherheit, dass künftige, unvorhersehbare Probleme gelöst werden können. Der Medienwissenschaftler Norbert Bolz bezeichnet das Geld als das Medium, in dem wir am sichersten in eine offene Zukunft steuern können (vgl. Bolz 2009, S. 58f.). Dies trifft für ältere Menschen vor allem dann zu, wenn sie nicht auf eine staatlich organisierte Daseinsvorsorge zurückgreifen können. Der Aspekt der „Lebensversicherung", aber auch der des Ermächigungscharakters, wird besonders von der Angehörigen mit Migrationshintergrund hervorgehoben, deren Schwiegermutter ebenfalls aus der Türkei stammt:

> Natürlich ist für ältere Menschen Geld sehr, sehr wichtig. Für ihre Welt ist das eine Sicherheit. Zum Beispiel, wir haben der Schwiegermutter Geld gegeben, obwohl sie das Geld immer verloren oder versteckt hat. Auch vor sich selbst. Für sie war das Geld wie eine Lebensversicherung. Und wir haben ihr immer das Geld gegeben, weil wir wollten, dass sie glücklich ist. Sie hatte in allen Taschen Geld gehabt. [...] Ich denke, von den älteren Menschen sollte nicht alle finanzielle Kraft wegnehmen. Wenn man ihnen das ganze Finanzielle aus der Hand nimmt, muss man ihnen das Gefühl vermitteln, dass sie es selbst in der Hand haben, damit sie sich stark fühlen. (CAH1, 545)

Nur wenige der befragten gepflegten Personen verwalten ihr Geld zur Gänze selbst. Nur die noch sehr mobilen Personen erledigen diese Angelegenheiten selbst und streichen hervor, dass ihnen das sehr wichtig ist. So betont beispielsweise eine der befragten HeimbewohnerInnen diese Dinge selbständig zu erledigen, „gibt einem ja noch einen Auftrieb, das, ja das, was einem noch aufrecht hält, auch wenn man schon grummelt" (PP6, 209). Auch für eine andere Heimbewohnerin stellt das Erledigen ihrer Geldangelegenheiten einen wichtigen Aspekt ihrer Selbstbestimmung dar. Gerade weil möglicherweise einmal die Zeit kommt, wo sie diese Dinge abgeben muss, besteht sie darauf, „selbständig" zu sein (DP11, 427):

> Ich möchte das Geld, so lange es geht, selber verwalten. Es hat mir mein Sohn angeboten: „Mama, ich verwalte dir alles, wenn du willst." Und ich hab gesagt: „Nein, ich hab's bis jetzt können und jetzt will ich's auch." Da weiß ich genau, wie ist es, wie steht's, ich hol meine Bankauszüge, ich fahr' mit der Freundin hinüber und hol auch mein Geld selber. (DP11, 417)

Aus den Interviews geht hervor, dass es den befragten pflegebedürftigen Personen und den pflegebedürftigen Angehörigen, über die gesprochen wurde, unterschiedlich schwer fällt, die Geldangelegenheiten an andere Personen abzugeben. Sich nicht mehr zur Gänze um die finanziellen Belange kümmern zu müssen, wird auch als Entlastung gesehen. Vor allem den weiblichen GesprächspartnerInnen ist es sehr wichtig, immer genug Geld in der Tasche zu haben, um sich beispielsweise einen Frisörbesuch oder die Fußpflege leisten zu können und sich andere Kleinigkeiten kaufen zu können. Sich großzügig erweisen zu können und beim Frisörbesuch oder bei der Fußpflege Trinkgelder geben zu können, ist für eine Heimbewohnerin auch ein Grund, warum sie immer gern genug Geld im „Börserl" hat (vgl. PP1, 317). Auch für die Mutter einer interviewten Angehörigen war dieser Aspekt des Sich-großzügig-Zeigens ein wichtiges Anliegen. Die Tochter hat dafür Verständnis gezeigt und immer dafür gesorgt, dass die Mutter über genug Kleingeld verfügen konnte:

Ja, da hab ich ihr immer Münzgeld mitgebracht. Da war ich berühmt dafür, dass ich immer alle Münzen einsammle überall. Weil dort hat's einen Kaffeeautomaten gegeben. Und da musste meine Mutter doch imstande sein, sich Kaffee zu beschaffen vom Automaten und auch noch wen einzuladen drauf, oder? (PA2, 574)

Den befragten männlichen Personen, die ihr Geld nicht mehr selbst verwalten, scheinen die zuvor genannten Aspekte nicht so vordringlich zu sein. Im Pflegeheim bekomme man, was man braucht, und gehen die Wünsche darüber hinaus, können die Angehörigen, die das Geld verwalten, das Notwendige mitbringen (vgl. DP3). Auch für den Gesprächspartner, der ein Jahr im Pflegeheim verbracht hat und nun wieder zuhause lebt, stellt es kein Problem dar, die Geldangelegenheiten abzugeben:

Weil da waren ja Abwicklungen, ich hab zwei Wohnung damals gehabt. Ja und er hat das erledig. Und wenn ich was gebraucht habe, dann hat er mir ein Essen gebracht, nicht Essen, sondern Säfte oder so etwas, was weiß ich, eine Creme oder so etwas. (DPH9, 541) Zuhause ist das auch kein Problem. Das macht der Sohn. Über den kann ich das machen. Ohne Sohn wäre es jetzt nicht einfach. Das muss ich schon sagen. Da müsste ich mir etwas überlegen. Weil ich weiß nicht. Na doch, der eine Anwalt, den ich da hab, der würde die Abwicklung schon machen. Es sind doch gewisse Werte, die da zu behandeln sind. (DPH9, 540)

Die Währungsumstellung in Euro hat einigen der pflegebedürftigen Personen große Schwierigkeiten bereitet. Eine Angehörige erzählt, dass ihre Mutter, die immer großen Wert darauf gelegt hat, ihre Geldangelegenheiten selbst zu erledigen, entsetzt darüber war, sich zugestehen zu müssen mit der Währungsumstellung überfordert zu sein. So war sie letztlich sehr froh, diese Angelegenheiten an ihre Kinder abzugeben (vgl. DAH2, 775). Auch für die Angehörige selbst wäre es im Falle der Pflegebedürftigkeit sehr wichtig, so lange als möglich diese finanziellen Dinge selbst in der Hand zu haben. Ähnliches wird auch von einer anderen Angehörigen erzählt. Ihre Mutter war gewohnt, das Familienbudget zu verwalten. Mit Währungsumstellung und der beginnenden Demenz wurde das selbständige Agieren mit Geld immer problematischer. Anders als im zuvor beschriebenen Fall konnte diese Angelegenheit nicht zur Zufriedenheit der Mutter erledigt werden:

Das war eine Katastrophe, weil meine Mutter immer sehr autonom mit ihrem Geld umgegangen ist. Weil das im Leben auch immer so war, mit den Finanzen umzugehen, im Leben war das nicht mein Vater, sondern meine Mutter. Aufgrund ihrer beginnenden Demenz konnte sie dann nicht mehr mit dem Geld umgehen, das heißt, sie hat dann den Euro mit den Schillingen verwechselt, zweihundert Euro waren zweihundert Schilling und diese, das Limitieren dieses Geldes, meiner Mutter, also ich habe veranlasst, dass man ihr nur mehr maximal 50 € ausbezahlt, hat eine maßlose Wut bei ihr ausgelöst, ein maßloser Ärger und eine Beschneidung ihrer Persönlichkeit. Also meine Mutter war außer sich, außer sich. Das war eine Katastrophe, das war etwas was sie immer gemacht hat nicht? (DA1, 59)

Auch für diese Gesprächspartnerin wäre es sehr dramatisch, wenn sie „kein Geld mehr in der Hand" (DA1, 84) hätte. Für sie würde das eine absolute Beschneidung ihrer Selbstbestimmung bedeuten, die sie als Herabsetzung ihrer Persönlichkeit und als entwürdigend empfinden würde.

> *Das heißt, wenn man besachwaltet ist, dann hat man kein Geld mehr in der Hand. Mir fällt da so der Spruch ein, den man jetzt öfter im Fernsehen und im Radio hört: „Die Institute nehmen das Geld in die Hand." Das wäre ein absolutes Gefühl eine absolute Beschränkung meiner Person. Ja, auch mit Wertigkeit hat das zu tun, nicht mehr wert zu sein eigenes Geld zu haben. Also für meine Person ist das würdelos, das muss jetzt nicht für alle gleich sein. Aber ich denk mir jeden immer fragen zu müssen, ob ich mir jetzt Zigaretten kaufen gehen kann, das war bei meiner Mutter so, mit Zigaretten nicht? Also Entmündigung ist das, also vom Gefühl her. (DA1, 84)*

Die Familie mit Migrationshintergrund hat versucht eine kreative Lösung zu finden, als die Mutter, für die Geld eine *„Lebensversicherung"* (CAH1, 547) bedeutete, mit zunehmender Demenz diesbezügliche Angelegenheiten nicht mehr selbst verwalten konnte:

> *Ihre Wahrnehmung war schlecht. Zum Beispiel, wir haben ihr Karten gegeben, zum Beispiel OBI-Karte, Bipa-Karte und so und sie glaubte, dass das die Bankomatkarte ist. Das hat sie glücklich gemacht. (CAH1, 550)*

Eine weitere Angehörige streicht ebenfalls hervor, wie wichtig es für ihre pflegebedürftige Mutter ist, *„Herr über ihr eigenes Geld"* (DA4, 468) zu sein. Die Tochter erledigt zwar diese finanziellen Dinge, doch nur in genauer Absprache, denn sie hat kränkende Erfahrungen gemacht, von ihrer Mutter beschuldigt zu werden, ihr Geld gestohlen zu haben. Deshalb bespricht sie jeden Schritt, den sie im Zusammenhang mit dem Besitz der Mutter unternimmt:

> *Das ist nicht nur das Finanzielle. Also sie besitzt ja auch noch ein Objekt. Und wenn da etwas ist. Nur ein Beispiel jetzt: Also, ich habe gestern den Rasen gemäht und da bin ich vorher bei ihr gewesen. Und da hab ich gesagt, heute kommt der Wasserverband und die machen den Zähler neu und da geh ich ins Haus. „Ja, ja." Sie wird von mir über jede Tätigkeit informiert. Das heißt, ich mache in ihrem Objekt nichts, was sie nicht weiß, was für manche absurd ist, weil die sagen, das kann es ja nicht sein. Aber ich tu's, weil ich zwei Mal negative Erfahrungen gemacht hab, aber so negative, dass das mit Nervenzusammenbruch geendet hat. Kontrolle ist das Wichtigste für sie. (DA4, 477)*

Die zum Teil heftigen Reaktionen, die sich einstellen, wenn den alten Menschen die *„finanzielle Kraft"* (CAH1) genommen wird, was auch mit dem Gefühl der Bedrohung der Würde verbunden sein kann, werden noch einmal mehr verständlich, wenn man miteinbezieht, dass materielles Eigentum eine Ausdehnung des Ichs darstellt und ein diesbezüglicher Eingriff als eine *„Vergewaltigung der Persönlichkeit"* (Simmel 1983, S. 152) verstanden werden kann.

Zum materiellen Eigentum gehört jedoch nicht nur das Vermögen, sondern auch der persönliche Besitz, wie beispielsweise die private Kleidung oder die ins Pflegeheim mitgebrachten Einrichtungsgegenstände. Sowohl bei der Kleidung als auch bei Privatsachen handelt es sich oft um Erinnerungsstücke, die für die GesprächspartnerInnen einen hohen symbolischen Wert besitzen. Besonders die Aussagen der Angehörigen machen deutlich, dass sie einen achtlosen Umgang anderer mit Dingen, die für sie große Bedeutung haben, als Eingriff in die Intimsphäre empfinden, der mitunter auch als Herabsetzung (vgl. PA1, 246) und als Angriff auf die Würde (DA4, 529) gesehen wird.

Ah, pff, ich würd nicht gerne haben, wenn jemand putzen kommt, dass er meine Privatsachen durcheinander bringt. Weiß nicht, wenn ich imstande wäre, irgendwelche Fotos, Unterlagen am Tisch liegen zu haben, dann hätt ich das nicht gerne, dass das jemand zusammenpackt und auf einen Haufen schmeißt. Also, dass auch da jemand unterscheiden kann, ob er jetzt ein Foto wegnimmt und drunter putzt oder ob er sehr private Dinge jetzt wegräumt oder zusammenräumt. (PA1, 234)

Wenn ich also hier sein müsste oder so und ich habe meine Privatsachen, an denen mir sehr viel liegt, weil das Erinnerungsstücke sind, beziehungsweise Stücke, wo ich mir das erworben habe, da erwarte ich mir vom Pflegepersonal, dass sie das genau so sehen. Am Beginn mich auch fragen, in welchem Zusammenhang steht das. Dass ich ihnen das auch mitteile, dass sie es in Zukunft auch verstehen, dass das für mich auch wichtig ist. Das ist dann auch die Würde. (DA4, 524)

Dinge wegzugeben, nur weil sie verstauben oder weil ich darüber stolpern könne, ist schrecklich, das sind meine Sachen, die haben mich ein Leben lang begleitet. Das tut weh, wenn diese Dinge nicht mehr da sind. Das ist mein Leben. Das ist meine Hölle, aber in der habe ich mein Leben lang gelebt und ich habe sie mir eingerichtet. Aber das ist meine Sache, das ist meine intimste Sache, wenn da wer reinkommt, das ist schon schwer jemanden rein zu lassen. Und es wäre ein Eingriff in meine Intimsphäre, Dinge wegzugeben. (DAH2, 817)

Das muss man auch sagen, mit der Kleidung ist das ja oft so, dass oft Dinge einfach verschwinden. Sind einfach nicht mehr da, verschwunden in der hauseigenen Wäscherei, blöderweise hängen dann oft an vielen Dingen Erinnerungen, das ist eben das Schlimme. „Die Bluse hat mir der Vater irgendwann einmal geschenkt" oder „das hast du mir mit deinem ersten Geld irgendwann gekauft" oder eine Kette die irgendwo verloren gegangen ist. Wenn ein Geld irgendwo einmal wegkommt, ist es vielleicht nicht so schlimm, aber Dinge, die sind ein Stück Leben, das mich ein Stück begleitet hat. Das ist dann noch schwieriger. (DA3, 158)

Für eine der befragten HeimbewohnerInnen ist das Verschwinden von Privatkleidung ein großes Thema. Schon öfters musste sie erleben, dass Kleidungsstücke, nachdem sie sie in die hauseigene Wäscherei gegeben hat, nicht mehr auffindbar waren und zu einem späteren Zeitpunkt von einer anderen Bewohnerin getragen wurden (vgl. DP10, 125). Die mit den Erlebnissen verbundenen Gefühle beschreibt diese Gesprächspartnerin als „Vertrauensverlust" (DP10, 157) und „Verlassenheitsgefühle", weil sich „niemand schert" (DP10, 103).

Die Heimbewohnerin, die in der Spiritualität Trost findet, würde sich wünschen, dass die Symbole ihres Glaubens mehr gewürdigt werden:

Ja, ich ärger mich schon, wenn die Bedienerin kommt und zuerst die Holzwand abstaubt und mit dem gleichen Staubtuch die Madonna und das Engerl. Das stört mich, aber ich sag nichts. (PP1, 402)

Auf der einen Seite hat die Sprecherin Verständnis dafür, dass darauf nicht geachtet wird – *„die hat eh so viel zu tun"* (PP1, 407), darum sagt sie auch nicht, andererseits sieht sie in der Situation immer weg, um sich nicht ärgern zu müssen.

7.4.9.1

Privatsphäre

Zur ökologischen Eingebundenheit gehört auch der Aspekt der Privatsphäre. Diese gilt in unserer Gesellschaft als grundlegender Bestandteil individueller Autonomie und ist sowohl in der Europäischen Menschenrechtskonvention als auch auf nationaler Ebene rechtlich verankert. Auch wenn das Bedürfnis nach Privatheit personenbezogen und kulturell unterschiedlich ist, so finden sich in allen Gesellschaften und Lebensstilen Aufforderungen des Respekts vor der Privatsphäre. Der Entzug der Kontrolle darüber bedeutet, dass sich die Betroffenen schwer in ihrer Individualität präsentieren können. Damit kann das Aufrechterhalten eines positiven Selbstbildes empfindlich gestört werden, womit auch die Dimension der Würde berührt wird.

Bis auf zwei im Pflegeheim wohnende Personen leben alle Interviewten in Einzelzimmern. Der Gesprächspartner, der ein Jahr im Heim verbracht hat, war dort in einem Mehrbettzimmer untergebracht. Aus den Gesprächen geht hervor, dass es für die befragten Angehörigen sehr wichtig wäre, die Möglichkeit zu haben, das Zimmer im Pflegeheim mit privaten Dingen auszustatten. Nicht alle der pflegebedürftigen Angehörigen, die ins Heim gezogen sind, nützen die durchaus vorhandenen Angebote:

Diese Möglichkeiten hätte sie, aber sie tut es nicht. Sie hätte die Möglichkeiten, viel mehr von zuhause, ihrem privaten Bereich mitzunehmen, mag sie nicht. Nur die notwendigsten Dinge. Und nur die Dinge, die ich ihr zu einem Anlass, Geburtstag oder so, steht in ihrem Zimmer. Aber sonst von ihrem Privaten, was sie zuhause hatte, nicht ein Stück. Nein, stimmt nicht, das Radio. Das hab ich ihr gebracht und sie ist mittlerweile 3 ½ Jahre hier und sie hat noch kein einziges Mal das Radio aufgedreht. (DA4, 491)

Es gibt ein Bett, es gibt ein Regal, das ist fix, da hat sie ihre Fotos stehen, es gibt Tisch, es gibt Sessel, man könnte das rausräumen lassen und ihren eigenen Tisch und Sessel oder Fauteuil mitzunehmen, was sie aber nie gehabt hat, und es gibt zwei Schränke, es gibt eine versperrbare Lade. Also für jemanden, dem das wichtig ist, der kann sich dort gut einrichten. (PA1, 226)

Sie hätte alle Möglichkeiten gehabt, aber sie hat sie nicht genützt. Es war interessant, es war ihr gar nicht mehr wichtig. Also ich hab ihr Bilder aufgehängt von ihrer Mutter, von Vaters Mutter, sie hat sie gar nicht beachtet. Es hat kein Heimatgefühl ausgelöst bei ihr, also ich glaube, für sie war immer ganz klar, dass sie dort nicht wohnen will. (DA1, 76)

Im letzten Zitat handelt es sich um die pflegebedürftige Angehörige, die oftmals auch aus dem Pflegeheim weggelaufen ist. Ob sich ein *„Heimatgefühl"* beim Umzug ins Pflegeheim einstellt oder nicht, steht in engem Zusammenhang mit den Umständen der Entscheidungsfindung: Ist der Einzug ins Pflegeheim schon länger geplant und bewusst vorbereitet worden oder nach einem akuten Geschehen unumgänglich geworden? In jedem Fall ist der Einzug in eine Einrichtung der stationären Altenpflege mit einem Abschied von der gewohnten Umgebung verbunden. Für Menschen dieser Generation stellt dies ein viel einschneidenderes Erlebnis dar als für jüngere Menschen, denn oftmals handelt es sich bei diesem Umzug um den ersten Ortswechsel ihres Lebens. Heute gehört Mobilität sowohl im Beruf als auch in der Freizeit zum Alltag. (Vgl. Wilhelm 1998, S. 178.) Der Einzug in ein Pflegeheim stellt oftmals eine psychologische Belastung dar, weil er als Akt des persönlichen Scheiterns empfunden wird. Als Grund nennt Wilhelm mit Bezugnahme auf Goffman (1973, S. 70) die mit dem Umzug in eine Einrichtung der stationären Altenpflege einhergehende niedrige Stellung (vgl. ebda.). Dazu kommt, dass die Betroffenen in dieser Situation „hautnah" mit Erfahrungen der Begrenztheit ihres Lebens konfrontiert werden.

Der Wunsch nach Rückzug und Privatheit lässt sich selbstredend in einem Einzelzimmer in einem weit höheren Maß realisieren als in einem Doppel- oder Mehrbettzimmer. Unterschiedliche Forschungsergebnisse zeigen, dass Mehrbettzimmer krankheitsfördernd und psychosozial extrem belastend sind, indem die Betroffenen die Kontrolle verlieren und zunehmend hilflos werden (vgl. Kreimer 2004, S. 65). In dem Interview, das mit einer Pflegeheimbewohnerin geführt wurde, die in einem Doppelzimmer lebt, nehmen die mit dieser Wohnsituation verbundenen Probleme einen breiten Raum ein. Sie ist in ein Zimmer gezogen, das von der Mitbewohnerin schon über Gebühr in Beschlag genommen wurde.

Leider Gottes ist das – Sie haben das Zimmer ja gesehen. Meine Nachbarin behauptet den Tisch für sich allein. Also folgedessen hab ich nur das Nachtkastel angeräumt. Medikamente und etcetera und das kleine Kastel, da steht der Fernseher drauf. Das ist was, das mich kränkt, dass ich's so weit gebracht hab, auf so einen kleinen Raum. (PP4, 22)

Darüber hinaus kann sie kaum eine Nacht durchschlafen, weil ihre Zimmernachbarin schnarcht *„herumrumort"* und dabei auch Dinge zu Boden fallen, was *„einen Lärm sondergleichen"* macht (PP4, 74). Indem sie im Interview immer wieder von den Enttäuschungen und Kränkungen spricht, es nicht weiter gebracht zu haben, lässt sie durchklingen, dass sie diese Situation als eigenes Versagen wertet und sie sich jetzt abfinden muss. *„Mit 90 Jahren kann ich nichts mehr erwarten, nicht? [lacht]"* (PP4, 43) Sie könne nichts anderes als sich abzufinden, denn sie hätte dies nie gelernt: *„Ich bin ein Mensch, der sich eben abfinden muss. Das war ja früher in der Jugendzeit anders wie heute. Weil heute setzt sich die Jugend durch, und man mischt sich nicht so ein."* (PP4, 60)

Der Interviewpartner, der ein Jahr in einem Mehrbettzimmer wohnte, spricht die Belastungen an, die mit dieser Wohnsituation verbunden sind, sowie die Aggressionen, die sich dadurch aufbauen:

Ja, und manche Typen in meinem Zimmer, wo ich war, wir waren acht, das war eine Katastrophe in diesem Sinn, der hat zum rauchen angefangen, zum lesen angefangen, das Licht aufgedreht. Ist ein Pfleger gekommen, hat er wieder abgedreht. Kaum war der draußen, ist schon wieder. Also ich muss sagen, ich habe mich zurückhalten müssen, damit ich ihm nicht auch ein paar, net. Da kommen Aggressionen, weil man eben ganz artfremde Menschen zusammenspannt, mit verschiedenen Leiden. (DHP9, 22)

Aber nicht nur die häufigen Konflikte werden im Interview thematisiert, sondern auch der Mangel an Intimsphäre, der sich aus der Sicht des Befragten in einem Achtbett-zimmer zwangsläufig einstellt:

Also Wahrung, das gibt's in dem Sinn nicht. Wahrung der Intimsphäre, das ist undenk-bar. Da sind alle in einem großen Raum. Da sieht man auch, wenns dir den Hintern auswischen, auf gut Deutsch gesagt, das erleben ja die anderen auch mit. In der Früh, wenn so eine Waschung nur im Bett möglich ist, oder so eine Reinigung, da gibt es keine Wahrung. Vielleicht so in einem Zweibettzimmer, ich weiß nicht, ob sie noch Achbett-zimmer haben dürfen, ja das war ja eine Katastrophe, ich weiß nicht, wie sie auf acht Betten gekommen sind, wahrscheinlich war Platzmangel. (DPH10, 275)

Die Befragten berichten von den Problemen, die dann auftauchen, wenn keine eige-ne Toilette zur Verfügung steht. Eine Sprecherin erzählt, dass die Toilette so gelegen ist, dass sie auch von BesucherInnen und anderen BewohnerInnen aufgesucht wird. Oftmals wird sie von fremden BenutzerInnen völlig verschmutzt zurückgelassen. Ihre bisherigen Interventionen blieben erfolglos. Dazu kommt, dass sich des öfteren eine demente BewohnerIn in dieser Toilette einsperrt und gelegentlich auch dort schläft. Die Pflegeperson hat für die Empörung der Gesprächspartnerin kein Verständnis ge-zeigt: *„Macht's euch das selber aus"* (PP4, 100), hätte sie zur Antwort bekommen.

Auch der Interviewpartner, dem während seines einjährigen Heimaufenthalts nur eine allgemeine Toilette zur Verfügung stand, berichtet von damit verbundenen Vorfällen, die ihn sehr aufgebracht haben:

Na mit dem WC, da haben wir Geschichten erlebt. Die Besucher, die haben die gleichen WC benutzt wie wir. Also das ist die größte Frechheit. Wenn man da drinnen war, da sind sie vor einem hineingegangen, ja, also das war so eine Frechheit. Da hab ich so mit einer gestritten, aber das hilft ja nicht. Die hat gesehen, dass ich komme mit dem Rollstuhl, im Gegenteil, die ist noch auf das Behindertenklo gegangen also. (DPH9, 174)

Nicht nur unter dem Aspekt, dass eine „eigene Toilette", die nur mit vertrauten Per-sonen geteilt wird, in unserer Gesellschaft zum allgemeinen Wohnstandard gehört, sondern auch unter jenem, dass die Körperkontrolle im Alter nachlassen kann und die Toilette rasch erreicht werden muss, ist die Empörung der GesprächspartnerInnen verständlich.

Aus den Erzählungen beider InterviewpartnerInnen wird ersichtlich, dass sie sich in diesen Konfliktsituationen als machtlos erleben mussten. Die Heimbewohnerin, die nie gelernt hat, sich durchzusetzen und etwas zu fordern, nun aber aufbegehrt, macht erneut die Erfahrung, dass sie von der Pflegeperson nicht ernst genommen wird. Diese lässt sich nicht auf ein Gespräch darüber ein, wie dieser schwierige Konflikt gelöst werden könnte.

Der Gerontologe Reinhard Kreimer geht davon aus, dass jene, die sich in dieser Situation befinden, zunehmend hilfloser werden und die Kontrolle über das eigene Verhalten verlieren. Denn Mehrbettzimmer verhindern individuelle Gestaltungsmöglichkeiten und Bedürfnisse, wie von anderen nicht dominiert zu werden oder sich durch bestimmte Eigenschaften von anderen Menschen zu unterscheiden. Beide Bedürfnisse werden nicht in ausreichendem Maß berücksichtigt. Die Folgen davon sind „gelernte Hilflosigkeit" (siehe Kap. 7.3.3.5), depressive Verstimmungen oder Aggression und Veränderungen sowohl des Aufmerksamkeits- als auch des Selbstverantwortungsverhaltens (vgl. Kreimer 2004, S. 65). Dagegen können durch Einzelzimmer Konflikte vermieden, Sozialkontakte und eine positive Einstellung zum Heim gefördert werden. Insgesamt könne dadurch zur Stabilität der personalen Identität beigetragen werden. (Vgl. ebda., S. 66.) Diese Einschätzung wird auch von einer Angehörigen geteilt, die sich weder für ihre Mutter noch für sich selbst vorstellen kann, in einem Zweibettzimmer auch nur irgendwie glücklich sein zu können (vgl. DA3, 117):

> Es ist so wichtig, dass man einen geschützten Raum hat, in dem man sich auch mit einer Bezugsperson zurückziehen kann, wo man über alles Mögliche reden kann, wo man das Gefühl hat, das ist jetzt meines. Und all diese Dinge können in einem Zweibettzimmer nie passieren. Ich könnte mir das gar nicht vorstellen, außer jemand ist jetzt total bettlägrig und braucht intensive Betreuung, wo der jetzt gar nichts mehr machen kann oder so, aber sonst ist das eher sehr demotivierend und das führt sicher auch sehr häufig zu Konflikten, wenn man jetzt gar keine Rückzugsmöglichkeit hat. Das ist so wichtig, dass man seinen eigenen privaten Bereich haben kann, weil nur so kann man irgendwie ein bisschen Wurzeln bekommen, sonst geht das gar nicht. (DA3, 304)

Der Soziologe Hans-Jürgen Wilhelm spricht in seinen Ausführungen einen weiteren Gedanken in Bezug auf die Privatsphäre im Kontext der stationären Langzeitpflege an:

> „Das Zimmer des Bewohners – die einzige Privatsphäre, die ihm am Ende seines Lebens geblieben ist – ist gleichzeitig der Arbeitsplatz des Personals. Womit nun unterschiedliche Wahrnehmungen und Interpretationen ein und desselben Raumes bestehen, was zur Grundlage für Interaktionsprobleme werden kann." (Wilhelm 1998, S. 160).

Die ständige Übertretung der Privatsphäre bedeutet insofern einen Angriff auf das Selbstbild der Person, als diese es nicht gewohnt ist, dass Menschen diese einfach betreten und wieder verlassen. Damit wird die betroffene Person gezwungen, eine für sie nicht als normal zu akzeptierende Situation als normal hinzunehmen. „Wessen Wirklichkeit sich durchsetzt, ist eine Frage des Aushandelns, letztendlich auch eine Frage der Macht." (ebda, S. 160f.) Dass die Pflege- und Betreuungspersonen für sich selbst das Recht der Kontrolle darüber beanspruchen, wer sie wann zu einem Gespräch auffordert, sich selbst aber das Recht zugestehen, jederzeit in die Sphäre der BewohnerInn einzutreten, wird von einer befragten Angehörigen unter dem Aspekt der Würdeverletzung thematisiert:

Also eine sichtbare Situation [einer Würdeverletzung] war da im Pflegeheim, da stand am Schwesternzimmer, dass die Bewohner, wenn sie was wollen, anklopfen müssen, aber die Schwestern haben in den Bewohnerzimmern nicht angeklopft. Ich habe das als unheimlichen Machtmissbrauch empfunden, also noch viel stärker, weil sie selbst darauf bedacht waren, dass die Leute anklopfen, die dürfen nicht einfach die Türe aufmachen, die dementen alten Menschen, aber am Zimmer wurde nicht geklopft. Und wenn, also ich habe ja dann durchgesetzt, dass geklopft wird, aber wenn dann geklopft worden ist, dann sind sie auch schon im Zimmer gestanden. Als ich das angesprochen habe, dass meine Mutter ja noch gar nicht gesagt hat, dass sie hereinkommen darf, dann war die fassungslos! Ich finde, das hat schon mit Würde zu tun, mit Respekt. (DA1, 348)

7.4.10

ZUSAMMENFASSUNG

Wie die unterschiedlichen Aussagen der ProbandInnen zeigen, kommt dem Darstellungsaspekt von Würde eine große Bedeutung zu. Die Pflege der äußeren Erscheinung und der Kleidung spielen dabei eine wichtige Rolle. Dazu bedarf es allerdings finanzieller Mittel, die es uns erlauben, unser Leben nach eigenen Vorstellungen zu leben, am gesellschaftlichen Leben Anteil zu nehmen und damit unserer Individualität Ausdruck zu verleihen. Wer über finanzielle Rücklagen verfügt, ist zudem gegenüber vielen künftigen unvorhersehbaren Ereignissen gewappnet. Vor allem für die weiblichen Gesprächspartnerinnen ist es sehr wichtig, immer genug Geld zur Verfügung zu haben, um beispielsweise Dienstleistungen wie Frisör oder Fußpflege in Anspruch nehmen zu können. Nicht für alle Befragten ist das eigenständige Erledigen der Geldangelegenheiten wichtig, manche fühlen sich dadurch entlastet, dass sie ihre finanziellen Belange nicht mehr zur Gänze selbst erledigen müssen. Privaten Gegenständen, die ins Pflegeheim mitgebracht werden, wozu auch Kleidungsstücke gehören, wird von den Befragten ein großer symbolischer Wert beigemessen. Gehen Pflege- und Betreuungspersonen mit diesen Dingen achtlos um, so wird dies von den Befragten als Eingriff in ihre Intimsphäre empfunden, mitunter auch als Herabsetzung und Würdeverletzung.

Der Respekt vor der Privatsphäre durch professionelle HelferInnen trägt wesentlich dazu bei, dass pflegebedürftige Personen trotz Abhängigkeit die Kontrolle über sich selbst behalten können und nicht das Gefühl haben, ausgeliefert zu sein. Der Wunsch nach einem bestimmten Maß an Privatsphäre darf jedoch nicht statisch verstanden werden, sondern als einer, der ständig angepasst werden muss. Dabei fordert diese Anpassung jedoch ihren Preis:

„Wenn ein physischer Rückzug nicht möglich ist oder falsch interpretiert wird, kann an seine Stelle ein psychologischer Rückzug treten. In diesem Fall sind oft physischer

und psychischer Stress der Preis dafür, dass ein Mensch ein angestrebtes Ziel erreicht. Psychischer Stress impliziert Anspannung und Angst, während physischer Stress erhöhte kardiovaskuläre Aktivität auslösen kann, die zu Bluthochdruck oder Adrenalinausschüttung führt." (Huss 2008, S. 16f.)

Das Respektieren der Privatsphäre in der geriatrischen Langzeitpflege ist nicht nur eine Sache des Rechts und weist über die ethische Schnittstelle zum Prinzip der Autonomie auch eine Schnittstelle zum „Nicht-Schadens-Prinzip" auf. Denn „ein Ungleichgewicht zwischen der angestrebten und zugestandenen Privatsphäre kann den Gesundheitszustand der Betroffenen erheblich beeinträchtigen" (Westin 1967, S. 40 zit. nach Huss 2008, S. 18). Wenn nun in Institutionen der geriatrischen Langzeitpflege den BewohnerInnen/KlientInnen aus unterschiedlichen Gründen die Verteidigung ihrer Privatsphäre entzogen wird, so vermindert sich auch der Freiraum, in dem sich die Betroffenen als individuelle Personen darstellen und ihre Würde nach außen zum Ausdruck bringen können. Werden die Aussagen Simmels bezüglich des materiellen Eigentums als Ausdehnung des Ichs ernst genommen (vgl. 1983, S. 152), so stellt ein achtsamer Umgang mit den Privatsachen der BewohnerInnen/KlientInnen keine Nebensächlichkeit dar, sondern muss als ein wesentlicher Betrag der Stabilität des Selbst betrachtet werden.

8

KRITISCHE WÜRDIGUNG ZUM METHODISCHEN VORGEHEN DER EMPIRISCHEN STUDIE

Dass Würde zu jenen Prinzipien gehört, von welchen außerhalb des akademischen Raums „kein Mensch etwas weiß, noch jemals empfunden hat", wie Schopenhauer (1962, S. 762) vor 170 Jahren behauptet hat, traf zu seinen Lebzeiten nicht zu und entspricht heute schon gar nicht mehr den Tatsachen. Aus den innerhalb dieser Forschungsarbeit geführten Interviews geht vielmehr hervor, dass Würde für beinahe alle der Befragten ein wichtiger Begriff ist, um das eigene Selbstverständnis zu reflektieren, eigene Empfindungen auszudrücken und um eine Grenze zwischen erlaubten Handlungen zu ziehen und solchen, die den anderen Menschen schweren Schaden zufügen. Doch nicht allen GesprächspartnerInnen fiel es leicht, den Begriff Würde zu umschreiben, ihn mit anderen Begriffen in Verbindung zu bringen oder ihn mit unterschiedlichen konkreten Lebenssituationen zu verknüpfen. Dagegen bereitete die Frage nach den Möglichkeiten der Selbstbestimmung in den unterschiedlichen Lebensbereichen niemandem Schwierigkeiten. Die personenbezogenen Daten zeigen, dass es weder eine Frage des Bildungsstands ist, ob den ProbandInnen der Umgang mit dem Begriff Würde schwerer oder leichter fällt, noch eine Frage der Pflegebedürftigkeit.

Die methaphernreichen Aussagen der Befragten hätten eine stärkere Orientierung an den Konstruktionen und dem Gebrauch an Sprachbildern, die in unserer Gesellschaft mit Würde und deren Missachtung verbunden sind, nahe gelegt. Wenn unsere alltäglichen Konzeptsysteme in Metaphern organisiert sind, wie beispielsweise Lakoff und Johnson (vgl. 2008, S. 11) behaupten, und das strukturieren, was wir wahrnehmen, wie wir uns in unserer Welt bewegen und wie wir anderen Menschen begegnen, so wäre es durch eine Metaphernanalyse möglich gewesen, diese Aspekte im Zusammenhang mit Würde und Autonomie herauszuarbeiten. Was steckt zum Beispiel dahinter, wenn eine der InterviewpartnerInnen davon spricht, dass sie nun, wo sie auf die Hilfe anderer angewiesen ist, die Würde nicht mehr „hochhalten" kann, weil sie doch nun als Mensch nicht mehr „vollkommen" ist (vgl. DP11, 502). Was für ein Selbstverständnis steckt dahinter, wenn ein Befragter das extreme Ausmaß seiner Verdinglichung während eines Krankenhausaufenthaltes schildert, wo er so behandelt wurde, dass er sich wie ein *„stinkendes Stück Fleisch"* (vgl. DPH8, 26) vorgekommen ist? Eine derartige Analyse wäre sehr aufschlussreich, kann im Rahmen dieser Arbeit aber nur angeregt werden.

Innerhalb der qualitativen Sozialforschung geht es bezüglich der Gültigkeit ihrer Ergebnisse insbesondere um die Aspekte der Vertrauenswürdigkeit, der Glaubwürdigkeit, der Verlässlichkeit und der Bestätigbarkeit der Daten (vgl. Lamnek 2005, S. 161). Inwiefern in dieser Forschungsarbeit versucht wurde, den genannten Kriterien zu entsprechen, soll nun entlang der von Lamnek vorgeschlagenen Maßnahmen, welche dazu beitragen sollen, die Validität zu erhöhen, erörtert werden (vgl. ebda.). Ein Aspekt, der genannt wird, ist das länger andauernde Engagement im Forschungsfeld sowie dessen ausdauernde Beobachtung. Diesem Kriterium wurde insofern entsprochen, als die Forscherin selbst über langjährige Erfahrungen im Bereich der geriatrischen Langzeitpflege verfügt. Ebenso hat auch der regelmäßige Austausch mit der Reflexionsgruppe dazu beigetragen, die Befragung auf die natürliche Lebenswelt der pflegebedürftigen Menschen zu richten und deren Interessen und Relevanzsysteme miteinzubeziehen. Was die „Triangulation von Forschern, Methoden und Datensorten" (ebda.) betrifft, so wurde das besprochene Thema in dieser empirischen Studie von unterschiedlichen Perspektiven beleuchtet: zum einen von den betroffenen pflegebedürftigen Personen selbst, zum anderen von deren Angehörigen. Die Zusammenschau der Ergebnisse zeigt, dass die Vorstellungen der pflegebedürftigen InterviewpartnerInnen und der Angehörigen darüber, was zur Wahrung der Würde beiträgt, große Übereinstimmung finden. Dies trifft ebenso auf einen Vergleich mit den Aussagen der Gesprächspartnerin mit türkischem Migrationshintergrund zu. Ins Auge sticht hier lediglich, dass diese Gesprächspartnerin als einzige den für die Selbstachtung so bedeutenden Aspekt, nämlich als mündiges Rechtssubjekt am gesellschaftlichen Leben partizipieren zu können, einbringt. Das ist insofern verständlich, als gerade Menschen mit Migrationshintergrund mit dem Umstand konfrontiert sind, dass ihre Möglichkeiten der gesellschaftlichen Teilhabe in unterschiedlichen Dimensionen eingeschränkt sind. Mangelnde Informationen über soziale Dienstleistungen sowie über entsprechende Anspruchsvoraussetzungen bergen die Gefahr, dass die Selbstbestimmung im Alter gerade für MigrantInnen bedroht ist. Das führt zudem dazu, dass sich diese Personengruppe oft nicht in die Gemeinschaft eingebunden fühlt. (Vgl. Reinprecht 2006, S. 192.) Was die Vorstellungen bezüglich der Selbstbestimmung im Falle der Pflegebedürftigkeit betrifft, ergaben sich Unterschiede zwischen den Angehörigen und jenen Personen, die aktuell professionell gepflegt oder betreut werden. Darauf soll jedoch später noch genauer eingegangen werden.

Die Mehrheit der Befragten vertritt die Vorstellung, dass Würde in sozialen Beziehungen begründet ist und sich in unterschiedlichen Anerkennungsformen wie Achtung, Respekt und Wertschätzung manifestiert. Abweichend davon ist für einige der pflegebedürftigen Personen Würde sehr stark mit körperlicher und geistiger Unversehrtheit verbunden. Diese Vorstellung von Würde spiegelt die gegenwärtigen Wertorientierungen unserer Gesellschaft wider, in denen Rationalität und Unabhängigkeit sehr hoch geschätzt werden. Durch die Hochschätzung der Autonomie und Selbständigkeit in unserer Gesellschaft erscheint die zunehmende Abhängigkeit von anderen, die sich aufgrund chronischer Krankheiten und Multimorbidität einstellt, als entwürdigend.

Im Rahmen der qualitativen Forschung spielen Interpretationen eine tragende Rolle. Allerdings können sie nicht auf die gleiche Art und Weise bewiesen werden wie eine Rechenoperation, weshalb sie mit Argumenten begründet werden müssen (vgl. Mayer 2002, S. 80). Um sicherzustellen, dass die vorgenommenen Interpretationen zutreffend sind, wurden im Forschungsprozess unterschiedliche Maßnahmen gesetzt. Vorauszuschicken ist hier, dass schon der Prozess der Verschriftlichung der Interviews zwangsläufig eine Reduktion der Informationen bedeutet. Dieses Problem stellt sich noch zwingender dann, wenn das Interview in einer anderen Sprache geführt wird. Indem zwischen der Interviewerin, die das Gespräch zum Teil in türkischer, zum Teil in deutscher Sprache durchgeführt hat, und der Forscherin eine kommunikative Validierung stattgefunden hat, wurde versucht, den Informationsverlust und die Verfremdung möglichst gering zu halten. In den Auswertungsprozess wurden sowohl die TeilnehmerInnen der Reflexionsgruppe als auch die pflegewissenschaftliche Perspektive in Person der Zweitbetreuerin dieser Arbeit, Hanna Mayer, sowie ein Soziologe, Christoph Reinprecht, miteinbezogen. Zudem wurden beim Auswertungsprozess auch Ergebnisse anderer Untersuchungen herangezogen.

Als letzter, aber doch sehr zentraler Punkt kann eingebracht werden, dass das methodische Vorgehen auch dem Kriterium der Angemessenheit im Sinne von Praxisrelevanz (vgl. Liehr et al. 1996 in Mayer 2002, S. 81) entspricht, weil deutlich wird, was zur Wahrung der Würde und Autonomie pflegebedürftiger Menschen beiträgt, wie sich diesbezügliche Missachtungserfahrungen auswirken und welche Bedingungen konkret gegeben sein müssen, um ein würdevolles, selbstbestimmtes Leben trotz Pflegebedürftigkeit zu ermöglichen.

9

ZUSAMMENFASSUNG DER ERGEBNISSE UND IMPLIKATIONEN FÜR THEORIE UND PRAXIS

In diesem abschließenden Kapitel werden nun unter Einbeziehung zentraler Ergebnisse der theoretischen Analyse und der empirischen Studie wesentliche Voraussetzungen einer Pflegepraxis sowie gesellschaftlicher Bedingungen benannt, deren es bedarf, um die Würde alter und pflegebedürftiger Menschen zu schützen und zu wahren. Sowohl aus dem theoretischen Blickwinkel als auch aus den empirischen Ergebnissen geht klar hervor, dass das Empfinden der eigenen Würde und die Realisierung der individuellen personalen Autonomie immer schon auf soziale Kooperation angewiesen sind und in gelungene Beziehungen eingebunden sein müssen. Pflegebedürftige Menschen, die in zentralen Hinsichten auf die Unterstützung anderer angewiesen sind, sind besonders anfällig gegenüber Würdeverletzungen und davon bedroht, dass ihnen die Möglichkeiten der Selbstbestimmung entzogen werden. Wie müssen Pflege- und Betreuungsbeziehungen gestaltet werden, um dieser Verletzlichkeit Rechnung zu tragen, oder anders gefragt, wie kann der Gestaltungsauftrag, welcher in der theoretischen Konzeption der Menschenwürde impliziert ist, handlungspraktisch im Kontext der geriatrischen Langzeitpflege umgesetzt werden? Impulse zu einer unter Menschenwürdeaspekten gelingenden Pflege sollen nun im Folgenden thematisiert werden. Der Gestaltungsauftrag der mit dem Achtungsanspruch verbunden ist, muss jedoch auf allen Ebenen der Gesellschaft wahrgenommen werden. Dementsprechend wird nicht nur darauf eingegangen, über welche Kompetenzen Pflege- und Betreuungspersonen verfügen müssen und wie diese gefördert werden können, sondern auch institutionelle und gesellschaftliche Voraussetzungen eines würdevollen und selbstbestimmten Alterns benannt.

9.1

PRAXIS DER ACHTSAMKEIT

Die Ergebnisse der empirischen Untersuchung zeigen, wie sehr im Bereich der geriatrischen Langzeitpflege, für den eine Asymmetrie der Beziehungen charakteristisch ist, die Selbstachtung der BewohnerInnen/KlientInnen gefährdet ist und Achtung und Anerkennung in besonderer Weise gefragt sind. Missachtungserfahrungen, die oftmals mit dem Vorenthalten von Möglichkeiten der Selbstbestimmung verknüpft sind, lösen heftige negative Emotionen aus. In den Interviews wurden Gefühle wie Empörung, Scham, Trauer, Rückzug, das Gefühl der Wertlosigkeit, Verlassenheitsgefühle, das Gefühl extremer Hilflosigkeit bis hin zu dem Wunsch zu sterben zur Sprache gebracht.

Wie schwierig es in der Lebenslage eines alten auf Pflege und/oder Betreuung angewiesenen Menschen ist, an einem akzeptablen Selbstbild festzuhalten, wird noch einmal deutlich, wenn man sich vor Augen führt, dass in dieser Lebenssituation meist das gesamte Umfeld, das üblicherweise als Spender von Anerkennung fungiert, nicht mehr existiert. Auch wenn beinahe alle GesprächspartnerInnen Kontakte zu Angehörigen pflegen, so wurde sichtbar, dass BewohnerInnen innerhalb des Pflegeheims über wenig wirklich befriedigende soziale Beziehungen verfügen. Aber auch pflegebedürftigen Menschen, die zuhause leben, können mit der Ablehnung und dem Unverständnis ihrer Umwelt konfrontiert sein. Dazu kommt der Verlust der unterschiedlichen Rollen, in denen sich der Mensch in seiner Unvertretbarkeit und Besonderheit wahrnehmen kann. Die Möglichkeiten abwechselnd in verschiedene Rollen oder Welten einzutauchen und sich somit von der anderen zu erholen, gehen mit dem Einzug in die Institution der Altenpflege verloren. Die neue und oft einzige Rolle des Bewohners, der Bewohnerin ist jedoch so stark mit Vorurteilen belegt, dass der Einzelne seine eigene Individualität nur sehr bedingt und mit sehr vielen Anstrengungen einbringen kann. Die gesellschaftlichen Vorurteile des *„nutzlosen, störenden, aufhaltenden"* (PA2, 228) alten Menschen, dem bestenfalls eine Meinung, aber kein Recht auf Selbstbestimmung zugestanden wird (PA2, 3), bleiben nicht ohne Einfluss auf institutionelle geriatrische Langzeitpflege. Aussagen der Befragten wie *„Pflegekräfte lassen einem das Alter nicht spüren"* (DP5, 500) verweisen darauf, dass es keineswegs als selbstverständlich angesehen wird, alten Menschen mit Achtung und Respekt zu begegnen.

Zu den genannten Umständen, die eine Identitätsbewahrung im Alter erschweren, kommt hinzu, dass die Menschen, die institutionell gepflegt und betreut werden, häufig Unterstützung bei jenen unvermeidbaren natürlichen Verrichtungen benötigen, welche in unserer Gesellschaft normalerweise unter Ausschluss der Öffentlichkeit statt-finden. Im Falle der Pflegebedürftigkeit werden sonst übliche Distanzen überschritten und verdeckte, schambesetzte Körperteile berührt. Gerade diese spezifischen Bedin-gungen machen in ganz besonderer Weise ein achtungsvolles Kommunizieren und Handeln notwendig. Diese Anforderungen gehen weit über das hinaus, was durch das gesatzte Recht sichergestellt werden kann. Achtung, Respekt und Wertschätzung, die den pflegebedürftigen Menschen in seiner Identitätsbewahrung und -bewährung unterstützen, verlangen, dass sich Pflegekräfte immer zugleich auf die Aspekte des menschlich Allgemeinen und des Einzigartigen beziehen.

Achtung setzt Beachtung voraus: Übersehen und überhört zu werden, sind Missach-tungserfahrungen, die in den Gesprächen immer wieder als Würdeverletzungen the-matisiert wurden, da mit dem Ignorieren zum Ausdruck gebracht wird, als Mensch zu gelten, dessen Anwesenheit nichts zählt. Eine Praxis der Achtsamkeit kann gerade dann den philosophischen Begriff der Selbstachtung aufschließen, wenn auf ihr Gegenteil, die Missachtung, fokussiert wird:

> *„Missachtung impliziert eindeutig die Nicht-Beachtung. Wen ich missachte, dem ent-ziehe ich in der Regel mein Interesse, meine Zuwendung, meine Aufmerksamkeit. Er erscheint den Bemühungen einer achtsamen Zuwendung nicht wert. […] Man achtet, wen man beachtet, bemerkt, aufnimmt, anhört. Dem Geachteten gegenüber werden alle Bemühungen des Verstehens mobilisiert, man sucht ihn/sie zu lesen, ihm gerecht zu werden, ihm achtsam gegenüberzutreten."* (Schöller-Reisch 2005, S. 147)

In diesem Sinne formuliert auch Conradi, die in ihrem Werk *„Take Care"* Grundlagen einer Ethik der Achtsamkeit beschreibt, dass in diesem Begriff der starke Impetus von Achtung ausgedrückt wird, aber auch das Anliegen der mitmenschlichen Zuwendung, das Ernst-genommen-Werden, für andere zu sorgen sowie Zuwendung zuzulassen und sich darauf auch einzulassen (vgl. Conradi 2001, S. 55f.).

Im Fokus der achtsamen Zuwendung gilt es in Pflege- und Betreuungssituationen zunächst das wahrzunehmen, worin die Menschen einander gleich sind, nämlich in ihrem moralischen Status sowie als Rechtsperson. Jeder Mensch hat den grundlegen-den Anspruch auf Umgangsformen und Kommunikationsstile, welche ihn trotz aller bestehenden Ungleichheit als „Gleichen unter Gleichen" ansprechen. (Vgl. Steinforth 2005, S. 108.) Den pflegebedürftigen Menschen als grundsätzlich gleichgestellt zu be-trachten, beinhaltet den in den Interviews immer wieder geäußerten Aspekt des Ernst-Nehmens, der alle Facetten der Geringschätzung wie beispielsweise Herabsetzung oder Infantilisierung oder eine Bemächtigung der pflegebedürftigen Person ausschließt. Aus den Gesprächen wurde deutlich, dass ein respektvoller und behutsamer Umgang mit jenen Menschen, die eine Würdeverletzung vielleicht gar nicht bemerken können, auch zum Wohlergehen der anderen beiträgt, da damit nicht zuletzt auch die Angst vor dem eigenen möglichen Schicksal gemildert wird.

Die Aussage der Interviewpartnerin, die davon spricht, dass sie sich nur dann be-haupten kann, wenn ihr Respekt gezollt wird und sie keine Möglichkeit sieht sich zu verteidigen, wenn dieser ausbleibt (DP12, 174), macht deutlich, dass Respekt der

Schutzmantel ist, der den Abstand zwischen den Personen markiert und dazu da ist, die „individuelle Sphäre" des Einzelnen vor Entblößung, Erniedrigung und Demütigung zu schützen. Nur wenn dieser Abstand geschützt wird, kann auch Nähe gewagt werden (vgl. Dörner 2003, S. 189). Die Achtung dieses Abstandes wird mit Vermeidungsritualen zum Ausdruck gebracht (vgl. Goffman 1971, S. 70ff.). Vermeidungsrituale wie Zurückhaltung und Takt schützen vor dem Zunahe-Treten einer fremden Person und damit auch vor möglichen Schamsituationen. Diese Form der Ehrerbietung, die andere gegenüber einer Person ausüben, gibt aber auch einen Spielraum, die Würde in einer nach eigenem Dafürhalten angemessenen Form zum Ausdruck zu bringen. Sich angemessen und so darzustellen und auch zu kleiden, wie es der eigenen Individualität entspricht, wurde von den Befragten als wesentlicher Aspekt genannt, der zum Gefühl der eigenen Würde beiträgt.

Volle Selbstachtung kann sich dann entfalten, wenn sich die Achtsamkeit auf das breite Spektrum des Menschseins bezieht, ohne etwas zu ignorieren, ohne etwas a priori auszuschließen (vgl. Schöller-Reisch 2005, S. 147). Damit gilt es im Kontext der geriatrischen Langzeitpflege den pflegebedürftigen Menschen in seiner Einzigartigkeit zu beachten, und zwar hinsichtlich seiner individuellen Bedürfnisse, Gewohnheiten und damit in seinem individuellen Gewordensein. Werden signifikante Bestandteile des Lebens einer Person nicht wahrgenommen, dann ist es nahe liegend, dass sie dies in bestimmter Weise als Angriff auf ihre Realität erfährt. Die Erfahrung zu machen, nicht ernst genommen, ignoriert zu werden oder sich als unfähig zu erleben, die eigene Präsenz auszudrücken oder der eigenen Stimme Gehör zu verschaffen, weckt nicht nur schmerzliche Gefühle des Unmuts, sondern auch Angst, da damit auch die Stabilität der Wahrnehmung und der eigenen Realität ins Wanken gerät (vgl. Frankfurt 2000, S. 48).

Indem individuelle Wünsche, Bedürfnisse und Gewohnheiten von den Pflegepersonen wahrgenommen und auch berücksichtigt werden, kann sich die pflegebedürftige Person in ihrer Individualität wertgeschätzt fühlen. Auch durch kleine freundliche Gesten der Pflege- und Betreuungspersonen und von ihnen erbrachten so genannten „Schattenleistungen" (Gröning 2001a, S. 44), auf die Pflegebedürftige keinen formalen Anspruch haben, wird Anerkennung in Form von Wertschätzung ausgedrückt.

9.2

SELBSTBESTIMMUNG ERMÖGLICHEN

Damit sich eine Beziehung entfalten kann, in der die Würde der pflegebedürftigen Menschen zum Ausdruck gebracht werden kann, bedarf es ganz wesentlicher Elemente der Fürsorge. Die Aussagen der InterviewpartnerInnen bestätigen, dass Fürsorge und Selbstbestimmung weder als einander nachgeordnete noch als sich gegenseitig ausschließende Konzepte angesehen werden können, sondern sich einander bedingen. Fürsorgliches Handeln in Verbindung mit fachlicher Kompetenz trägt zur Stärkung des Selbstwertgefühls und des Selbstvertrauens der Pflegebedürftigen bei und macht es in vielen Fällen erst möglich, dass auch diese Menschen ihre Selbstbestimmung realisieren können. Betrachtet man die Interviewauswertung, so wird deutlich, dass sich die befragten pflegebedürftigen Personen dann als selbstbestimmt erfahren, wenn sie über Wahlmöglichkeiten sowie über Entscheidungsautonomie bezüglich der Bestimmung ihres Eigenwohls verfügen. Selbst entscheiden zu können, was man will und wie man etwas haben will, ist wiederum eng verbunden mit dem grundlegenden Bedürfnis nach Kontrolle über sich und die Situation und betrifft die Kontrolle über geistige und körperliche Integrität ebenso wie das Vorhandensein einer Privatsphäre und den Einfluss auf materielle Gegebenheiten.

Pflegebedürftigen Menschen in stationären Einrichtungen fällt es aufgrund der starken Abhängigkeit von Pflege- und Betreuungskräften oft schwer, ihre Bedürfnisse und Wünsche zu äußern, da dies aus ihrer Sicht als Kritik an der bisherigen Situation verstanden werden kann und Sanktionen befürchtet werden. Eine wichtige Erkenntnis, die aus der Untersuchung gewonnen werden kann, ist, dass es auch jenen Menschen, die sich prinzipiell im Pflegeheim gut aufgehoben fühlen, schwer fällt, Änderungswünsche vorzubringen. Befürchtet wird, dass sich das Vorbringen eigener Bedürfnisse und Vorstellungen nicht mit einer harmonischen Beziehung zu den Pflege- und Betreuungspersonen vereinbaren lässt. Wie schon andere Untersuchungen gezeigt haben (vgl. Krenn 2003, S. 11), wird auch hier deutlich, dass jene Personen, die in ihrer eigenen Wohnung gepflegt und betreut werden, selbstbewusster auftreten und ihre Position als gleichberechtigte und selbstbestimmte Person mit mehr Nachdruck verteidigen als im stationären Setting. So wird sowohl von jenen Personen, die einen hohen Pflegebedarf aufweisen, aber auch von den Angehörigen immer wieder zur Sprache gebracht, wie viel Energie und Kraftaufwand notwendig sind, um individuelle Bedürfnisse und Wünsche gegenüber der Alltagsroutine und dem Normierungsdruck in der institutionalisierten Langzeitpflege durchzusetzen.

Würdeerhaltende Fürsorge bedarf einer ganzheitlichen Kommunikation im Sinne einer umfassenden Interaktion, die in verschiedenen Formen auf die Bedürfnisse und die aktuelle Situation abgestimmt wird. Auch die Verwirklichung der Selbstbestimmung im Kontext der geriatrischen Langzeitpflege beinhaltet immer Prozesse der Interpretation und des Aushandelns. Selbstbestimmt handeln zu können, ist nicht nur abhängig von entsprechenden Fähigkeiten einer Person, sondern auch vom Respekt vor der Autonomie einer Person. Das wird in den Interviews besonders dort deutlich, wenn es um Schilderungen über Angehörige geht, die an Demenz erkrankt sind. Respekt vor der Autonomie einer Person schließt die Verpflichtung der Pflege- und Betreuungspersonen mit ein, BewohnerInnen/KlientInnen bei der Entscheidungsfindung zu unterstützen, indem beispielsweise Ängste zerstreut oder Bedingungen beseitigt werden, die eine autonome Handlung verhindern können (vgl. Beauchamp/Childress 2001, S. 63f.). Die ursprüngliche Wortbedeutung von „frei", die auf die indogermanische Wurzel prāi zurückgeht und soviel wie „schützen", „schonen", „gern haben" bedeutet, verweist darauf, dass Freiheit auf Zugehörigkeit und Gemeinschaft beruht und ihre Ausübung erst im geschützten Raum möglich wird. Selbstbestimmung stellt einen relationalen Sachverhalt dar, da Personen beim Verwirklichen ihrer Ziele von ihrem sozialen Umfeld abhängig sind. Das trifft auf alle Menschen zu, der Handlungsspielraum der Selbstbestimmung alter Menschen ist jedoch im Besonderen von der öffentlichen Daseinsvorsorge abhängig. Im Kontext der geriatrischen Langzeitpflege geht es um die Fragen, inwieweit BewohnerInnen/KlientInnen in den Entscheidungsprozess miteinbezogen werden, inwieweit sie ermutigt werden können, ihre Vorstellungen und Wünsche zu äußern und welcher Unterstützung es bei der Umsetzung bedarf. Angehörige stellen in diesem Zusammenhang eine wichtige Ressource dar, in anwaltschaftlicher Funktion darauf zu achten, dass die Wünsche und Bedürfnisse der Pflegebedürftigen Berücksichtigung finden.

Für die pflegebedürftigen Personen und auch für die Angehörigen sind die Wahl- und Entscheidungsautonomie auf das Engste mit dem Empfinden der eigenen Würde verbunden. Vergleicht man jedoch die Aussagen der GesprächspartnerInnen, die aktuell professionell gepflegt und betreut werden, mit jenen der Angehörigen, so zeigt sich, dass Angehörige, wenn sie zum Perspektivenwechsel aufgefordert werden und sich selbst als Pflegebedürftige imaginieren, höhere Ansprüche bezüglich ihres Entscheidungs- und Handlungsspielraums äußern. Hier stehen mindestens zwei Interpretationsmöglichkeiten offen: Entweder werden Bedürfnisse und Wünsche in der realen Situation der Pflegebedürftigkeit zurückgeschraubt, weil sich anzupassen und sich zu bescheiden auch als eine Möglichkeit verstanden werden kann, sich die Anerkennung der anderen zu sichern. Diese Form des Umgangs mit den eigenen Wünschen und Bedürfnissen muss nicht immer nur negativ gesehen werden, birgt jedoch die Gefahr der „erlernten Hilflosigkeit", da angepasstes Verhalten von Pflege- und Betreuungspersonen eher belohnt wird. Aber ebenso können es strukturelle Barrieren sein, die verhindern, dass pflegebedürftige Menschen individuelle Wünsche entwickeln und vorbringen, was letztlich zum gleichen negativen Ergebnis führt. Eine weitere Interpretationsmöglichkeit ist, dass tatsächlich unterschiedliche Anspruchshaltungen zwischen den Generationen bestehen. Vermutet werden könnte, dass jüngere Menschen im Zuge der immer stärker werdenden Individualisierung der westlichen Gesellschaften gefordert sind, persönliche Wünsche und Ziele auszubilden, selbstbewusst zu vertreten und somit auch eher dazu bereit sind, diese auch gegen den Druck institutioneller Anpassung durchzusetzen.

Die Frage, wie Selbstbestimmung und das Wohlbefinden institutionell gepflegter und betreuter Menschen erhalten und gefördert werden kann, muss gemeinsam mit jener gestellt werden, was zur Wahrung der Würde der pflegebedürftigen Menschen beiträgt. Die Frage nach personaler Autonomie lässt sich nur sinnvoll im Zusammenhang mit dem „So-sein-Wollen" der jeweiligen Person verstehen. In der geriatrischen Langzeitpflege bedarf es deshalb der Kenntnisse der Biografie und der damit verbundenen Wertorientierung der pflegebedürftigen Personen. Nur dann, wenn eine Wahl für eine Person auch von Bedeutung ist, kann sie Entwicklungsmöglichkeiten bieten, die Individualität der Betroffenen hervorkehren und ihre Autonomie fördern. Wahlmöglichkeiten, die dieser Person nicht wichtig sind, spielen im Bezug auf Autonomie keine Rolle.

9.3

IMPLIKATIONEN AUF INSTITUTIONELLER EBENE

Eine Praxis der Achtsamkeit und die Möglichkeit der Selbstbestimmung können nur dann realisiert werden, wenn institutionelle Rahmenbedingungen entsprechend gestaltet werden. Sind die Organisationsstruktur und der Ablauf so gestaltet, dass sie sich vorrangig am Primat der Ökonomie orientieren, so führt das dazu, dass wesentliche Wünsche und Bedürfnisse der pflegebedürftigen Menschen unberücksichtigt bleiben und ihr Recht auf Selbstbestimmung untergraben wird. Darüber hinaus wird verhindert, dass Pflege- und Betreuungspersonen empathisch auf BewohnerInnen/ KlientInnen eingehen und stattdessen eher dazu neigen, Würdeverletzungen zu übersehen, nicht zuletzt um dem Arbeitsdruck zu entkommen. Schon Studien aus den 1990er Jahren zeigen, dass Pflegende durchaus bereit sind, patientInnenorientiert zu arbeiten. Die Forschungsergebnisse weisen eindeutig darauf hin, dass nahe Beziehungen zu PatientInnen keine zusätzliche Belastung darstellen, sondern im Gegenteil daraus eine hohe Berufszufriedenheit gewonnen sowie durch die relative Reziprozität einer solchen Beziehung eine Belastungsreduktion erfahren werden kann (vgl. Mackay et al. 1990; Savage 1995 in Bischoff-Wanner 2002, S. 17ff.). Die auch heute noch oftmals ausgesprochene Forderung seitens der Organisation, dass sich Pflege- und Betreuungskräfte emotional nicht zu sehr engagieren und Distanz wahren sollen, um das geforderte Arbeitspensum erledigen zu können sowie sich so vor Überforderung zu schützen, wirkt sich kontraproduktiv auf das Wohlbefinden aller Beteiligten aus: BewohnerInnen sind in dieser Situation eher der Gefahr ausgesetzt, Würdeverletzungen zu erfahren und die Pflege- und Betreuungskräfte erleben es als Belastung, keine nahe Beziehung zu den pflegebedürftigen Menschen eingehen zu können (vgl. Savage 1995 in Bischoff-Wanner 2002, S. 95). Auch durch die Schilderungen der InterviewpartnerInnen wird deutlich, dass Selbstbestimmung und die Wahrung der Würde im Falle der Pflegebedürftigkeit nur dann realisiert werden können, wenn das Pflegeorganisationssystem patientInnenorientiert ausgerichtet ist sowie ausreichend und kompetentes Pflege- und Betreuungspersonal vorhanden ist. Die Förderung einer Kultur des mitmenschlichen Umgangs, die eine Entwicklung aller Beteiligten ermöglicht, verlangt weniger nach standardisierten Prozeduren, sondern vielmehr danach, den Subjektcharakter der pflege- und betreuungsbedürftigen Personen anzuerkennen. Die Ergebnisse lassen erkennen, dass erst durch das Einbringen der Subjektivität der Pflege- und Betreuungspersonen würdevolle Situationen geschaffen werden können. In der Lebens- und Arbeitswelt der institutionalisierten Langzeitpflege Erfahrungen von sinn- und bedeutungsvollem Handeln und Beziehungen zu ermöglichen, wäre ein wichtiger Schritt in diese Richtung. Das würde bedeuten, Qualitätsmanagementmaßnahmen nicht auf Formqualität zu beschränken, sondern ausgehend von den Leitprinzipien Würde und Autonomie Kriterien einer Begegnungsqualität für den Umgang mit alten pflegebedürftigen Menschen und auch mit den MitarbeiterInnen zu verankern. Die Aussagen der InterviewpartnerInnen machen sichtbar, dass das Pflegeheim ein Ort ist, in dem Gefühle wie Angst, Scham, Aggression und andere belastende Emotionen bewältigt werden müssen, und zwar seitens der alten Menschen, aber auch jener, die pflegen und betreuen. Denn Anteil zu nehmen an Menschen, die „gezeichnet" sind, und ständig ein Spiegelbild des eigenen möglichen Schicksals vor Augen zu haben, ist eine enorme psychische und soziale Leistung (vgl. Rosenmayr 2007, S. 217). Diese Leistung anzuerkennen und die verstehende Zuwendung von Gefühlen müssen Eingang in den Qualitätsdiskurs im Kontext der geriatrischen Langzeitpflege finden. Diese Maßnahmen stellen auch einen wichtigen Beitrag zur Gewaltprävention dar. Denn fehlende bedeutsame Beziehungen und permanente Überforderung der Pflege- und Betreuungspersonen gehören zu den Faktoren, die potentiell zu Gewalt führen (vgl. French 2002, S. 30; Hirsch 2000, S. 353f.). Übersehen und überhört werden, Infantilisierung, nicht ernst genommen werden und andere Formen der Herabsetzung, einen fremden Willen aufgezwungen bekommen sind Facetten der Gewalt, die in den Interviews im Zusammenhang mit Würdeverletzungen genannt wurden. Aus der Sicht der Befragten sind es vor allem die Personalknappheit und die mangelnde Qualifizierung von Pflege- und Betreuungspersonen, die zu diesen Umgangsweisen führen. Hirsch nennt noch weitere strukturelle Probleme, welche er zur indirekten Gewalt zählt und die in weiterer Folge zur direkten Gewalt gegenüber den BewohnerInnen/KlientInnen führen: das Primat der Ökonomie vor ethischen Pflichten, unzureichende Durchsetzung von Gesetzen, inhumane Arbeitsbedingungen, Sicherheit vor Lebensqualität und mangelhafte Lebensräume (vgl. Hirsch 2000, S. 358). Um Machtmissbrauch und Gewalt gegenüber BewohnerInnen/KlientInnen zu verhindern, reicht es nicht aus, nur bei den Pflege- und Betreuungspersonen anzusetzen, sondern es müssen auch auf struktureller Ebene Veränderungen stattfinden, um die Würde und Selbstbestimmung der pflegebedürftigen Menschen zu wahren.

Die genannten Maßnahmen kommen den Forderungen des § 1.(1) des „Bundesgesetzes über den Schutz der persönlichen Freiheit während des Aufenthalts in Heimen und anderen Pflege- und Betreuungseinrichtungen (Heimaufenthaltsgesetz – HeimAufG BGBl 2004/11)" nach, in dem es heißt, dass die persönliche Freiheit und die Menschenwürde jener Personen, die wegen ihres Alters, einer Behinderung oder einer Krankheit Pflege oder Betreuung benötigen, unter allen Umständen gewahrt werden müsse und die Pflege- und Betreuungskräfte dabei in besonderem Maße zu unterstützen seien (vgl. Barth/Engel 2004, S. 11).

Ethik fragt nach den Voraussetzungen des guten gelingenden individuellen Lebens „gemeinsam mit und für andere, in gerechten Institutionen" (Ricoeur 1996 in Kiesel/Volz 2008, S. 73). In der theoretischen Analyse, wie auch in der empirischen Untersuchung, hat sich gezeigt, welche zentrale Rolle das Gefühl der eigenen Würde und die Möglichkeiten der Selbstbestimmung für ein gelingendes individuelles Leben einnehmen. Insofern das Gefühl der Würde mit dem der leiblichen Integrität ebenso eng verquickt ist wie mit den persönlichen Idealen und dem Selbstbegriff, gilt es auf institutioneller Ebene eine konzeptionelle Basis für die Praxis zur Verfügung zu stellen, die den Fokus stärker auf die Identitätsbedürfnisse gepflegter und betreuter Menschen richtet.

Interaktionsorientierte Pflegetheorien, wie sie beispielsweise von Peplau oder Mischo-Kelling entwickelt wurden, verknüpft mit den fünf „Säulen des Supports" von Hilarion Petzold (vgl. 1985, S. 96ff.), könnten für diese komplexe Aufgabe fruchtbar gemacht werden. Die zentrale Fragestellung wäre dann, wie sich die jeweiligen Beeinträchtigungen aus dem subjektiven Bedeutungssystem der pflegebedürftigen Personen innerhalb der fünf Dimensionen auswirken. Erst wenn Pflege- und Betreuungspersonen verstehen, welche Bedeutung die Beeinträchtigungen für das Selbst der jeweiligen pflegebedürftigen Person haben und welche kontextuellen Irritationen und institutionellen Barrieren von ihr als veränderungsbedürftig erlebt werden, kann eine adäquate aktivierende Pflege gestaltet werden. Die Zielbestimmung wäre dabei weniger nach „reparativen" oder „konservierenden" Gesichtspunkten (vgl. ebda., S. 16) auszurichten, sondern sie wäre „evolutiver" Art und zielte darauf ab, den pflegebedürftigen Menschen Lebenserhaltung und Lebensgestaltung im Lebenszusammenhang zu ermöglichen und damit die Identitätsbewahrung zu unterstützen. Im Zentrum der Bemühungen steht die Unterstützung bei der Suche nach neuen Zielen und Aufgaben, die für den pflegebedürftigen Menschen Bedeutung haben und die er bewältigen kann und will, sowie nach Möglichkeiten sozialer Eingebundenheit. Alte pflegebedürftige Menschen, selbst wenn sie dement sind, sollten zu diesen Aktivitäten ermutigt werden, auch wenn sie möglicherweise ein gewisses Risiko beinhalten (vgl. Wilhelm 1998, S. 205). Bei der Abwägung der Gefahren sollte immer mitbedacht werden, dass der Identitätsverlust, der durch die Risikovermeidungsstrategien provoziert wird, den sozialen Tod eines Menschen bedeutet.

Ein so ausgerichtetes Pflegekonzept könnte dazu beitragen, die Blickrichtung darauf zu richten, wie eine pflegebedürftige Person trotz ihrer Beeinträchtigungen alleine oder mit der Hilfe anderer ein Gleichgewicht aufrechterhalten, finden oder entwickeln kann, welches es ihr erlaubt, ein sinnvolles auf die Entfaltung persönlicher Lebensentwürfe gerichtetes Dasein zu führen, so dass sie von „ihrem Leben", „ihrem Altern" und „ihrem Sterben" sprechen kann (vgl. Hartmann 1997, S. 1ff.). All jene, die pflegen und betreuen, sollten sich dessen bewusst sein, dass auch ihr eingenommener Blick einen nicht unwesentlichen Einfluss darauf hat, wie pflegebedürftige Menschen die eigene Lebenssituation auslegen. Eine wesentliche Aufgabe von Pflege- und Betreuungspersonen, die im Bereich der geriatrischen Langzeitpflege tätig sind, wäre dann die hermeneutische Hilfestellung bei der Selbstauslegung der Lebenssituation der pflegebedürftigen Menschen.

9.4

IMPLIKATIONEN AUF INDIVIDUELLER EBENE – KOMPETENZPROFIL VON PFLEGE- UND BETREUUNGSPERSONEN

Der in dem Würdekonzept implizierte Gestaltungsauftrag verlangt im Kontext der geriatrischen Langzeitpflege ein besonderes Kompetenzprofil der Pflege- und Betreuungspersonen. Um eine Praxis der Achtsamkeit realisieren zu können, benötigen professionelle HelferInnen die Fähigkeit sich in der Betreuungssituation zugleich auf das menschlich Allgemeine und auf das Einzigartige der Pflegebedürftigen zu beziehen. Kiesel und Volz sprechen in diesem Zusammenhang treffend von der Fähigkeit des „stereoskopischen Blicks" (Kiesel/Volz 2008, S. 68). Wenn es, wie weiter oben angesprochen, auch darum gehen soll, pflegebedürftigen Menschen eine hermeneutische Hilfestellung bei der Selbstauslegung ihrer Lebenssituation anzubieten, so ist die Kompetenz gefragt, reflexiv auf die Einzigartigkeit des Gegenübers zu reagieren (vgl. Klie 1998, S. 130). Da gerade in der Altenpflege der Leib eine unhintergehbare Relevanz besitzt, bedarf es seitens der Pflege- und Betreuungspersonen eine positive Sicht der Leiblichkeit und das Wissen um ihre Bedeutung als Instrument der Kommunikation und Darstellung der Selbstachtung. Die Aussagen der GesprächspartnerInnen, die sich trotz ihres Alters und ihrer körperlichen Gebrechen in ihrer Leiblichkeit angenommen fühlen, machen deutlich, dass diese Erfahrung eine bedeutende Grundlage für Selbstakzeptanz und damit der Identitätsbewahrung darstellt. Scham wurde als das dominierende negative Gefühl jener Menschen herausgestellt, die auf existentielle Unterstützung durch andere angewiesen sind. Den Körper nicht mehr kontrollieren zu können und die Erfahrung sich als erwachsener Mensch erneut in der Lage eines Kindes zu befinden, indem man unfähig ist, basale Selbstpflegetätigkeiten auszuüben, stellt für viele Menschen eine Schamquelle dar. Pflege- und Betreuungspersonen sollten ein Wissen von diesem Gefühlskomplex haben sowie über Tugenden wie Höflichkeit, Behutsamkeit, Aufmerksamkeit und Taktgefühl verfügen, um die pflegebedürftigen Menschen dabei zu unterstützen, mit dem Schamaffekt umzugehen, und sie nicht bewusst oder unbewusst diesem Gefühl auszusetzen.

Auch die in der geriatrischen Langzeitpflege tätigen Personen sind in ihren Wirklichkeitskonstruktionen von den gesellschaftlichen Wertvorstellungen und herrschenden Altersbildern beeinflusst. Doch gerade in diesem Bereich müssen professionelle HelferInnen über ein reflektiertes Verständnis für Menschenwürde und ihren existentiellen Grund verfügen sowie über eine Haltung der Wertschätzung für jene Menschen, die nicht dem Leistungsideal der Gesellschaft entsprechen, sondern alt und gebrechlich sind. Nur eine so begründete ethische Haltung kann in den Belastungssituationen durch die ständige Begegnung mit Verwirrtheit, Gebrechlichkeit und Tod die notwendige Tragfähigkeit gewährleisten. Hier sind als wesentliche Grundvoraussetzungen für einen würdevollen Umgang mit anderen Menschen ethische Tugenden wie Empathie und Mitgefühl angesprochen.

Empathiefähigkeit stellt eine Grundlage der Menschenkenntnis dar, die es ermöglicht, auf andere Menschen in adäquater Weise zu reagieren (vgl. Billmann et al. 2009, S. 181). Empathie ist nicht daran gebunden, jemanden zu mögen, auch auf eine Person, für die man keine Sympathie empfindet, kann empathisch reagiert werden (vgl. Travelbee 1971, S. 142). Die Pflegetheoretikerin Travelbee beschreibt Empathie als Prozess, in dem der momentane Zustand und die damit verbundenen Gefühle und Gedanken des Gegenübers in einem Akt fast unmittelbarer Erkenntnis erfasst und geteilt werden (vgl. ebda., S. 136). Das bedeutet jedoch nicht, dass die empathisch reagierende Person wie das Gegenüber denkt und fühlt, sondern sie bleibt sich ihrer eigenen Identität bewusst. Im empathischen Erfassen des momentanen Zustands des Gegenübers bleibt immer ein Moment der Distanz erhalten. Travelbee erachtet Empathie als einen wichtigen Schritt, der zu einer näheren Beziehung führt. Auf der Basis von Empathie kann sich Mitgefühl entwickeln, das nach Travelbee das eigentlich beziehungsstiftende Phänomen darstellt (vgl. ebda., S. 149). Die Autorin beschreibt Mitgefühl als einen spontanen und zeitlich begrenzten affektiven Zustand, der eine Person in die Lage versetzt, das Leid des anderen zu erfassen und sich davon berühren zu lassen (vgl. ebda., S. 145). Mitgefühl führt zur Besorgnis und Anteilnahme, die den Wunsch motiviert, die Leidenden von der „Bürde des Alleinseins" (ebda., S. 143) zu befreien und die Ursache des Leides zu beseitigen. Mitgefühl, das Elemente von Fürsorglichkeit, Wärme und Interesse enthält, wird auf der Gefühlsebene erlebt und durch Blicke oder Berührungen kommuniziert.

Dass Pflege- und Betreuungspersonen die Beziehungen zu den BewohnerInnen/KlientInnen bewusst strukturieren und sich ihrer eigenen Gefühle stets gegenwärtig sind, ist nicht nur deshalb wichtig, um eine Überidentifikation zu vermeiden und damit handlungsfähig zu bleiben, sondern auch deshalb, weil Gefühle durch Gesten, die Art des Hinsehens und des Hinhörens zum Ausdruck gebracht werden und damit sowohl Achtung aber auch Verachtung mittransportiert werden (vgl. Travelbee 1971, S. 149; Waldenfels 2000; S. 392, Hennezel 1996, S. 67).

Eine unter Menschenwürdeaspekten gelingende Pflege und Betreuung fordert den professionellen HelferInnen besonderes Wissen, Fähigkeiten und Haltungen ab. Wie müssen nun Lernprozesse in der Aus- und Weiterbildung gestaltet werden, um eine Entwicklung solcher Haltungen und Einstellungen zu fördern und jene ethischen Tugenden zu kultivieren, die gebraucht werden, um eine würdevolle Pflege und Betreuung zu gestalten?

Anton Bucher, der 1999/2000 im Auftrag des Bundesministeriums für Unterricht und Kunst wesentliche Entwicklungen und Erfahrungen des Ethikunterrichts in Österreich erhoben und dabei auch Evaluationsergebnisse aus dem angelsächsischen Raum miteinbezogen hat, kommt zu einem ernüchternden Befund: Charaktererziehungsprogramme, die auf Belehrung und Information setzen, haben weder eine erkennbare Wirkung auf die moralische Einstellung der Lernenden noch auf ihr Verhalten. Zwar sind Sachinformationen für jede mündige Urteilsbildung unverzichtbar, doch erweisen sich ethische Curricula dann als wenig effizient, wenn sie sich allein darauf beschränken. Die langfristige Identifikation mit Werten und Normen, also die Entwicklung von Haltungen und Einstellungen sowie die Ausprägung des Gewissens, können über rein kognitive Lernprozesse nur äußerst bedingt erfolgen. Vielmehr ist ein erfahrungsbezogener Unterricht gefragt, der auch das Wahrnehmen und Erleben anspricht (vgl. Bucher 2001, S. 114ff.).

Diese Ergebnisse machen deutlich, dass es nicht reicht, in den Aus- und Weiterbildungen der Pflege- und Betreuungsberufe ausschließlich kognitiv-rational angelegte Lehr- und Lern-Arrangements zu organisieren. Um den Erwerb ethischer Kompetenz anzuregen, müssen vielmehr solche Methoden zum Einsatz kommen, die nicht nur die rationale Ebene des Bewusstseins ansprechen, sondern auch die Fähigkeit der Lernenden fördern, sich in andere Menschen einzufühlen, was voraussetzt die Welt aus ihrer Perspektive sehen und verstehen zu können (Empathiefähigkeit). Denn Situationen aus der Perspektive anderer zu betrachten stellt eine Grundanforderung der Moral dar und ist eine ethisch bedeutsame Fähigkeit von Pflege- und Betreuungspersonen. Zudem soll durch die Methodenwahl auch jene Bereitschaft gefördert werden, sich mit sich selbst, anderen Menschen, aber auch mit gesellschaftlich-kulturellen Bedingungen, Werten und Normen reflexiv auseinander zu setzen (Reflexionsfähigkeit) (vgl. Oelke et al. 2000, S. 28). Das Konzept des erfahrungsbezogenen Unterrichts geht davon aus, dass ausschließlich durch Erfahrungen gelernt wird. Die Methode des „Szenischen Lernens" kann dabei unterstützen, Erfahrungen zu konstituieren, indem gemeinsame Erlebnisse bearbeitet und in verfremdeter Form diskutiert werden. In der

Arbeit an einer Rollenfigur setzen sich die Lernenden mit der inneren emotionalen, ethisch-philosophischen und sozialen Haltung und der äußeren, körperlich, stimmlichen Haltung einer fremden Figur auseinander. Haltungen werden veröffentlicht, bearbeitet, modifiziert und verglichen und so der Reflexion zugänglich gemacht. (Vgl. Dietrich et al. 2008, S. 27.)

Auch die Beschäftigung mit literarischen Texten kann dazu beitragen, die Fähigkeit des Interpretierens, also jene des Verstehens zu fördern (vgl. Sexl 2006, S. 101). Gerade im Bereich der geriatrischen Langzeitpflege, in der sich viele BewohnerInnen/KlientInnen aufgrund kognitiver Einbußen nur schwer verständlich machen können, bedarf es einer vielfältigen und hoch entwickelten Interpretationsfähigkeit seitens der Pflege- und Betreuungspersonen. Lesen ist im Wesentlichen ein kognitiver Vorgang, wobei jedoch auch körperliche und affektive Prozesse beteiligt sind. Beim Lesen wird eine Erfahrung gemacht, die durch die Struktur des Werkes und durch die Besonderheit einer bestimmten Rezeptionshaltung und -situation beeinflusst wird. Durch das Herstellen von sinnlichen Bildern in der Vorstellung, also über Imagination, wird eine Verbindung zwischen Gelesenem und bereits Bekanntem hergestellt, wodurch Lebenserfahrungen als bedeutsam erlebt werden können (vgl. ebda., S. 71). Aber durch das Lesen werden nicht nur Erinnerungen an bereits Geschehenes ausgelöst, sondern auch ein „Vorrat" an Imaginationen der RezipientInnen gewonnen, der für uns alle wichtig ist, um uns in der heterogenen Wirklichkeit zurechtzufinden und noch nicht bekannte Situationen zu meistern. Damit wird Lesen zu einer Tätigkeit, die den Körper, die Gefühle und Erfahrungen verändern kann. (Vgl. ebda.) Literatur stellt aber auch eine reiche Quelle für ethische Überlegungen dar, da sie Einsichten in fremdkulturelle als unvertraute Handlungsmöglichkeiten bietet. Oftmals sind uns unsere moralischen Überzeugungen, die für uns handlungsleitend sind, nicht bewusst, sondern erscheinen uns als unverrückbare Realität. Nicht nur, dass das Lesen literarischer Texte eigene Wertvorstellungen und Überzeugungen bewusst machen kann, es werden darüber hinaus auch ethische Alternativen angeboten, auf die beim Entscheiden und Handeln im Berufsalltag zurückgegriffen werden kann. (Vgl. ebda., S. 101f.)

Werden Lernende als KonstrukteurInnen der von ihnen aufgebauten Wissens-, Empfindens- und Handlungssysteme gesehen, dann liegt nahe, auch beim ethischen Lernen alle Dimensionen wie Wissen, Fühlen und Handeln einzubeziehen. Doch nicht alle der hier vorgeschlagenen Methoden passen zur Gruppe oder zur Persönlichkeit der jeweiligen Lehrperson. Zu überlegen gilt es zudem, wie methodengeübt die Gruppe ist, ob die Methode Angst und Abwehr produzieren könnte und ob die Lehrkraft selbst Erfahrungen mit dieser oder ähnlichen Methoden hat und sich zutraut, sie einzusetzen.

9.5

IMPLIKATIONEN AUF GESELLSCHAFTLICHER EBENE

Die Aussagen der Befragten zeigen sehr deutlich auf, dass die Wahrung der Würde und Selbstbestimmung alter und hochaltriger Menschen nicht alleine an Pflege- und Betreuungspersonen oder Institutionen der geriatrischen Langzeitpflege delegiert werden kann, sondern als gesamtgesellschaftlicher Auftrag verstanden werden muss. Denn inwiefern ein selbstbestimmtes, würdevolles Altern in unserer Gesellschaft möglich ist, hängt maßgeblich davon ab, in welchem Ausmaß von der Zivilgesellschaft Solidaritätsleistungen für ältere und hochaltrige Menschen erbracht werden. Wie gesellschaftliche Ressourcen verteilt werden, steht im Zusammenhang mit der institutionell verfestigten kulturellen Werthierarchie einer Gesellschaft. Gerade ältere Menschen sind in besonderem Maß in ihrem Einkommen und den wesentlichen Dienstleistungen für Pflege und Gesundheit von der öffentlichen Daseinsvorsorge abhängig. Deshalb ist eine auf allen Ebenen der Gesellschaft stattfindende Diskussion darüber, was uns würdeherstellende Rahmenbedingungen für pflegebedürftige Menschen wert sind, in Zeiten des sinkenden Wirtschaftswachstums unumgänglich. Beauvoirs wichtiger Hinweis, den sie in ihrem 1970 erschienenen Buch „Das Alter" gibt, nämlich, dass die Frage nach dem Status des Alters die Kritik bestehender Systeme miteinschließen muss, hat demnach bis heute nichts an Gültigkeit verloren (Beauvoir 1979, S. 354).

Seitens der Befragten und hier besonders der Angehörigen gibt der in den Medien heraufbeschworene Generationenkonflikt, das *„gegeneinander Aufhetzen"* (DAH2, 11), Leitbilder wie Unabhängigkeit, Jugendlichkeit, Nützlichkeit, die alte Menschen zwangsläufig defizitär erscheinen lassen, durchaus Anlass zur Sorge um die eigene Zukunft. Wegen ihres Alters von der Gesellschaft ausgeschlossen zu sein, nicht mehr beachtet zu werden, sind Ängste, die in den Interviews sowohl von den Pflegebedürftigen als auch von den Angehörigen zur Sprache gebracht wurden. Hannah Arendt gibt den interessanten Hinweis, dass Leben im Lateinischen („inter homines esse") „unter den Menschen weilen" heißt und Sterben („desinere inter homines esse") „aufhören unter den Menschen zu weilen" (vgl. 2002, S. 17). Der öffentliche Raum ist jener Ort, in dem Menschen handelnd und sprechend offenbaren, wer sie jeweils sind, sie zeigen sich hier also in der personalen Einzigartigkeit ihres Wesens (vgl. ebda., S. 219). Im Alter als *„zweitklassiger Staatsbürger"* (CAH1, 30) behandelt zu werden oder aus der Gemeinschaft ausgeschlossen zu werden – eine andere Art der Verweigerung der Partizipation am gesellschaftlichen Leben – sind Erfahrungen der sozialen Erniedrigung, die würde-verletzend sind, die die Möglichkeiten der Selbstbestimmung extrem einschränken und aus neurobiologischer Sicht krankheitsfördernd sind und im Extremfall den Tod bedeuten (vgl. Bauer 2007, S. 205). Würde als gesamtgesellschaftlichen Gestaltungsauftrag ernst zu nehmen bedeutet konkret, im öffentlichen Raum Teilhabemöglichkeiten für Menschen in der nachberuflichen Phase zu schaffen und gemeinsam mit dieser Gruppe über Neuinterpretation vorgegebener Altersnormen und Rollen nachzudenken. Seitens der Älteren ist Offenheit verlangt, neue Rollen und Funktionen mit Leben auszufüllen und sich in der Gesellschaft zu positionieren.

Gerade der Gruppe der jetzt alternden ehemaligen GastarbeiterInnen muss in diesem Zusammenhang besondere Aufmerksamkeit gewidmet werden, da sie in der nach-beruflichen Phase ihres Lebens besonders von Lebenslagen wie niedriges Einkom-men, schlechte Wohnausstattung, eingeschränkte Gesundheitsressourcen, geringe gesellschaftliche Anerkennung und existentielle Unsicherheiten betroffen sind (vgl. Reinprecht 2010, S. 136). Zwar können Personen mit Migrationshintergrund keines-wegs als homogene Gruppe betrachtet werden, mit einheitlichen Bedürfnissen und Lebensentwürfen, doch gilt ganz allgemein, dass ein stabiler Aufenthaltstitel, ein Rechtsanspruch auf Leistungen aus dem sozialen Sicherungssystem sowie ein gere-geltes Einkommen zu den wesentliche Bedingungen eines selbstbestimmten Alters gehören (vgl. ebda., S. 153f.).

Auch der Bildungsarbeit im Sinne von „Lernen des Alterns, Lernen für das Alter und Lernen im Alter" kommt eine wichtige Bedeutung zu (vgl. Petzold 1985, S. 11). Das Problem, dass Menschen in unserer Gesellschaft für das Schicksal alt zu werden nicht sozialisiert werden, wurde vor allem von den autochthonen befragten Angehörigen thematisiert. Wir müssen erneut lernen, wie man alt wird und wie man mit dem Alter umgeht. In Würde zu altern und zu sterben, war für die Menschen von jeher eine Lebensaufgabe. Bildungsarbeit in diesem Kontext hätte die wichtige Aufgabe, sowohl junge als auch alte Menschen bei einer Neubestimmung des Alters zu unterstützen und zu Neuinterpretationen von Altern, Sterben und Tod anzuregen (vgl. ebda., S. 12f.). Beim Lernen im Alter geht es vor allem darum den Daseinshorizont zu erweitern, die körperlichen und geistigen Fähigkeiten zu erhalten und zu entfalten sowie Hemmnisse zu überwinden. Darüber hinaus ist es wesentlich, dass die alternden Menschen die Dy-namik dieses Prozesses selbst erfahren und eigenverantwortlich in die Hand nehmen. Die ethischen Grundlagen dieser Bildungsarbeit bilden die Identitätsbewahrung und -bewährung, welche der Zuerkennung von Würde durch Anerkennung und Wertschät-zung der Mit-Subjekte bedarf.

Lernen für das Alter bedarf einer „Schule der Empfindsamkeit" (Rorty 1994, in Wetz 2005, S. 236) durch konkrete Begegnungen und Erfahrungen – in diesem Zusammen-hang mit alten Menschen. Da man die Erfahrungen nicht alle selbst machen kann, braucht es auch Informationen, die über die Situationen und Lebensumstände der Hochaltrigen Auskunft geben. Einen Beitrag dazu hat diese Forschungsarbeit geleistet, in der alte pflegebedürftige Menschen und deren Angehörige zu Wort kommen und über ihre Bedürfnisse und Vorstellungen eines würdevollen und selbstbestimmten Alters berichten.

Nicht zuletzt wäre auf gesellschaftspolitischer Ebene ein Diskurs angesagt, der von der immer wiederkehrenden Forderung unterschiedlicher PolitikerInnen Abstand nimmt, langzeitarbeitslose Personen im der geriatrischen Langzeitpflege arbeiten zu lassen. Mit derartigen Vorschlägen wird eine ökonomische Wertlosigkeit der pflegebedürftigen Menschen zum Ausdruck gebracht, zum anderen ein realitätsfernes und verzerrtes Bild von Pflege und Betreuung alter Menschen transportiert. Dieses Arbeitsfeld verlangt von den dort Tätigen hohe fachliche, methodische, soziale und personale Kompetenzen und setzt ebenso klare ethische Wertmaßstäbe der Pflege- und Betreuungspersonen voraus. Festzuhalten ist an dieser Stelle, dass sich vermutlich viele Menschen, die heute zu den Langzeitarbeitslosen gehören für den Pflege- und Betreuungsberuf eignen, weil sie die notwendigen Persönlichkeitsmerkmale und die erforderliche Bildungsfähigkeit besitzen. Doch wie bereits ausgeführt, müssen Personen, die in diesem Bereich tätig sind, über ein besonderes Kompetenzprofil verfügen. Um geeignete Menschen in die geriatrische Langzeitpflege zu bringen und noch vielmehr, um sie dort auch zu halten ist es erfolgversprechender, den Leistungen, die dort erbracht werden die gebührende Anerkennung zu zollen. Indem beispielsweise den Erfahrungen der Pflege- und Betreuungspersonen die in diesem Bereich tätig sind, in Politik, Wissenschaft und in den Berufsverbänden eine entsprechende Resonanz geboten wird, und Organisationen dabei unterstützt werden, nachhaltige Maßnahmen zur Verbesserung der Arbeitsbedingungen umzusetzen. Die Sicherstellung der Würde und Selbstbestimmung im Alter muss insgesamt als rechts- und sozialpolitische Aufgabe und als gesamtgesellschaftlicher Auftrag wahrgenommen werden und bedarf des Wohlwollens und der Solidarität gegenüber den pflegebedürftigen Menschen und jener, die pflegen und betreuen.

LITERATUR

Agich, George J. (2003): Dependency and Autonomy in old Age. An ethical framework for long-term care. Cambridge: Cambridge University Press.

Agich, George J. (2007): Reflections on the Function of Dignity in the Context of Caring for Old People. In: Journal of Medicine and Philosophy 32/5, S. 483-494. Online: http://dx.doi.org/ 10.1080/03605310701626455 (4.4.2010).

Amann, Anton (2008): Lebensqualität und Lebenszufriedenheit. In: Bundesministerium für Soziales und Konsumentenschutz (Hg.): Hochaltrigkeit in Österreich. Eine Bestandsaufnahme. Wien: Bundesministerium für Soziales und Konsumentenschutz S. 201-216.

Améry, Jean (2005): Über das Altern. Revolte und Resignation. Stuttgart: Klett-Cotta.

Anders, Günther (1985): Die Antiquiertheit des Menschen. Bd. 1. Über die Seele im Zeitalter der zweiten industriellen Revolution. München: Beck.

Arendt, Hannah (2002): Vita activa oder Vom tätigen Leben. München/Zürich: Piper.

Atteslander, Peter (2000): Methoden der empirischen Sozialforschung. Unter Mitarbeit von Jürgen Cromm. Berlin: de Gruyter.

Baltes, Margret/Neumann, Eva-Maria/Zank, Susanne (1991): Erhaltung und Rehabilitation von Selbständigkeit im Alter: Ein Interventionsprogramm für Pflegepersonal. Unveröffentlichter Abschlussbericht. Berlin: Freie Universität Berlin.

Balzer, Philipp/Rippe, Klaus, Peter/Schaber, Peter (1998): Menschenwürde vs. Würde der Kreatur. Begriffsbestimmung, Gentechnik, Ethikkommissionen. Freiburg/München: Karl Alber.

Barkhaus, Annette (1996): Differenz und Anerkennung. Eine Auseinandersetzung mit Axel Honneths posttraditionaler Solidarität. In: Barkhaus, Annette/Mayer, Matthias/Roughley, Neil/Thürnau, Donatus (Hg.): Identität, Leiblichkeit, Normativität. Frankfurt/Main: Suhrkamp, S. 229-245.

Barth, Peter/Engel Arno (Hg.) (2004): Heimrecht. Heimaufenthaltsgesetz und die mit dem Heimvertragsgesetz in das Konsumentenschutzgesetz eingefügten Bestimmungen mit ausführlichen Anmerkungen, praxisorientierten Übersichten, Checklisten und Mustervertrag. Wien: Manzsche Verlags- und Universitätsbuchhandlung.

Bauer, Joachim (2006): Prinzip Menschlichkeit. Warum wir von Natur aus kooperieren. Hamburg: Hoffmann und Campe.

Bauer, Joachim (2007): Warum ich fühle, was du fühlst. Intuitive Kommunikation und das Geheimnis der Spiegelneuronen. München: Heyne.

Baumann, Peter (2000): Autonomie der Person. Paderborn: Mentis.

Baumann, Peter (2003): Menschenwürde und das Bedürfnis nach Respekt. In: Stöcker, Ralf (Hg.): Menschenwürde. Annäherungen an einen Begriff. Wien: Obv&Hpt, S. 19-35.

Beauchamp, Tom L./Childress, James F. (2001): Principles of Biomedical Ethics. Oxford/New York: Oxford University Press.

Beck, Ulrich (2001): Eigenes Leben in einer entfesselten Welt: Individualisierung, Globalisierung und Politik. In: Hutton, Will/Giddens, Anthony (Hg.): Die Zukunft des globalen Kapitalismus. Frankfurt/ Main: Campus, S. 197-213.

Beauvoir de, Simone (2000): Das Alter. Reinbek bei Hamburg: Rowohlt.

Berlin, Isaiah (1995): Freiheit. Vier Versuche. Frankfurt/Main: Fischer.

Bielefeldt, Heiner (2002): „Autonomie. Eine Leitidee der Moderne". In: Düwell, Marcus/Hübenthal, Christoph/Werner, Micha (Hg.): Handbuch Ethik. Stuttgart/Weimar: Metzler, S. 305-308.

Billmann, Michael/Schmidt, Benjamin/Seeberger, Bernd (2009): In Würde altern. Konzeptionelle Überlegungen für die Altenhilfe. Frankfurt/Main: Mabuse.

Birkemeyer, Angelika (2007): Scham und Beschämung in der stationären Altenpflege. Ursachen, Entstehungsbedingungen, Bewältigungsstrategien. Berlin: Dr. Müller.

Bischoff-Wanner, Claudia (2002): Empathie in der Pflege. Bern/Göttingen/Toronto/Seattle: Hans Huber.

Bobbert, Monika (2002): PatientInnenautonomie und Pflege. Begründung und Anwendung eines moralischen Rechts. Frankfurt/New York: Campus.

Bobbert, Monika (2003): Patientenautonomie und das Planen und Ausführen von Pflege. In: Wiesemann, Claudia/Erichsen, Norbert/Behrendt, Heidrun/Biller-Adorno, Nikola/Frewer Andreas (Hg.): Pflege und Ethik. Leitfaden für Wissenschaft und Praxis. Stuttgart: Kohlhammer, S. 71-105.

Böhme, Gernot (1996): Selbstsein und derselbe sein. Über ethische und sozialtheoretische Voraussetzungen von Identität. Neue Horizonte anthropologischen Denkens. In: Barkhaus, Annette/Mayer, Matthias/Roughley, Neil/Thürnau, Donatus (Hg.): Identität, Leiblichkeit, Normativität. Frankfurt/Main: Suhrkamp, S. 322-340.

Bolz, Norbert (2009): Wo Geld fließt, fließt kein Blut. In: Liessmann, Konrad, P. (Hg.): Geld. Was die Welt im Innersten zusammenhält? Wien: Paul Zsolnay, S. 41-64.

Brandenburg, Hermann (2002): Autonomie im Alter. Eine ethische und praktische Herausforderung an die professionelle Pflege. In: Krankendienst 12, S. 376-383.

Brandenburg, Hermann (2005): Autonomieförderung durch Pflegende in der Langzeitpflege? In: Huber, Martin/Siegel, Siglinde Anne/Wächter, Claudia/Brandenburg, Andrea (Hg.): Autonomie im Alter. Leben und Altwerden im Pflegeheim – Wie Pflegende die Autonomie von alten und pflegebedürftigen Menschen fördern. Hannover: Schlütersche Verlagsgesellschaft.

Bucher, Anton (2001): Ethikunterricht in Österreich. Innsbruck: Tyrolia.

Bundeskanzleramt, Rechtsinformationssystem (2009): Bundespflegegeldgesetz. Online: http://www. ris.bka.gv.at/Dokument.wxe?Abfrage=Bundesnormen&Dokumentnummer=NOR40102034&ResultF unctionToken=e1867740-7672-40ad-9cf5-d882a3ecc4be&Kundmachungsorgan=&Index=&Titel=BP GG&Gesetzesnummer=&VonArtikel=&BisArtikel=&VonParagraf=4&BisParagraf=&VonAnlage=&BisAn lage=&Typ=&Kundmachungsnummer=&Unterzeichnungsdatum=&FassungVom=19.07.2010&ImRis-Seit=Undefined&ResultPageSize=100&Suchworte=bundespflegegeldgesetz (16.02.2010).

Butler, Judith (2003): Kritik der ethischen Gewalt. Frankfurt am Main: Suhrkamp.

Callahan, Daniel (1998): Nachdenken über den Tod. Die moderne Medizin und unser Wunsch, friedlich zu sterben. München: Kösel.

Collopy, Bart (1988): Autonomy in Long Term Care: Some Crucial Distinctions. In: The Gerontologist 28 (Supplementary Issue), S. 10-17.

Conradi, Elisabeth (2001): Take Care. Grundlagen einer Ethik der Achtsamkeit. Frankfurt/Main/New York: Campus.

Damasio, Antonio, R. (2006): Descartes' Irrtum. Fühlen, Denken und das menschliche Gehirn. Berlin: List.

Deutschmann, Christoph (1999): Die Verheißung des absoluten Reichtums. Zur religiösen Natur des Kapitalismus. Frankfurt/New York: Campus.

Dietrich, Julia/Kosuch, Markus/Stölting, Lilian M. et al. (2008): Konkrete Diskurse zur ethischen Urteils-bildung. Ein Leitfaden für Schule und Hochschule am Beispiel moderner Biotechnologien. München: Oekom.

Dillon, Robin (2005): Zur Arroganz und Selbstachtung bei Kant. In: Hahn, Henning (Hg.): Selbstach-tung oder Anerkennung? Beiträge zur Begründung von Menschenwürde und Gerechtigkeit. Weimar: Universitätsverlag.

Domenig, Dagmar (2001): Einführung in die transkulturelle Pflege. In: Domenig, Dagmar (Hg.): Profes-sionelle transkulturelle Pflege. Handbuch für Lehre und Praxis in Pflege und Geburtshilfe. Bern: Hans Huber, S. 140-157.

Dornes, Martin (1997): Die frühe Kindheit. Entwicklungspsychologie der ersten Lebensjahre. Frankfurt/ Main: Fischer.

Dörner, Klaus (2003): Die Gesundheitsfalle. Woran unsere Medizin krankt. Zwölf Thesen zu ihrer Hei-lung. München: Econ.

Duden (1963): Etymologie. Herkunftswörterbuch der deutschen Sprache. Bd. 7. Herausgegeben vom wissenschaftlichen Rat der Dudenredaktion. Mannheim/Wien u.a.: Dudenverlag.

Dunkel, Wolfgang (1994): Pflegearbeit – Alltagsarbeit. Eine Untersuchung der Lebensführung von Al-tenpflegerinnen. Freiburg im Breisgau: Lambertus.

Durkheim, Emile (1977): Über die Teilung der sozialen Arbeit. Frankfurt/Main: Suhrkamp.

Eibach Ulrich (2000): Menschenwürde an den Grenzen des Lebens. Einführung in Fragen der Bioethik aus christlicher Sicht. Neukirchen-Vluyn: Neukirchner Verl. Haus.

Elias, Norbert (1997): Über den Prozeß der Zivilisation. Soziogenetische und psychogenetische Unter-suchungen. Bd. 2. Wandlung der Gesellschaft. Entwurf zu einer Theorie der Zivilisation. Frankfurt/ Main: Suhrkamp.

Engelhardt, Dietrich von (1999): Krankheit, Schmerz und Lebenskunst. Eine Kulturgeschichte der Kör-pererfahrung. München: Beck.

Ferber, Christian von (2006): Selbstbestimmung im Alter – eine Herausforderung für die Gesellschafts-politik. In: Bundesministerium für Justiz (Hg.): Recht und Würde im Alter. Richterwoche Saalfelden. 9. bis 13 Mai 2005. Wien/Graz: Neuer Wissenschaftlicher Verlag, S. 19-37.

Fischer, Johannes (2009): Menschenwürde und Menschenrechte. Über die Normativität der sozialen Welt. Universität Zürich. Institut für Sozialethik. Online http://www.ethik.uzh.ch/ise/publikationen/ publikationen-1/200906MenschenwuerdeMenschenrechte2.pdf (19.1. 2010).

Fischer, Peter (2003): Einführung in die Ethik. München: Wilhelm Fink.

Flick, Uwe (1996): Psychologie des technisierten Alltags – soziale Konstruktion und Repräsentationen technischen Wandels in verschiedenen kulturellen Kontexten. Opladen: West.

Flick, Uwe (2000): Episodic Interviewing. In: Bauer, Martin/Gaskell George (Hg.): Qualitative Researching with Text, Image and Sound – A Handbook. London: Sage, S. 75-92.

Flick, Uwe (2002): Qualitative Sozialforschung. Eine Einführung. Hamburg: Rowohlt.

Frankfurt, Harry (2000): Gleichheit und Achtung. In: Krebs, Angelika (Hg.): Gleichheit oder Gerechtig-keit. Texte der neuen Egalitarismuskritik. Frankfurt/Main: Suhrkamp, S. 38-50.

Fraser, Nancy/Honneth Axel (2003): Umverteilung als Anerkennung. Eine Erwiderung auf Nancy Fra-ser. In: Fraser, Nancy/Honneth Axel: Umverteilung oder Anerkennung. Frankfurt/Main: Suhrkamp, S. 129-225.

French, Glenys (2002): Occupational Disfranchisement in the Dependency Culture of a Nursing Home. In: Journal of Occupational Science 9/1, S. 28-37.

Frieden, Betty (1997): Mythos Alter. Reinbek bei Hamburg: Rowohlt.

Fuchs, Thomas (2008): Leib und Lebenswelt. Neue philosophisch-psychiatrische Essays. Zug: Die Graue Edition.

Fuchs, Thomas (2000): Leib – Raum – Person. Entwurf einer phänomenologischen Anthropologie. Stuttgart: Klett-Cotta.

Gadamer, Hans-Georg (1993): Über die Verborgenheit der Gesundheit. Frankfurt/Main: Suhrkamp.

Ganner, Michael (2005): Selbstbestimmung im Alter. Privatautonomie für alte und pflegebedürftige Menschen in Österreich und Deutschland. Wien/New York: Springer.

Ganner, Michael (2006): Besondere Aspekte des Heimvertragsrechts. In: Bundesministerium für Justiz (Hg.): Recht und Würde im Alter. Richterwoche Saalfelden. 9. bis 13 Mai 2005. Wien/Graz: Neuer Wissenschaftlicher Verlag, S. 139-157.

Gehring, Petra (2002): Autonomie als Diskursbaustein? Die „informierte Zustimmung" unter Machtgesichtspunkten. In: Schnell, Martin (Hg.): Pflege und Philosophie: interdisziplinäre Studien über den bedürftigen Menschen. Bern/Göttingen/Toronto/Seattle: Huber, S. 23-33.

Geisler, Linus S. (2004): Patientenautonomie – eine kritische Begriffsbestimmung. In: Deutsche Medizinische Wochenschrift 129, S. 453-456.

Gerhard, Volker (2001): Vom Zellhaufen zu Selbstachtung. In Nida-Rümelin, Julian (Hg.) 2002: Ethische Essays. Frankfurt/Main: Suhrkamp, S. 424-440.

Goffman, Eving (1971): Interaktionsrituale. Über Verhalten in direkter Kommunikation. Frankfurt/Main: Suhrkamp.

Goffman, Eving (1973): Asyle. Über die soziale Situation psychiatrischer Patienten und anderer Insassen. Frankfurt/Main: Suhrkamp.

Goffman, Eving (1982): Das Individuum im öffentlichen Austausch. Mikrostudien zur öffentlichen Ordnung. Frankfurt/Main: Suhrkamp.

Gosepath, Stephan (1998): Zu Begründungen sozialer Menschenrechte. In: Gosepath, Stephan/Lohmann, Georg (Hg.): Philosophie der Menschenrechte. Frankfurt/Main: Suhrkamp, S. 146-188.

Görres, Stefan/Friesacher, Heiner (2005): Der Beitrag der Soziologie für die Pflegewissenschaft, Pflegetheorien und Pflegemodelle. In: Schroeter, Klaus/Rosenthal, Thomas (Hg.): Soziologie der Pflege. Grundlagen, Wissensbestände und Perspektiven. Weinheim/München: Juventa, S. 33-51.

Gössler, Martin/Schweinschwaller, Thomas (2008): Spezifika von Nonprofit Organsiationen und deren Beratung. In: OrganisationsEntwicklung. Zeitschrift für Unternehmensentwicklung und Change Management. Heft 2/08, S.48-56.

Gröning, Katharina (2001): Entweihung und Scham. Grenzsituationen in der Pflege alter Menschen. Frankfurt/Main: Mabuse.

Gröning Katharina (2001a): Qualität in der Pflege als Problem der Organisationskulturen. In: Pflegemagazin. Zeitschrift für den gesamten Pflegebereich, 1/2001. Weinheim: Juventa, S. 38-48.

Gröschke, Dieter (2002): Leiblichkeit, Interpersonalität und Verantwortung – Perspektiven der Heilpädagogik. In: Schnell, Martin (Hg.): Pflege und Philosophie: interdisziplinäre Studien über den bedürftigen Menschen. Bern/Göttingen/Toronto/Seattle: Huber, S. 81-109.

Großklaus-Seidel, Marion (2002): Ethik im Pflegealltag. Wie Pflegende ihr Handeln reflektieren und begründen können. Stuttgart: Kohlhammer.

Günther, Klaus (2002): Zwischen Ermächtigung und Disziplinierung. Verantwortung im gegenwärtigen Kapitalismus. In Honneth, Axel (Hg.): Befreiung aus der Mündigkeit. Paradoxien des gegenwärtigen Kapitalismus. Frankfurt/Main: Campus, S. 117-141.

Hager, Isabell (1999): „Wo ist hier der Ausgang?" Soziologische Untersuchung zum Wohlbefinden der HeimbewohnerInnen des GZW – Auswirkungen von strukturellen Veränderungen seit 1994. Wien: Edition Praesens.

Hahn, Henning (2007): Moralische Selbstachtung. Zur Grundfigur einer sozialliberalen Gerechtigkeitstheorie. Berlin: Walter de Gruyter.

Hahn, Henning (2005): Selbstachtung oder Anerkennung? Ein einleitender Problemaufriss. In Hahn, Henning (Hg.): Selbstachtung oder Anerkennung? Beiträge zur Begründung von Menschenwürde und Gerechtigkeit. Weimar: Universitätsverlag, S. 6-20.

Hanika, Alexander/Lebhart, Gustav/Marik, Stephan (2003): Bevölkerung Österreichs im 21. Jahrhundert. Wien: Statistik Austria.

Hartmann, Fritz (1997): Sittliche Spannungslagen ärztlichen Handelns. In Engelhardt, Dietrich von (Hg.): Ethik im Alltag der Medizin. Spektrum der Disziplinen zwischen Forschung und Therapie. Basel: Birkhäuser, S. 1-13.

Heimerl, Katharina/Berlach-Pobitzer, Irene (2000): Autonomie erhalten. Eine qualitative PatientInnen-befragung in der Hauskrankenpflege. In: Seidl, Elisabeth/Walter, Ilsemarie/Staňková, Marta (Hg.): Autonomie im Alter. Studien zur Verbesserung der Lebensqualität durch professionelle Pflege. Pflege-wissenschaft heute (Bd. 6), Wien: Maudrich, S. 102-165.

Helmchen, Hanfried/Kanowski, Siegfried/Lauter, Hans (2006): Ethik in der Altersmedizin. Mit einem Beitrag zur Pflegeethik von Eva-Maria Neumann. Stuttgart: Kohlhammer.

Hennezel, de Marie (1996): Den Tod erleben. Bergisch-Gladbach: Bastei-Lübbe.

Hirsch, Rolf D. (2000): „Zwangsjacken" für Alzheimer-Kranke. In: Deutsche Alzheimer Gesellschaft e. V., Berlin (Hg.): Brücken in die Zukunft. Bridges into the future. Referate auf der 10. Jahrestagung von Alzheimer Europe. München 12.-15. Oktober 2000. Berlin: Deutsche Alzheimer Gesellschaft e. V. S. 351-365.

Hoerster, Norbert (2006): Menschenwürde und das Recht auf Leben. In: Liessmann, Konrad P. (Hg.): Der Wert des Menschen. An den Grenzen des Humanen. Wien: Zsolnay, S. 47-67.

Hoerster, Norbert (2002): Ethik des Embryonenschutzes. Ein rechtsphilosophischer Essay. Stuttgart: Reclam.

Höffe, Otfried (2005): Aristoteles Lexikon. Stuttgart: Kröner.

Höffe, Otfried (2002): Medizin ohne Ethik. Frankfurt/Main: Suhrkamp.

Hofmann, Hasso (1996): Die versprochene Menschenwürde. Online: http://www.humboldt-forum-recht.de/deutsch/8-1996/index.htlm (25.2.2009).

Honecker, Martin (2004): Gesundheit um jeden Preis? Zur Begründungsproblematik der Genforschung. In: Schumpelick, Volker/Vogel, Bernhard (Hg.): Grenzen der Gesundheit. Beiträge des Symposiums vom 27. bis 30. September 2003 in Cadenabbia. Freiburg/Basel/Wien: Herder, S. 191-207.

Honneth, Axel, (2005): Verdinglichung. Frankfurt/Main: Suhrkamp.

Honneth, Axel (2003): Kampf um Anerkennung. Zur moralischen Grammatik sozialer Konflikte. Frankfurt/Main: Suhrkamp.

Honneth, Axel (2000): Das Andere der Gerechtigkeit. Aufsätze zur praktischen Philosophie. Frankfurt/Main: Suhrkamp.

Hörl, Josef (2008): Einsamkeit und Isolation. In: Bundesministerium für Soziales und Konsumentenschutz (Hg.): Hochaltrigkeit in Österreich. Eine Bestandsaufnahme. Wien: Bundesministerium für Soziales und Konsumentenschutz, S. 285-294.

Huber, Martin/Siegel, Siglinde Anne/Wächter, Claudia/Brandenburg, Andrea (2005): Autonomie im Alter. Leben und Altwerden im Pflegeheim – Wie Pflegende die Autonomie von alten und pflegebe-dürftigen Menschen fördern. Hannover: Schlütersche Verlagsgesellschaft.

Huss, Norma May (2008): Schutz vor fremden Blicken. Eine Interventionsstudie zur Stressreduktion durch Sichtschutzelemente. Bern: Huber.

Izard, Carroll E. (1981): Die Emotionen des Menschen. Eine Einführung in die Grundlagen der Emoti-onspsychologie. Weinheim/Basel: Beltz.

Jaber, Dunja (2003): Über den mehrfachen Sinn von Menschenwürde-Garantien. Frankfurt/London: Ontos.

Jacoby, Mario (2004): Scham-Angst und Selbstwertgefühl. Ihre Bedeutung in der Psychotherapie. Düsseldorf: Walter.

Jacoby, Mario (1997): Scham-Angst und Selbstwertgefühl. In: Kühn, Rolf (Hg.): Scham – ein menschliches Gefühl kulturelle, psychologische und philosophische Perspektiven. Opladen: Westdeutscher Verlag, S. 159-169.

Kamlah, Wilhelm (1973): Philosophische Anthropologie. Sprachliche Grundregelung und Ethik. Mannheim: BI-Wissenschaftsverlag.

Käppeli, Silvia (2005): Bündnis oder Vertrag? Eine Reflexion über zwei Paradigmen der pflegerischen Beziehung. In: Pflege 2005/18. Bern: Hans Huber, S. 187-195.

Kant, Immanuel (2004): Grundlegung zur Metaphysik der Sitten. Hg. Theodor Valentiner. Stuttgart: Reclam.

Kant, Immanuel (2004a): Die Metaphysik der Sitten. Hg. Hans Ebeling. Stuttgart: Reclam.

Kettner, Matthias (1994): Menschenwürde als Begriff und Metapher. Online: http://www.his-online.de/Download/Forschungsbericht/000-0-00000-0194-0pdf (04. 03. 2009).

Keupp, Heiner/Ahbe, Thomas/Gmür, Wolfgang et al. (2008): Identitätskonstruktionen. Das Patchwork der Identitäten in der Spätmoderne. Hamburg: Rowohlt.

Kierle, Martin (1986): Befreiung und politische Aufklärung. Plädoyer für die Würde des Menschen. Freiburg im Breisgau: Herder.

Kiesel, Doron/Volz, Fritz Rüdiger (2008): Anerkennung und Intervention. Moral und Ethik als komplementäre Dimensionen interkultureller Kompetenz. In: Auernheimer, Georg (Hg.): Interkulturelle Kompetenz und pädagogische Professionalität. Wiesbaden: Verlag für Sozialwissenschaften, S. 67-81.

Kittay, Eva Feder (2004): Behinderung und das Konzept der Care Ethik. In: Graumann, Sigrid (Hg.): Ethik und Behinderung. Ein Perspektivenwechsel. Frankfurt/Main: Campus, S. 67-81.

Klie, Thomas/Student, Johann Christoph (2007): Sterben in Würde. Auswege aus dem Dilemma Sterbehilfe. Freiburg/Basel/Wien: Herder.

Klie, Thomas (2005): Würdekonzept für Menschen mit Behinderung und Pflegebedarf, Balance zwischen Autonomie und Sorgekultur. In: Zeitschrift für Gerontologie und Geriatrie 38, S. 268-272.

Klie, Thomas (2002): Ethik und Demenz. In: Klie, Thomas (Hg.): Wohngruppen für Menschen mit Demenz. Hannover: Vincentz, S. 63-70.

Klie, Thomas (1998): Menschenwürde als ethischer Leitbegriff für die Altenpflege. In: Blonski, Harald (Hg.): Ethik in der Gerontologie und Altenpflege. Hagen: Brigitte Kunz, S. 123-141.

Koch-Straube, Ursula (2001): MigrantInnen in der Altenpflege. In Domenig, Dagmar (Hg.): Professionelle Transkulturelle Pflege. Bern: Hans Huber, S. 386-395.

Koch-Straube, Ursula (2005): Lebenswelt Pflegeheim. In: Schroeter, Klaus/Rosenthal Thomas (Hg.): Soziologie der Pflege. Grundlagen, Wissensbestände und Perspektiven. Weinheim/München: Juventa, S. 211-227.

Krebs, Angelika (2000): Einleitung: Die neue Egalitarismuskritik im Überblick. In: Krebs, Angelika (Hg.): Gleichheit und Gerechtigkeit. Texte der neuen Egalitarismuskritik. Frankfurt/Main: Suhrkamp, S. 7-38.

Krebs, Angelika (2002): Arbeit und Liebe. Die philosophischen Grundlagen sozialer Gerechtigkeit. Frankfurt/Main: Suhrkamp.

Kreimer, Reinhard (2004): Altenpflege: menschlich, modern und kreativ. Grundlagen und Modelle einer zeitgemäßen Prävention, Pflege und Rehabilitation. Hannover: Schlütersche Verlagsgesellschaft.

Krenn, Manfred (2003): Mobile Pflege und Betreuung als interaktive Arbeit: Anforderungen und Belastungen. Qualitative Studie im Auftrag des Forschungsinstituts des Wiener Roten Kreuzes. Online: http://www.forba.at/data/downloads/file/36-FORBA%20FB%203_2003.pdf (24.11. 2009).

Krenn, Manfred (2004): „...und dann fall ich über den Menschen her." Die Gefährdung des doppelten Subjektcharakters interaktiver Arbeit in der mobilen Pflege durch Ökonomisierung und Standardisierung. Online: http://www.forba.at/data/downloads/file/104-SR%202-04.pdf (19.02.2010).

Krohwinkel, Monika (2007): Rehabilitierende Prozesspflege am Beispiel von Apoplexiekranken. Fördernde Prozesspflege als System. Bern: Huber.

Kubny-Lücke, Beate (2003): Ergotherapie im Arbeitsfeld Psychiatrie. Stuttgart: Thieme.

Lakoff, George/Johnson Mark (2008): Leben in Metaphern. Konstruktion und Gebrauch von Sprachbildern. Heidelberg: Carl-Auer.

Lamnek, Siegfried (2005): Qualitative Sozialforschung. Weinheim: Beltz.

Lamnek, Siegfried (1993): Qualitative Sozialforschung. Bd. 1. Methodologie. Weinheim: Beltz.

Ladwig, Bernd (2003): Ist „Menschenwürde" ein Grundbegriff der Moral gleicher Achtung? Mit einem Ausblick auf Fragen des Embryonenschutzes. In: Stöcker, Ralf (Hg.): Menschenwürde. Annäherung an einen Begriff. Wien: Obv & Hpt, S. 35-61.

Lehr, Ursula (1991): Psychologie des Alterns. Wiebelsheim: Quelle und Meyer.

Lehr, Usula (1979): Gero-Intervention – das Insgesamt der Bemühungen, bei psychophysischem Wohlbefinden ein hohes Lebensalter zu erreichen. In: Lehr, Ursula (Hg.): Interventionsgerontologie. Darmstadt: Steinkopff, S. 1-49.

Lindemann, Gesa (1995): Die Verschränkung von Körper und Leib als theoretische Grundlage einer Soziologie des Körpers und leiblicher Erfahrung. In: Friedrich, Jürgen/Westermann, Bernd (Hg.): Unter offenem Horizont. Anthropologie nach Helmuth Plessner. Frankfurt/Main: Lang, S. 133-139.

Luhmann, Niklas (1999): Grundrechte als Institution. Ein Beitrag zur politischen Soziologie. Berlin: Humbolt.

MacIntyre, Alasdiar (2001): Die Anerkennung der Abhängigkeit. Über menschliche Tugend. Hamburg: Rotbuch.

Margalit, Avishai (1999): Politik der Würde. Über Achtung und Verachtung. Frankfurt/Main: Fischer.

Marks, Stephan (2007): „Jemand öffentlich beschämen ist wie Blutvergießen" (Talmud). Zur Bedeutung von Scham und Scham-Abwehr im Nationalsozialismus und in der Bundesrepublik. In Marks, Stefan/Schwendenmann, Wilhelm (Hg.): Scham-Beschämung-Anerkennung. Berlin: LIT, S. 33-47.

Matthes, Werner (1991): Ergotherapie in der Geriatrie. Dortmund: Modernes Lernen.

Mayer, Hanna (2002): Einführung in die Pflegeforschung. Wien: Facultas.

Mayring, Philipp (1999): Einführung in die qualitative Sozialforschung. Eine Anleitung zu qualitativem Denken. Weinheim: Beltz PsychologieVerlagsUnion.

Mead, George, H. (1973): Geist, Identität und Gesellschaft. Frankfurt/Main: Suhrkamp.

Meier-Seethaler, Carola (1998): Gefühl und Urteilskraft. Ein Plädoyer für die emotionale Vernunft. München: Beck.

Müller-Hegel, Christian (2000): Demenz zwischen Angst und Wohlbefinden: Positive Personenarbeit und das Verfahren des Dementia Care Mapping. In: Kitwood, Tom (Hg.): Der personzentrierte Ansatz im Umgang mit verwirrten Menschen. Übers. v. C. Müller-Hegl. Bern: Huber, S. 246-250.

Neckel, Sighard (1991): Status und Scham. Zur symbolischen Reproduktion sozialer Ungleichheit. Frankfurt/Main: Campus.

Neckel, Sighard (1994): Achtungsverlust und Scham. Die soziale Gestalt eines existentiellen Gefühls. In: Fink-Eitel, Hinrich (Hg.): Zur Philosophie der Gefühle. Frankfurt/Main: Suhrkamp, S. 244-266.

Neumann, Eva-Maria/Zank, Susanne/Tzschätzsch, Karin/Baltes, Margret (1993): Selbständigkeit im Alter. Ein Trainingsprogramm für Pflegende. Trainerband. Bern/Göttingen/Toronto/Seattle: Huber.

Nida-Rümelin, Julian (2005): Menschenwürde und Selbstachtung. In Hahn, Henning (Hg.): Selbstachtung oder Anerkennung? Beiträge zur Begründung von Menschenwürde und Gerechtigkeit. Weimar: Universitätsverlag, S. 86-104.

Nühlen-Graab, Maria (1990): Philosophische Grundlagen der Gerontologie. Heidelberg: Quelle & Meyer.

Oelke, Uta/Scheller, Ingo/Ruwe, Gisela (2000): Tabuthemen als Gegenstand szenischen Lernens in der Pflege. Theorie und Praxis eines neuen pflegedidaktischen Ansatzes. Bern: Hans Huber.

Pauer-Studer, Herlinde (2005): Autonomie: Ein Begriff und seine Bedeutung. In: Schmidinger, Heinrich/ Sedmak, Clemens: Der Mensch – ein freies Wesen? Autonomie – Personalität – Verantwortung. Darmstadt: Wissenschaftliche Buchgemeinschaft, S.183-209.

Pauer-Studer, Herlinde (2000): Autonom leben. Reflexionen über Freiheit und Gleichheit. Frankfurt/ Main: Suhrkamp.

Pauer-Studer, Herlinde (1996): Das Andere der Gerechtigkeit. Moraltheorie im Kontext der Geschlechterdifferenz. Berlin: Akademie.

Petzold, Hilarion (1985): Mit alten Menschen arbeiten. Bildungsarbeit, Psychotherapie, Soziotherapie. München: Pfeiffer.

Petzold, Hilarion (1982): Rollenentwicklung und Identität. Von den Anfängen der Rollentheorie zum soziopsychiatrischen Rollenkonzept Morenos. Paderborn: Junfern.

Pfabigan, Doris (2008): Pflegeethik – Interdisziplinäre Grundlagen. Wien/Münster, LIT.

Pilgram, Arno (2006): Das neue Sachwalterschaftsrecht aus der Sicht der Sozialwissenschaft. In: Bundesministerium für Justiz (Hg.): Recht und Würde im Alter. Richterwoche Saalfelden. 9. bis 13. Mai 2005. Wien/Graz: Neuer Wissenschaftlicher Verlag, S. 201-213.

Pleschberger, Sabine (2005): Nur nicht zur Last fallen. Sterben in Würde aus der Sicht alter Menschen in Pflegeheimen. Freiburg im Breisgau: Lambertus.

Plessner, Helmuth (2001): Grenzen der Gemeinschaft. Eine Kritik des sozialen Radikalismus. Frankfurt/ Main: Suhrkamp.

Plessner, Helmuth (1950): Lachen und Weinen. Eine Untersuchung nach den Grenzen menschlichen Verhaltens. Bern: A. Francke.

Pollmann, Arnd (2005): Integrität. Aufnahme einer sozialphilosophischen Personalie. Bielefeld: Transcript.

Pöltner, Günther (2002): Grundkurs Medizin-Ethik. Wien: Facultas.

Rawls, John (1979): Eine Theorie der Gerechtigkeit. Frankfurt/Main: Suhrkamp.

Remmers, Hartmut (2000): Pflegerisches Handeln: Wissenschafts- und Ethikdiskurse zur Konturierung der Pflegewissenschaft. Bern u.a.: Huber.

Reinprecht, Christoph (2006): Nach der Gastarbeit. Prekäres Altern in der Einwanderungsgesellschaft. Wien: Braumüller.

Reinprecht, Christoph (2010): Gesundheit, Alter und Migration. Empirisch gestützte Reflexionen über die Erfahrung des prekären Alterns im Migrationskontext. In: Schnepp, Wilfried/Walter Isemarie (Hg.): Multikulturalität in Pflege und Gesellschaft. Wien/Köln/Weimar: Böhlau, S. 135-161.

Ritter, Joachim (1972): Historisches Wörterbuch der Philosophie. Bd. 2. Darmstadt: Wissenschaftliche Buchgemeinschaft, S.1064-1098.

Rohleder, Christiane (2004): „Das Sterben ist nicht so schlimm. Aber das wie!" – Wünsche und Bedürfnisse von Bewohnerinnen und Bewohnern von Altenpflegeheimen für die letzte Lebensphase. In: Schulze, Ulrike/Niewohner, Silke (Hg.): Selbstbestimmt in der letzten Lebensphase – zwischen Autonomie und Fürsorge. Impulse aus dem Modellprojekt „Limits" Münster. Münster: LIT, S. 76-88.

Rorty, Richard (1989): Kontingenz, Ironie und Solidarität. Frankfurt/Main: Suhrkamp.

Rosenmayr, Leopold (2007): Schöpferisch altern. Eine Philosophie des Lebens. Wien/Berlin: LIT.

Rösner, Hans-Uwe (2002): Jenseits normalisierender Anerkennung. Reflexionen zum Verhältnis von Macht und Behindertsein. Frankfurt/Main: Campus.

Rössler, Beate (2003): Bedingungen und Grenzen von Autonomie. In: Pauer-Studer, Herlinde/Nagl-Docekal, Herta (Hg.): Freiheit, Gleichheit und Autonomie. Wien: Oldenbourg. S. 327-358.

Roth, Gerhard (2003): Fühlen, Denken, Handeln. Wie das Gehirn unser Verhalten steuert. Frankfurt/ Main: Suhrkamp.

Roughley, Neil (1996): Selbstverständnis und Begründung. Zum Status von Bezugnahmen auf die Identität des Handelns bei moderner Rechtfertigung. In: Barkhau, Annette/Mayer Mattias/Roughley Neil/Thürnau Donatus (Hg.): Identität, Leiblichkeit, Normativität. Neue Horizonte anthropologischen Denkens. Frankfurt/Main: Suhrkamp, S. 245-274.

Rousseau, Jean-Jacques (2008): Der Gesellschaftsvertrag oder Prinzipien des Staatsrechts. Wiesbaden: Marix.

Ruthemann, Usula (1993): Aggression und Gewalt im Altenheim. Verständnishilfen und Lösungswege für die Praxis. Basel: Recom.

Sartre, Jean-Paul (1947): Ist der Existentialismus ein Humanismus? Zürich: Europa.

Schaber, Peter (2003): Menschenwürde als Recht, nicht erniedrigt zu werden. In Stöcker, Ralf (Hg.): Menschenwürde. Annäherungen an einen Begriff. Wien: Obv&Hpt, S. 119-133.

Schauer, Martin (2006): Würde im Alter. Der Beitrag der Rechtsordnung. In: Bundesministerium für Justiz (Hg.): Recht und Würde im Alter. Richterwoche Saalfelden. 9. bis 13 Mai 2005. Wien/Graz: Neuer Wissenschaftlicher Verlag, S. 37-73.

Schlögel, Robert (2005): Interkulturelle Kompetenzen im Gesundheitswesen. Im Auftrag des Bundesministeriums für Gesundheit und Frauen. Online: http://www.bmgf.gv.at/cms/site/attachments/6/5/0/ CH0083/CMS1126253889077/migratinnenplan.pdf (17.09.2009).

Schnell, Martin (2008): Ethik als Schutzbereich. Kurzlehrbuch für Pflege, Medizin und Philosophie. Bern Hans Huber.

Schnell, Martin (2006): Forschungsethik. Ein Grundlagen- und Arbeitsbuch für die Gesundheits- und Pflegewissenschaft. Bern: Hans Huber.

Schnell, Martin (1999): Narrative Identität und Menschenwürde. Paul Ricoers Beitrag zur Bioethikdebatte. In Breitling, Andris/Orth, Stefan/Schaaff, Birgit (Hg.): Das herausgeforderte Selbst. Perspektiven auf Paul Ricoeurs Ethik. Würzburg: Könighausen & Neumann, S.117-131.

Schockenhoff, Eberhard (2006): Der Wert des Menschen. Die Idee der Menschenwürde in der Bioethik. In: Liessmann, K. P. (Hg.): Der Wert des Menschen. An den Grenzen des Humanen. Wien: Zsolnay, S. 67-94.

Scholta, Margit (2008): Herausforderungen Pflegebedürftigkeit. In: Bundesministerium für Soziales und Konsumentenschutz (Hg.): Hochaltrigkeit in Österreich. Eine Bestandsaufnahme. Wien: Bundesministerium für Soziales und Konsumentenschutz, S. 389-413.

Schopenhauer, Arthur (1962): Über die Grundlage der Moral. In: Schopenhauer, Arthur: Kleinere Schriften (Sämtliche Werke, Bd. 3, Hg. Wolfgang von Löhneysen). Stuttgart/Frankfurt/Main: Cotta-Insel.

Schopenhauer, Arthur (1965): Parerga und Paralipomena. Kleinere Schriften (sämtliche Werke Bd. V; Hrg. Wolfgang von Löhneysen). Stuttgart/Frankfurt/Main: Cotta-Insel.

Schwemmer, Oswald (1983): Die praktische Ohnmacht der reinen Vernunft. In: Bubner Rüdiger/Cramer, Konrad/Wiehl, Reiner (Hg.): Kants Ethik heute. Göttingen:Vandenhoeck & Ruprecht, S. 1-24.

Schwerdt, Ruth (1998): Eine Ethik für die Altenpflege. Bern/Göttingen/Toronto/Seattle: Hans Huber

Seidler, Günter (2001): Der Blick des Anderen. Eine Analyse der Scham. Stuttgart: Klett-Cotta.

Sennett, Richard (2007): Respekt im Zeitalter der Ungleichheit. Berlin: Berliner Taschenbuch.

Sexl, Martin (2006): Sophokles, Shakespeare und Tolstoi im Krankenhaus. Krankenpflegerinnen lesen literarische Texte. Innsbruck/Wien/Bozen: StudienVerlag.

Siegrist, Johannes (1996): Soziale Krisen und Gesundheit. Göttingen/Bern/Toronto/Seattle: Hogrefe.

Simmel, Georg (1983): Schriften zur Soziologie. Frankfurt/Main: Suhrkamp.

Simmel, Georg (1992): Soziologie. Untersuchungen über die Formen der Vergesellschaftung. Berlin: Duncker und Humbolt.

Simsa, Ruth (2006): Navigation auf rauer See – gegenwärtige Veränderungen und Herausforderungen an NPOs. In: Sprengseins, Gabriele/Lang, Gert: vom wissen zum können. Forschung für NPOs im Gesundheits- und Sozialbereich. Wien Facultas Universitätsverlag, S. 82-93.

Spaemann, Robert (2006): Wert oder Würde des Menschen. In: Liessmann, Konrad P. (Hg.): Der Wert des Menschen. An den Grenzen des Humanen. Wien: Zsolnay, S. 21-47.

Spaemann, Robert (2003): Sind alle Menschen Personen? In: Schweidler, Walter/Neumann, Herbert/ Brysch, Eugen (Hg.): Menschenleben-Menschenwürde. Interdisziplinäres Symposium zur Bioethik. Münster/Hamburg/London: LIT, S. 45-51.

Statistik Austria (2002): Jahrbuch der Gesundheitsstatistik. Wien: Statistik Austria.

Statistik Austria (2003): Bevölkerung Österreichs im 21. Jahrhundert (Präsentation). Wien: Statistik Austria.

Steinforth, Thomas (2005): Selbstachtung, Gleichheit und Gerechtigkeit. In Hahn, Henning (Hg.): Selbstachtung oder Anerkennung? Beiträge zur Begründung von Menschenwürde und Gerechtigkeit. Weimar: Universitätsverlag, S. 104-120.

Stepanians, Markus (2003): Gleiche Würde, gleiche Rechte. In Stöcker, R. (Hg.): Menschenwürde. Annäherung an einen Begriff. Wien: Obv&hpt.

Stöcker, Ralf (2003): Menschenwürde und das Paradox der Entwürdigung. In Stöcker, Ralf (Hg.): Menschenwürde. Annäherungen an einen Begriff. Wien: Obv&Hpt, S. 133-153.

Stöcker, Ralf (2002): Die Würde des Embryos. In: Groß, Dominik (Hg.): Zwischen Theorie und Praxis 2: Ethik in der Medizin in der Lehre, Klinik und Forschung. Würzburg: Könighausen und Neumann, S. 53-71.

Taylor, Charles (2001): Wieviel Gemeinschaft braucht die Demokratie? Aufsätze zur politischen Philosophie. Frankfurt/Main: Suhrkamp.

Taylor, Charles (1995): Das Unbehagen der Moderne. Frankfurt/Main: Suhrkamp.

Taylor, Charles (1994): Quellen des Selbst. Die Entstehung der neuzeitlichen Identität. Frankfurt/Main: Suhrkamp.

Taylor, Charles (1993): Multikulturalismus und die Politik der Anerkennung. Frankfurt/Main: Fischer.

Taylor, Charles (1988): Negative Freiheit. Zur Kritik des neuzeitlichen Individualismus. Frankfurt/Main: Suhrkamp.

Taylor, Charles (1978): Hegel. Frankfurt/Main: Suhrkamp.

Tiedemann, Paul (2006): Was ist Menschenwürde? Eine Einführung. Darmstadt: Wissenschaftliche Buchgemeinschaft.

Todorov, Tzvetan (1995): Abenteuer des Zusammenlebens. Versuch einer allgemeinen Anthropologie. Berlin: Wagenbach.

Travelbee, Joyce (1972): Interpersonal aspects of nursing. Philadelphia: F.A. Davis Companie.

Tugendhat, Ernst (1998): Die Kontorverse um die Menschenrechte. In: Gosepath, Stefan/Lohmann, Georg (Hg.): Philosophie der Menschenrechte. Frankfurt/Main: Suhrkamp, S. 48-62.

Tugendhat, Ernst (1979): Selbstbewußtsein und Selbstbestimmung. Sprachanalytische Interpretation. Frankfurt/Main: Suhrkamp.

Uschok, Andres (2005): Körper und Pflege: In: Schroeter, Klaus/Rosenthal, Thomas (Hg.): Soziologie der Pflege. Grundlagen, Wissensbestände und Perspektiven. Weinheim/München: Juventa, S. 323-339.

Voswinkel, Stephan (2001): Anerkennung und Reputation. Die Dramaturgie industrieller Beziehungen. Mit Fallstudien zum „Bündnis Arbeit". Konstanz: UVK Verlagsgesellschaft.

Wachtendorf, Thomas (2004): Die Würde des Menschen. Ontologischer Anspruch, praktische Verwendung und lebensweltliche Notwendigkeit. Marburg: Tecum.

Waldenfels, Bernhard (2000): Das leibliche Selbst. Vorlesungen zur Phänomenologie des Leibes. Frankfurt/Main: Suhrkamp.

Waldenfels, Bernhard (1998): Phänomenologie in Frankreich. Frankfurt/Main: Suhrkamp.

Waldschmidt, Anne (2003): Selbstbestimmung als behindertenpolitisches Paradigma – Perspektiven der Disability Studies. In: Aus Politik und Zeitgeschichte 2003/8, S. 13-21. Online: http//:www.bpb.de/files/Q72JKM.pdf (16.02.2009).

Waldschmidt Anne (1999): Selbstbestimmung als Konstruktion. Alltagstheorien behinderter Frauen und Männer. Opladen: Leske und Budrich.

Weber, Max (1972): Wirtschaft und Gesellschaft. Grundriß der verstehenden Soziologie. Tübingen: Mohr.

Weizsäcker, Viktor von (1986): Der Gestaltkreis. Theorie der Einheit von Wahrnehmung und Bewegen. Stuttgart: Thieme.

Wetz, Franz Josef (2005): Illusion Menschenwürde. Aufstieg und Fall eines Grundwertes. Stuttgart: Klett-Cotta.

Wetz, Franz Josef (1998): Die Würde der Menschen ist antastbar. Eine Provokation. Stuttgart: Klett-Cotta.

Wilcock, Ann (2005): Older people and Occupational Justice. In: McIntyre, Anne/Atwal, Anita (Hg.): Occupational Therapy and Older People. Oxford/Malden/Carlton, S. 14-25.

Wilhelm, Hans-Jürgen (1998): Wahrheit, Wirklichkeit und Normalität in der stationären Altenpflege. Oberhausen: Athena.

Wilhelm, Hans-Jürgen (2000): Begegnung in der Altenpflege. In: PrInterNet; HPS-Medienverlag; 2000/4, S. 91-97. Online: http://www.begegnungszentrum.de/mediapool/53/535119/data/Begegnung_in_der_Altenpflege.pdf. (11.01.2010).

Wilkinson, Richard (2001): Kranke Gesellschaften. Soziales Gleichgewicht und Gesundheit.Wein/New York: Springer.

Wittgenstein, Ludwig (1963): Tractatus logico-philosophicus. Logisch philosophische Abhandlung. Frankfurt/Main: Suhrkamp.

Woolhead, Gillian/Tadd, Win/Boix-Ferrer, Josep Antoni/Krajcik, Stefan/Schmid-Pfahler, Barbara/Spjuth, Barbro/Stratton, David/Dieppe, Paul (2006): „Tu" or „Vous": A European qualitative study of dignity and communication with older people in health and social care settings. In: Patient Education and Counseling, 61(3), S. 363-371.

Wurmser, Leon (2007): Die Maske der Scham. Die Psychoanalyse von Schamaffekten und Schamkonflikten. Frankfurt/Main: Klotz.

Wurmser, Leon (2007a): Scham, Schamabwehr und tragische Wahrheit. In: Marks, Stephan (Hg.): Scham-Beschämung-Anerkennung. Berlin: LIT, S. 19-33.

www.ingramcontent.com/pod-product-compliance
Lightning Source LLC
Chambersburg PA
CBHW030716250326
R18027900001B/R180279PG41599CBX00007B/7